Siegrid Hirsch

ANTI
VIRALE
PFLANZEN

READ GLOBAL BUY LOCAL

FSC
www.fsc.org
MIX
Papier | Fördert gute Waldnutzung
FSC® C118234

ISBN: 978-3-99025-416-5

Layout: freya_art, Wolf Ruzicka
Lektorat: Mag. Dorothea Forster
Fotos: Danke an Norbert Griebl und Kevin Johann, Wolf Ruzicka

Printed by GPS Group

Hinweis: Die Angaben in diesem Buch sind sorgfältig recherchiert, dennoch sind sie ohne Gewähr. Die beschriebenen Heilwirkungen und medizinischen Anwendungen von Pflanzen haben lediglich informativen Charakter. Eine Durchführung der Heilanwendungen findet vom Leser eigenverantwortlich statt. Dies gilt insbesondere bei ernsthaften gesundheitlichen Problemen. Eine Haftung der Autorin, des Verlags oder seiner Beauftragten ist ausgeschlossen.

Siegrid Hirsch

Antivirale Pflanzen

Natürliche Wirkstoffe zur Stärkung des Immunsystems

freya

Inhalt

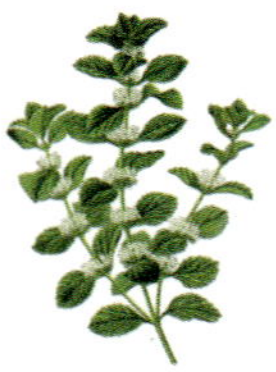

Antivirale Pflanzen und wie sie zu verwenden sind 23

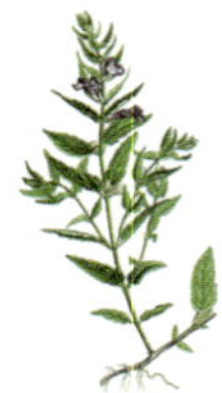

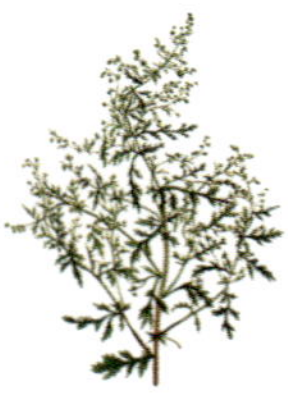

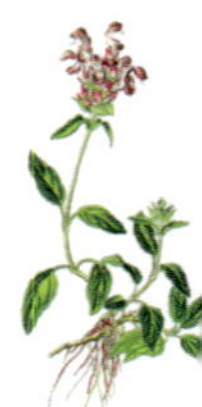

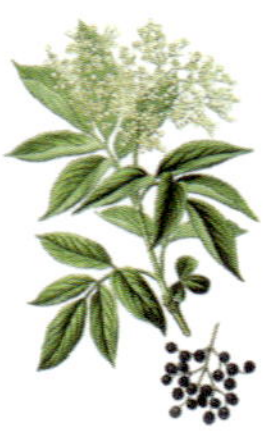

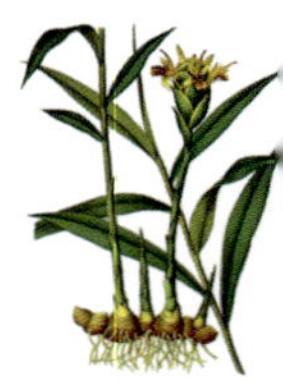

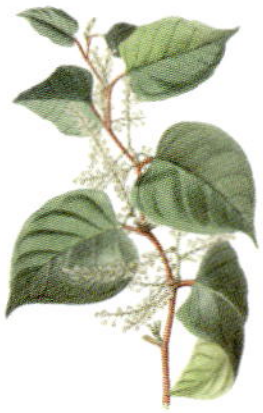

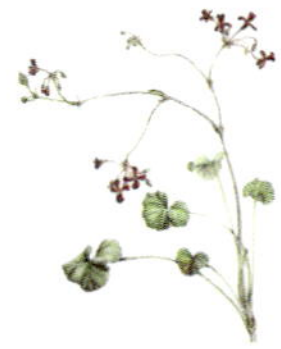

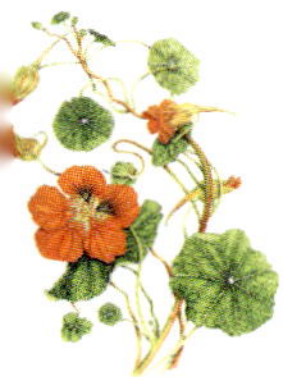

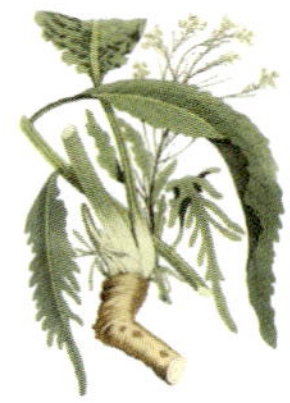

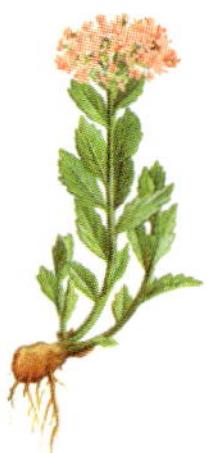

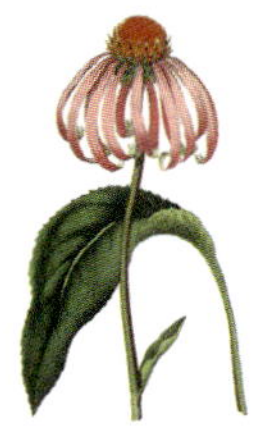

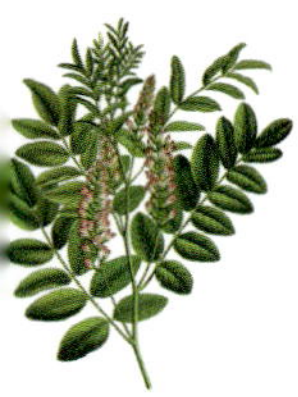

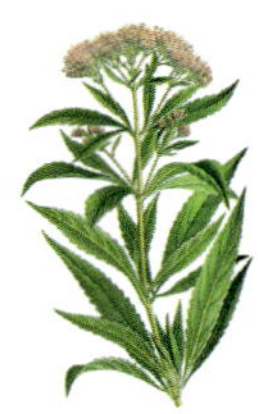

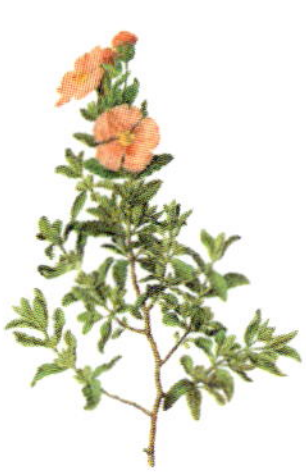

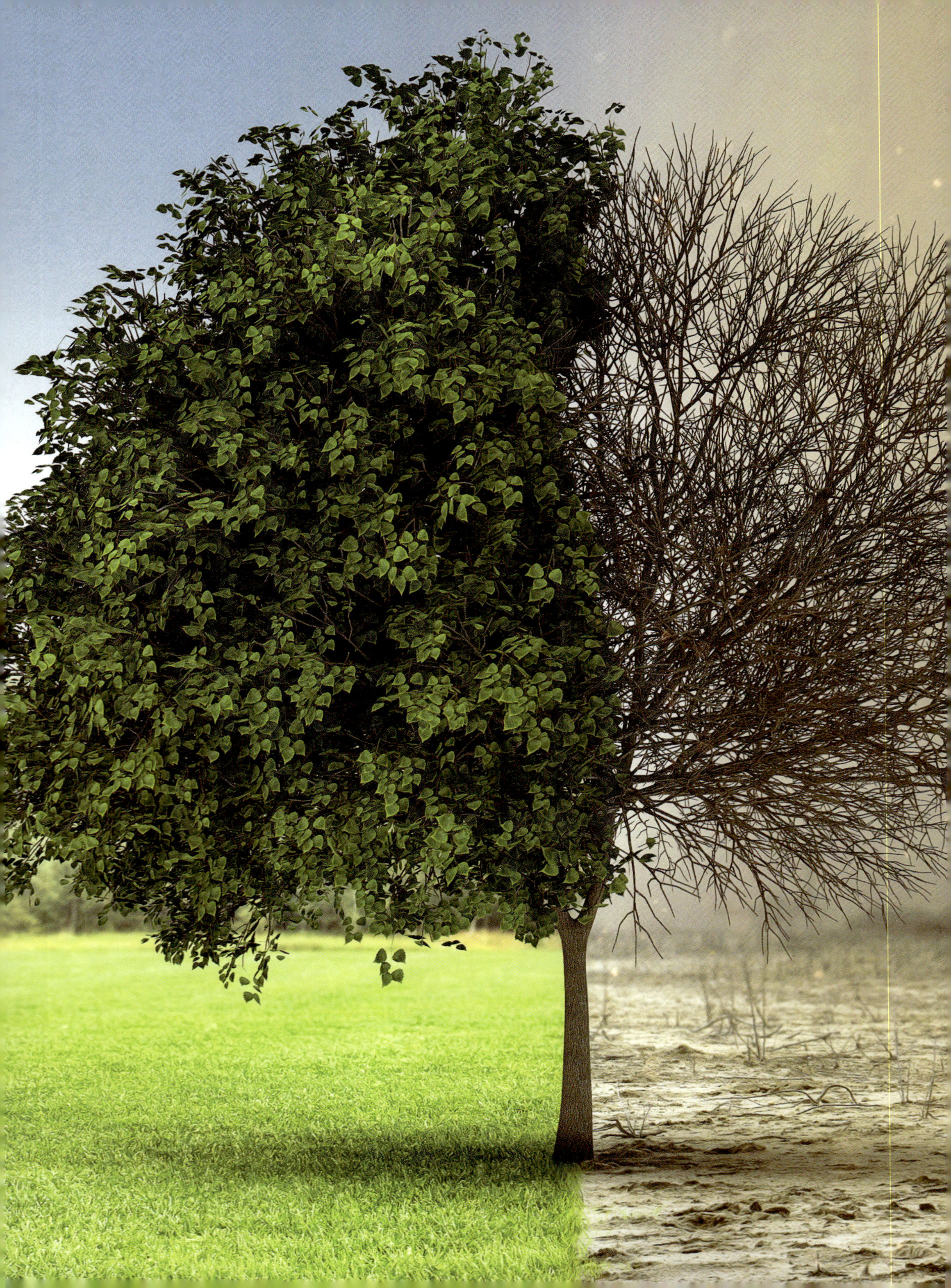

Die Erde spricht

Ihr habt mir großen Schmerz bereitet,
habt mich verletzt und ausgebeutet.
Seit ewig hab ich euch gegeben,
alles, was ihr braucht zum Leben.

Ich gab euch Wasser, Nahrung, Licht,
lang hieltet ihr das Gleichgewicht,
habt urbar mich gemacht, gepflegt,
was ich euch bot, betreut, gehegt.

Doch in den letzten hundert Jahren,
ist Satan wohl in euch gefahren.
Was in mir schlummert, wird geraubt,
weil ihr es zu besitzen glaubt.

Ihr bohrt nach Öl an tausend Stellen,
verschmutzt die Meere, Flüsse, Quellen,
umkreist mich sinnlos Tag und Nacht,
seid stolz, wie weit ihr es gebracht.

Habt furchtbar mich im Krieg versehrt,
kostbaren Lebensraum zerstört,
habt Pflanzen, Tiere ausgerottet,
wer mahnt, der wird von euch verspottet.

Kennt Habgier, Geiz und Hochmut nur
und repektiert nicht die Natur.
Drum werde ich jetzt Zeichen setzen
und euch, wie ihr mich, auch verletzen.

Ausschnitt aus einem Gedicht von Hilde Philippi

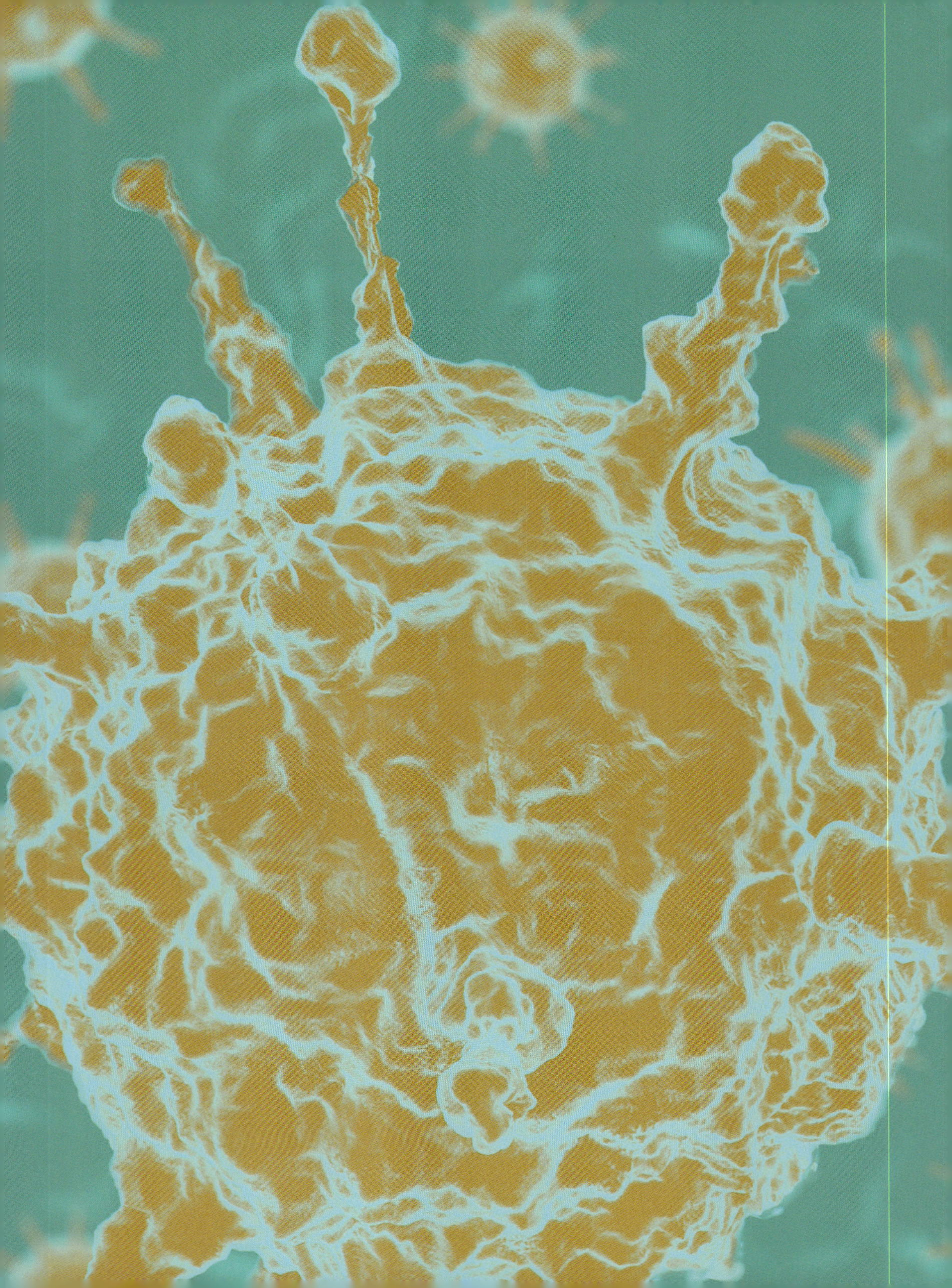

Viren und Bakterien – beide können gefährlich sein

Lepra und Tuberkulose werden durch Bakterien verursacht, Masern, Kinderlähmung, Hepatitis oder Gürtelrose durch Viren.

Jedem, der sich in der Corona-Krise erstmals mit Krankheitserregern beschäftigt hat, wurde über die Medien darüber informiert, wie unterschiedlich Viren und Bakterien eigentlich sind. Normalerweise macht sich darüber ein gesunder Mensch kaum Gedanken.

Bakterien sind winzig kleine Einzeller, die sich selbstständig teilen = vermehren können. Viren haben diese Fähigkeit nicht und Mikrobiologen rechnen ein Virus deshalb seit ca. 20 Jahren nicht mehr zu den Lebewesen. Beide aber, ein lebendiges Bakterium und das Virus ohne Leben, haben den Wunsch, mehr aus sich zu machen, größere Populationen zu bilden. Insofern ist die Grenze zwischen Leben und Nichtleben sehr schwer zu ziehen und wird nach der Entdeckung eines riesigen Mama-Virus, das seinerseits wieder von Viren befallen werden kann, von einigen Wissenschaftlern bereits anders beurteilt.

Während sich Bakterien selbstständig vermehren können, braucht jedes Virus dazu die Zelle eines lebenden Organismus. Das, was wie tot erscheint, holt sich die Möglichkeit für Existenz und Reproduktion von etwas Lebendigem. Wenn man über diesen Vorgang nachdenkt, komme ich für mich zu dem Schluss, das Virus ist wie ein Spiegelbild des menschlichen Verhaltens. Wir Menschen vergehen uns auf räuberische Weise am Organismus Erde und richten sie zugrunde, wie das Virus, wenn es sich unkontrolliert vermehrt, den Organismus Mensch zugrunde richten kann. Erst wenn das Virus eine Wirtszelle hat, kann es sich ausbreiten – und wie wir bei der Covid-19-Pandemie leidvoll erfahren haben, tut es das auch mit jeder Menge Energie.

Viren sind Außenseiter. Sie haben zwar ein paar Gene in einer Eiweißhülle, betreiben aber keinen Stoffwechsel, wie es z. B. die Mikroben (Bakterien) tun. Ob etwas ohne Stoffwechsel tatsächlich zu den „Untoten" gehört, wird vielleicht erst in weiteren 100 Jahren erforscht sein. Denn was die Viren betrifft, sind wir als Gesellschaft ziemlich am Anfang. Die größte Angst eines Computer-Besitzers ist, sein Gerät könne von einem Virus befallen werden. Einem Computervirus, der, durch eine Unachtsamkeit heruntergeladen, in atemberaubender Geschwindigkeit ganze Programme und die Arbeit vieler Wochen zerstört. Niemand von uns würde sagen, dieser Computervirus wäre ein lebendiges Gebilde. Aber er agiert, als würde er wie viele kleine Mäuschen alles auffressen, was wir mühsam erschaffen haben. Genauso unbarmherzig agiert das Virus, dessen Gier auf Lebendiges gerichtet ist. Es schmuggelt sich in Bakterien, Pilze, Pflanzen, Tiere oder in uns Menschen. Mit Auswirkungen, die manchmal furchtbar, aber keineswegs nur negativ sind.

Die Wissenschaft sagt, der Einfluss der Viren auf die Entwicklung aller Lebewesen unserer Erde sei unglaublich groß. Ohne Viren gäbe es keine Artenvielfalt und viele biologische Abläufe wären nicht zu Stande gekommen. Viele Lebensformen hätten sich ohne den Einfluss von Viren wahrscheinlich gar nicht erst entwickeln können.

Man rechnet damit, dass in uns, in jedem menschlichen Wesen, 10 % bis 20 % des Erbguts einen viralen Ursprung haben.

Salopp gesagt bedeutet das, Viren haben uns dabei geholfen, uns in eine bestimmte Richtung zu orientieren. Die Evolution wünschte für uns besseren Schutz – und schon wurden Virengene in unsere DNA eingebaut, damit wir uns gegen Angriffe weiterer Viren besser wehren können. Die kleinen Partikel sind im normalen Mikroskop nicht zu erkennen.

Als ich jung war, hatte fast jedes Kind Masern (ein Virus). Alle, die ich kannte, haben die Erkrankung überstanden, die Schule war, soweit ich mich erinnere, geschlossen. Damals gab es noch keine Impfung und meine Mutter sagte zu mir: „Freu dich über die Krankheit, dein Immunsystem wird dadurch besser und schützt dich, wenn du erwachsen bist, vor Krebs.“

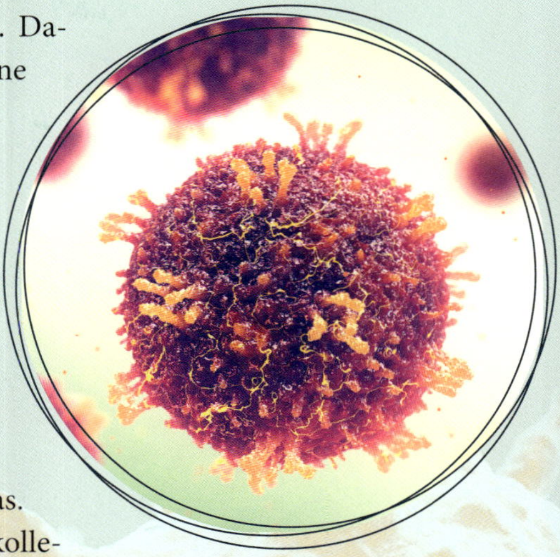

An einem kleinen Mädchen prallen solche Worte unbeeindruckt ab. Ich erinnerte mich aber daran, als ich in den letzten Jahren immer wieder vom Einsatz von Masernviren gegen bestimmte Krebsarten las. Womöglich waren ich und alle meine Schulkollegen ein bisschen besser vor Krebs geschützt als andere?

Viren sind also nicht unbedingt nur böse und krankheitserregend. Es gibt Zigtausende Viren und nur wenige davon sind dem Menschen gefährlich und schädigen ihn. Und selbst die gefährlichsten Viren haben, treffen sie auf ein leistungsfähiges Immunsystem, wenige Chancen, sich zu entwickeln! Sie müssen sich für ihre Vermehrung zuerst an lebende Zellen anheften und die erste Hürde ergibt sich bereits im Rachenraum.

Normalerweise hat ein Mensch auf den Schleimhäuten des Mundes, Halses und in den Atemwegen eine Menge Bakterien. Bakterien verhindern das Anheften der Viren, sie sind sogar regelrechte Virenkiller. Die antibakterielle Zahncreme, die die natürlichen Bakterien im Mundraum tötet, ist da natürlich kontraproduktiv.

Im Darm bewirken Immunzellen, dass sich Immunglobuline bilden, die über das Blut transportiert werden und auf Schleimhäuten (Augen, Nase,

Schleimhäute der Lunge, Blase etc.) als Kampftruppe auftreten. Der Mensch – ein Schlachtfeld, auf dem Bakterien und Viren ihre Interessen vertreten.

In demselben Moment, in dem ein Mensch sich zum Beispiel mit der Hand an den Mund greift, derselben Hand, mit der er sich zuvor an den Haltegriff der Straßenbahn klammerte, wo ein anderer Mensch hingehustet hat, kommt ein Nanopartikel – es mag ein Grippe- oder Coronavirus sein – in den Körper und sucht sich eine Zelle. Kaum berührt es eine Zellenwand, katapultiert es seine DNA in diese Zelle und ist auf einmal in seinem Element. Es ist wie ein Erwachen, denn es geht an die Arbeit und produziert Hunderttausende Kopien von sich selbst. Dieser Menge an Erregern ist die Zelle nicht gewachsen, sie geht zugrunde. Die reproduzierten Viren verteilen sich auf weitere Zellen und schon ist das Infektionsgeschehen in vollem Gange. Es ist so, als würde ein Luftballon aufgeblasen. Immer mehr Luft kommt hinein und dann hält die Haut nicht mehr und platzt. Explosionsartig entweicht der Inhalt. Beim Luftballon ist das harmlos, die Virenexplosion trifft andere Zellen und infiziert sie.

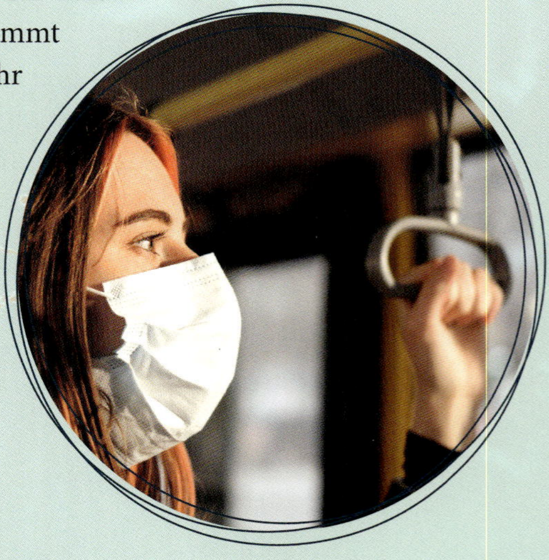

Angeborene Immunität

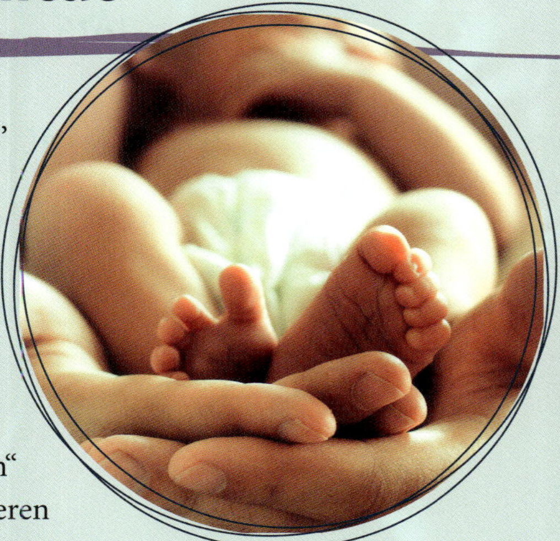

Den Lebewesen auf dieser Erde – Pflanzen, Tieren und Menschen – auch Bakterien, ist eine gewisse Immunität angeboren. Jedes Wesen aus Zellen hat im Laufe der Evolution Immunität erreicht. Deshalb ist nicht jeder „Virenbefall“ automatisch mit einem Krankheitsverlauf verbunden. Die Infektion durch Viren wird verhindert, weil wir vielleicht schon vor Jahrtausenden „immun“ dagegen geworden sind. Wir haben Barrieren gegen Eindringlinge errichtet. Zuallererst unsere Haut, Flüssigkeiten, die unsere Schleimhäute benetzen, die Magensäure und Enzyme in unserem Darm.

Außer der angeborenen Immunität gibt es auch eine in diesem Leben (Vegetationsperiode) erworbene. Das beste Beispiel ist meine Masernerkrankung. Einmal Masern – nie mehr Masern. Hat man einmal ein Masernvirus bekämpft, erinnert sich der Körper bei einer neuerlichen Ansteckung und fährt ohne Verzug die Gegengeschütze aus. Antikörper, die sich genau erinnern, wie der Feind aussieht und was man gegen ihn unternehmen kann. Alles kein Problem mehr!

Was Mensch und Tier recht ist, ist der Pflanze und dem Pilz nur billig. Weltweit haben einige ausgewählte Pflanzen besondere antivirale Kräfte entwickelt (nicht zu verwechseln mit den antibakteriellen Eigenschaften). Oft sind diese durch die Volksheilkunde belegt. Obwohl die Kräuterfrau natürlich noch keine Ahnung von Viren hatte, wenn sie bestimmte Krankheitsverläufe mit bestimmten Pflanzen behandelte. Aber man war in früherer Zeit ganz gut im Beobachten, viel besser als heute.

Über die antivirale Wirkung einzelner Inhaltsstoffe der Pflanzen gibt es seit einigen Jahrzehnten wissenschaftliche Erkenntnisse. Leider weniger über die Pflanzen als Gesamtheit.

Niemand weiß, wie viele Generationen von Pilzen, Algen, Blüten, Gräsern, Bäumen und Sträuchern über die Jahrtausende immer bloß in Kleinstbeständen überlebt haben, weil nur wenige Strategien gegen ein Virus entwickelten. Doch aus diesen Überlebenden kommen heute unsere antiviralen grünen Helfer mit ihrer „angeborenen" Immunität. Pflanzen versuchen seit rund 700 Millionen Jahren sich selbst immer effektiver zu schützen. Sie haben Abwehrmechanismen gefunden, damit ihnen krankmachende Viren nicht ans Leder können. Sie haben ein Immunsystem entwickelt, wie es auch der Mensch hat.

Gegen die meisten Viren gibt es kaum Mittel, denn Antibiotika nützen nicht. Der einzige Helfer ist ein starkes Immunsystem. Dieses starke Immunsystem kann durch eine Pflanzenkur unterstützt werden. Erwischt man die richtige Pflanze für sich, wird sie zum Abwehrstrategen, mit dem ein Körper Eindringlinge ohne größeren Schaden unschädlich machen kann. Denn der Jammer ist ja, dass wir, wenn wir ein Virus umbringen wollen, wir auch immer unsere eigenen Zellen töten müssen (ähnliches Prinzip wie bei der Chemotherapie bei Krebs). Deshalb gibt es auch wenige Medikamente gegen Virusinfektionen, es gibt immer nur Unterstützer des Immunsystems.

Konzentrierte Pflanzenauszüge aus ECHTEN Pflanzen (nicht die Nachbauten aus dem Labor) sind hier IMMER das Mittel der Wahl. Fast alle Heilmittel sind aus Pflanzen entstanden. Das sind nicht nur Wald- und Wiesenmittelchen, die man halt nimmt, weil es gerade „in" ist. Das sind potente Unterstützer für ein langes und gesundes Leben.

Man hat viele pflanzliche Inhaltsstoffe im Labor nachgebaut und glaubt nun, auf die Pflanze selbst verzichten zu können, macht sie sogar ein bisschen runter. Wie den armen Verwandten, der von den reichen nur deshalb eingeladen wird, weil sie ihm vorher das Vermögen der Eltern abgeluchst und deshalb ein schlechtes Gewissen haben. Auch heute noch haben die Pharmakonzerne ihre Helfer, die in den letzten Regenwäldern oder unberührten Gebieten dieser Erde nach verwertbarem Material suchen.

Nach diesem Prinzip sollten wir auf keinen Fall handeln. Wir müssen es ernst meinen. Wir sehen die grünen Pflanzengeschwister als Freunde und Helfer, denen wir mit Achtung begegnen. Weder wollen wir sie ausrotten noch ausbeuten. Wir beanspruchen gerne die Hilfe, die sie geben können.

Manche Wirkmechanismen der Einzelstoffe aus Pflanzen sind heute bereits bekannt, häufig aber nicht die der ganzen Heilkräuter. Mensch kann sich jedoch auf Beobachtung und Erfahrung aus der traditionellen Volksheilkunde verlassen. Der Überlebenskampf der einzelnen antiviralen Pflanzen könnte die Chancen, selbst zu überleben, unterstützen, unseren eigenen Überlebenskampf zu unseren Gunsten entscheiden.

Bei den verschiedenen Viren, die uns in immer schnelleren Abständen heimsuchen, stellt sich die Frage, warum die Natur etwas schickt, mit dem wir (noch) nicht umgehen können und wovon wir (noch) so wenig verstehen. Vielleicht, weil ohnehin etwas vorhanden ist, das wir nur benützen müssten, um uns selbst zu helfen? Vielleicht auch, weil wir zu akzeptieren haben, was uns zusteht und was in unserer Umgebung zu finden ist. Wir sollten bescheiden werden. Die Arme zwar nach den Sternen ausstrecken, aber nicht verlangen, dass sie nur für uns persönlich leuchten.

„Wo Gefahr ist, wächst das Rettende“,
sagt *Friedrich Hölderlin.*

Viren sind ein Informationsprogramm, das unseren Körper umstimmt. Von gesund auf krank, von Ordnung auf Chaos. Sie funktionieren so, wie die Programme auf dem Stick, die man sich am Computer hochladen kann und die einem dann unter Umständen eine Welt zeigen, die man gar nicht sehen will.

In unserem Körper haben wir 100 Mal mehr Viren als Körperzellen. Unser Körper, dieser Mikrokosmos im Makrokosmos, hat sich damit arrangiert. Er wird sich auch auf das Virus SARS-CoV-2 einstellen, das nennen Wissenschaftler die „Herdenimmunität". Aber noch ist es nicht so weit. Viren haben uns als Menschheit immer schon begleitet und sie werden es auch in Zukunft tun. Bei jedem neuen Virus haben wir eine lange Reise vor uns, die uns eines Tages zum Ziel führt, und das ist Immunität dagegen.

Die Auswirkungen des Corona-Virus SARS-CoV-2 werden noch lange spürbar sein. Viele Gewerbetreibende haben ihre Existenz verloren, viele Mitarbeiter ihre Jobs. Und so großartig es auch klingt, wenn man von „Neuanfang" und „frischem Wind" spricht, so traurig sind die vielen, vielen Einzelschicksale, die an den Auswirkungen des Virus schwer zu tragen haben. Ich spreche von jenen, deren Zukunft sich verändert und die sich neu orientieren müssen. Wir alle sind dazu angehalten, mit dem neuen Virus zu leben, und zwar ganz ohne Angst. Es gab einmal einen Film, der hieß: Angst essen Seele auf. Was die Seele belastet, stört das Immunsystem bei der Arbeit.

Gegen ein Virus – und das muss kein Coronavirus sein – kann man sich nicht immer durch eine Impfung schützen. Es gibt auch nur wenige, manchmal gar keine, Medikamente dagegen. Verschiedenste Viren wurden im Laufe der letzten Jahrzehnte neu identifiziert. Es gibt darüber hinaus Tausende, die noch nicht erforscht oder noch gar nicht entdeckt worden sind. Die Verursacher von Covid 19 sind quasi nur die Spitze des Eisbergs. Und doch hat Mutter Erde immer eine Möglichkeit parat zu helfen, wenn wir, als Teil der Natur, es zulassen. Die lebendigen Pflanzen unseres Planeten bewähren sich bestens als Nothelfer. Es sind Pflanzen, deren Wirkstoffe ein Andocken des Virus an die Körperzelle zu verhindern wissen, oder das Virus direkt angreifen. Es sind Pflanzen, deren Wirkstoffe unsere Immunzellen zu Höchstleistungen anspornen und damit die schädigenden Auswirkungen eines Virus auf den Stoffwechsel oder die Körperzellen verringern oder ganz verhindern.

Pflanzen haben uns Millionen Jahre voraus. Sie hatten schon mit Viren zu kämpfen, als wir Menschen noch lange nicht auf der Bildfläche erschienen waren. Mit persönlich tut es leid, wie sehr das Vertrauen in diese Mitlebewesen, die schon so lange vor uns die Erde bevölkerten, geschwunden ist. So sehr die Wissenschaft die Pflanzen auch erforscht, man merkt an allen Ecken und Enden, dass es unserer Gesellschaft im Grunde lieber wäre, Einzelstoffe aus dem Labor zu bekommen. Beliebig nachproduzierbar, einfach zu handeln. Egal, wer damit den großen Wurf macht, Hauptsache, es hilft und macht dem Einzelnen wenig Mühe. Das hat wahrscheinlich viel mit menschlicher Überheblichkeit zu tun. Wir glauben als Menschheit einfach nicht, es gäbe etwas, das besser ist als wir – oder zumindest genauso gut.

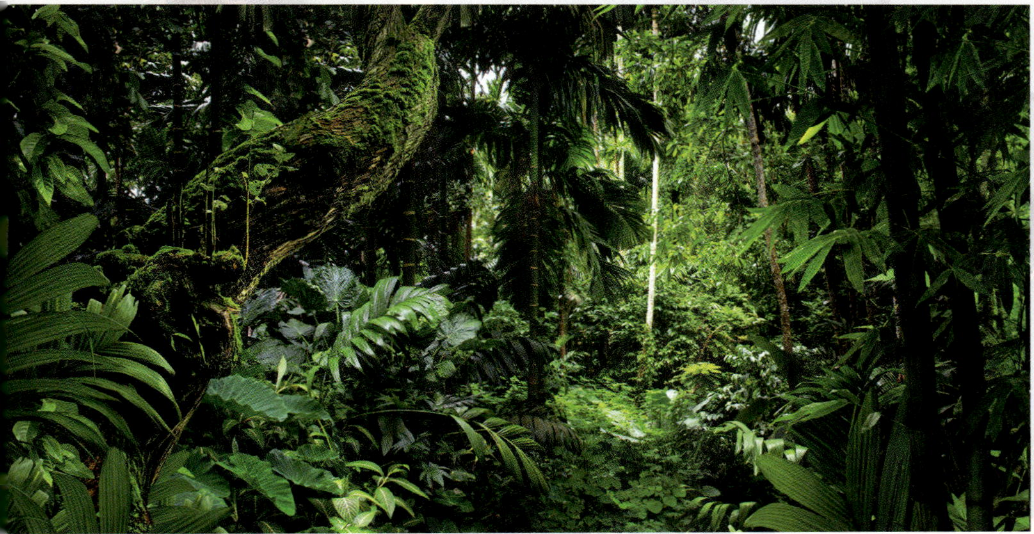

Aus Chaos entsteht Ordnung

Viele Naturapostel, Kräuterheilige, Menschenfreunde, Heiler und Weltverbesserer haben uns in den vergangenen 200 Jahren vermittelt, wie man gesund bleibt. Noch früher war das für die Mehrzahl der Menschen kaum ein Thema, denn sie waren schon glücklich, wenn sie überhaupt überlebten. Es sind klingende Namen, die wir alle kennen. Pfarrer Kneipp, Pfarrer Künzle, Waerland mit seinem Brot, Bircher-Benner, nach dessen Rezept heute noch Müsli zubereitet wird, Semmelweiß, Koch, Freud und Fleming, berühmte Ärzte, die die Medizin veränderten. Es sind lange Listen mit Persönlichkeiten, die auf die eine oder andere Art das Leben ihrer Mitmenschen beeinflusst haben. Sie alle wussten um den Wert eines ausgeglichenen Seelenzustandes.

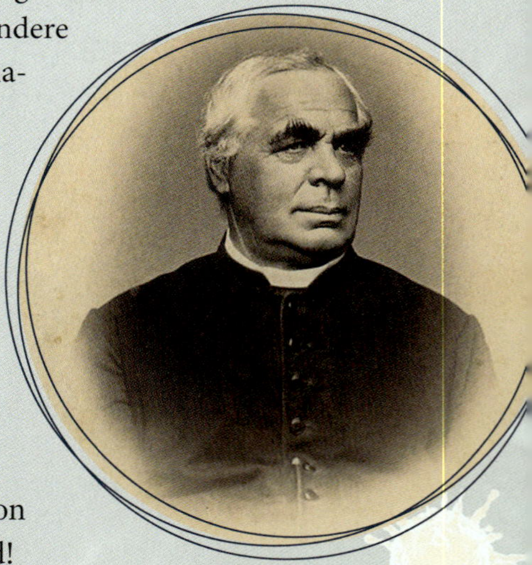

Ruhe und psychische Harmonie sind unabdingbar, um gesund bleiben zu können. Viele junge Menschen heute haben das bereits erkannt und reduzieren ihre wöchentliche Arbeitszeit auf unter 30 Stunden. Besser leben heißt nicht unbedingt, sich alles leisten zu können. In der Einfachheit liegt die Kraft, genauso wie in der Stille. Nicht VIEL von allem, sondern angemessen und zurückhaltend!

NICHT jede Minute des Tages vollfüllen mit Tätigkeiten, die vermeidbar sind. Damit ist keineswegs die Arbeit gemeint. Arbeiten ist notwendig, sie „wendet die Not". Jeder lebt von seiner Hände Arbeit oder von der seines Gehirns. Aber es gibt freie Zeit und die füllt man besser mit Naturbetrachtung als mit Medienkonsum. Füllt sie mit moderatem Sport ohne Stress und Leistungsdruck. Füllt sie mit guten Menschen und Liebe. Unser Immunsystem mag das viel mehr als alles andere.

Heiler der vergangenen Jahrhunderte wussten noch nicht viel über das Immunsystem. Sie nannten es den „inneren" Heiler oder „Gottes Willen". Sie hatten auch ohne erklärende Wissenschaft ganz recht. Niemand wird heil werden, wenn es der Körper nicht will = innere Heiler. „Gottes Wille" ist ebenfalls nicht falsch, denn ohne den Glauben an die Lebenskraft, die uns als Überlebenswille in die Wiege gelegt wurde, geht gar nichts.

Wenn das eigene Immunsystem auf Sparflamme läuft, und es kommt ein Virus wie zum Beispiel SARS-CoV-2, machen wir schlapp. Es ist nicht verwunderlich, dass das Coronavirus gerade die Schwachen und bereits Lädierten besonders böse betrifft. Hält sich die Abwehr in Grenzen, werden die unteren Atemwege erfasst und es kommt zur Lungenentzündung, die in manchen Fällen zum Lungenversagen führt. Die Gesunden und Starken mit dem funktionierenden Immunsystem haben kaum Probleme.

Selbst gegensteuern

Beim grippalen Infekt, der von Enteroviren, Adenoviren oder Coronaviren ausgelöst wird, hat man sich durch Tröpfchen in der Atemluft angesteckt, manchmal durch „Küsschen–Küsschen“ in der Gesellschaft und auch durch Türklinken oder Griffe, die von vielen Menschen berührt und angehustet werden. Händewaschen und Mundschutz sind noch allgegenwärtig und können in Ansteckungszeiten nicht verkehrt sein.

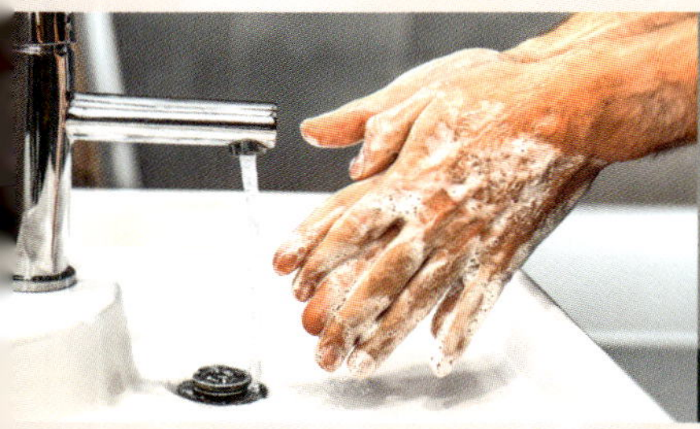

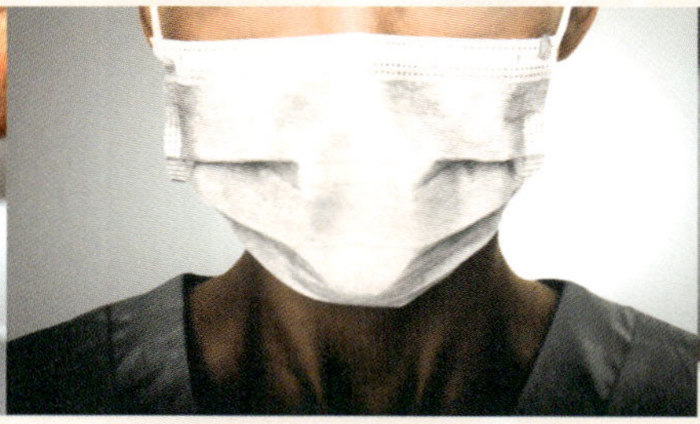

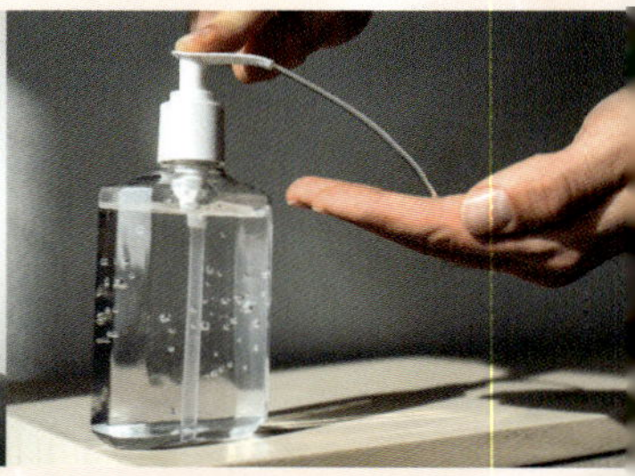

Die Erkrankung Covid-19, ausgelöst durch das Virus SARS-CoV-2, ist der Influenza (Grippe) ähnlich. Das Virus wird uns auch in Zukunft begleiten. Es verändert sein Erbgut laufend, ebenso wie es die Viren, die die sogenannte Echte Grippe auslösen, tun. Eine noch ansteckendere Mutation ist bereits entdeckt. Vielleicht ist schon im nächsten Jahr ein vollkommen neues Virus da und wird erforscht oder es gibt Heilmittel gegen Covid-19. Heilpflanzen sind in schulmedizinischen Kreisen in den seltensten Fällen das Mittel der Wahl. Die Volks- und Naturheilkunde nimmt hier natürlich einen vollkommen anderen Standpunkt ein. Das gilt selbstredend ebenfalls für antivirale Eigenschaften von Pflanzen. Es ist ein sehr wenig untersuchtes Gebiet und was in der Naturheilkunde selbstverständlich ist, nämlich, dass eine bestimmte Pflanze einem bestimmten Menschen – und nur ihm – hilft, kann die Schulmedizin nicht gelten lassen. Das ist nachvollziehbar, denn für die Wissenschaft muss alles auf Punkt und Beistrich überprüfbar sein. Das lässt die Naturheilkunde nicht immer zu. Wir sind froh über die Genauigkeit, mit der zum Beispiel Medikamente überprüft werden. Wir sind aber auch froh über die Pflanzen, die uns Mutter Natur schenkt. Ich habe oft und oft erlebt, wie selbstverständlich sich in meinem Garten Kräuter ansiedelten, die ich nie ausgesät hatte. Sie wuchsen einfach und ein paar Wochen später wusste ich dann immer, warum sie wuchsen. Ich brauchte sie.

Die besonderen Pflanzen für eine besondere Zeit kann man im Garten oder auf dem Balkon anpflanzen. Manches sogar als Zimmerpflanze halten. Oder man sucht sich ein Plätzchen bei Bekannten oder Freunden und baut ein paar der antiviralen Pflanzen an.

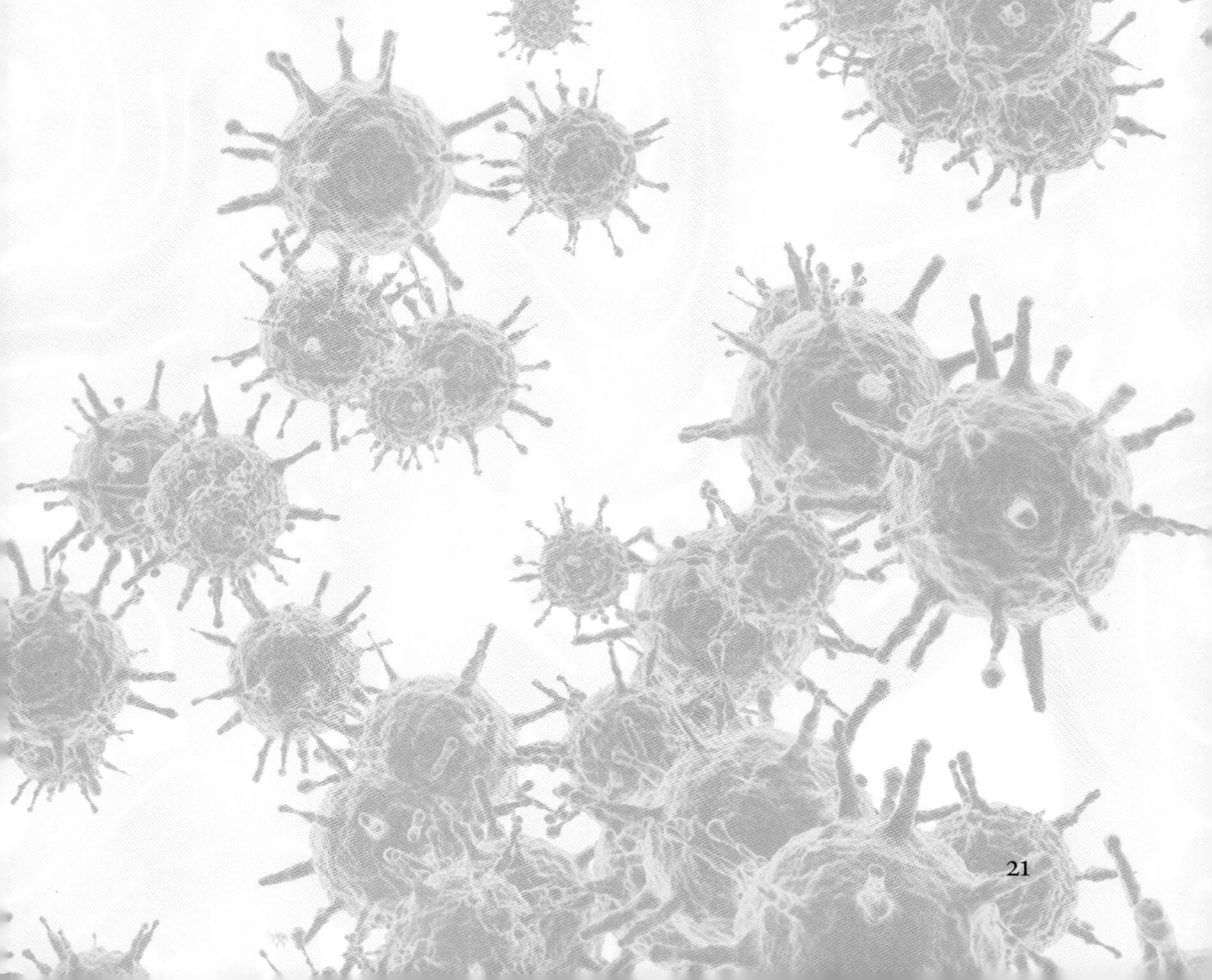

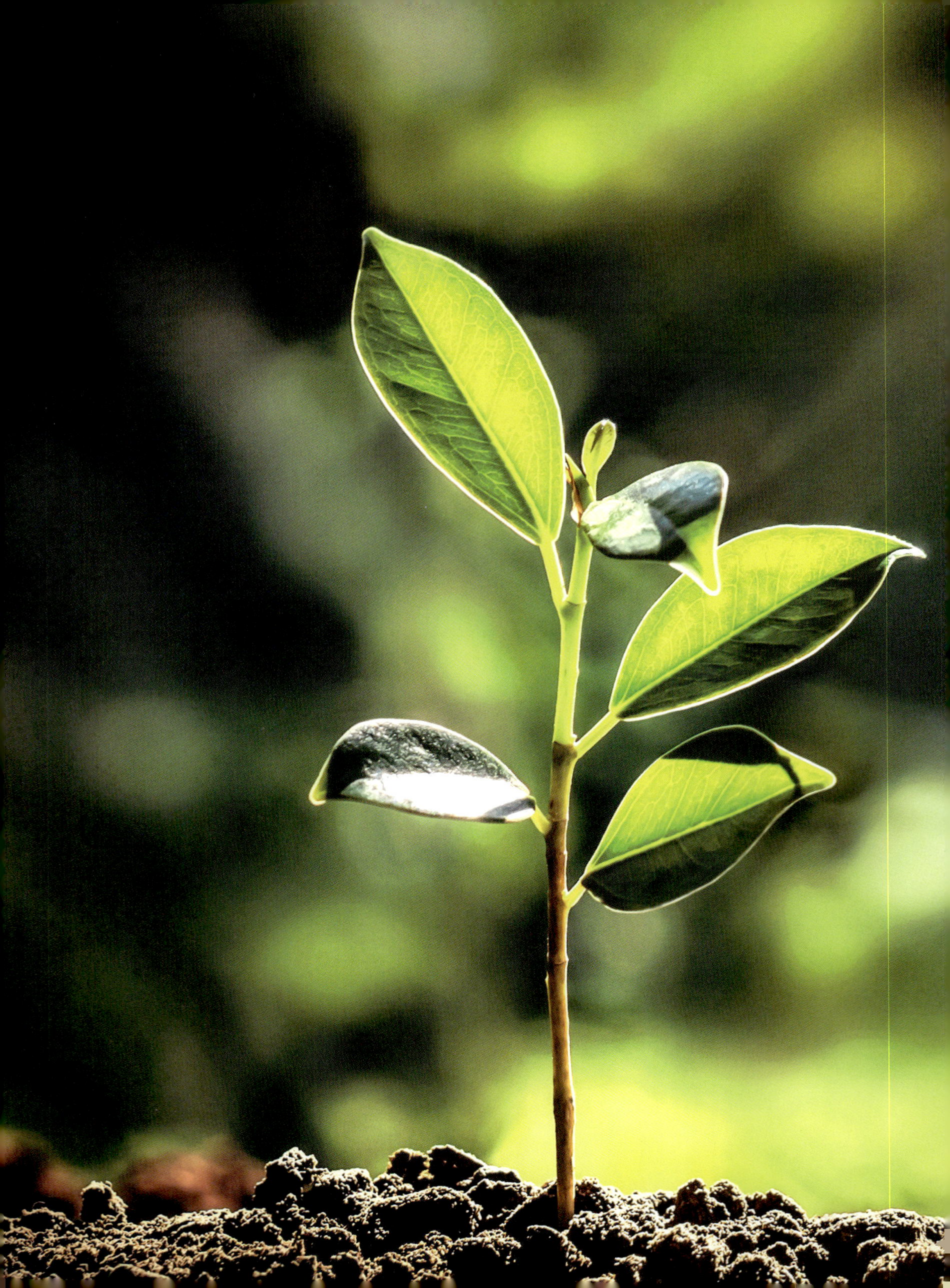

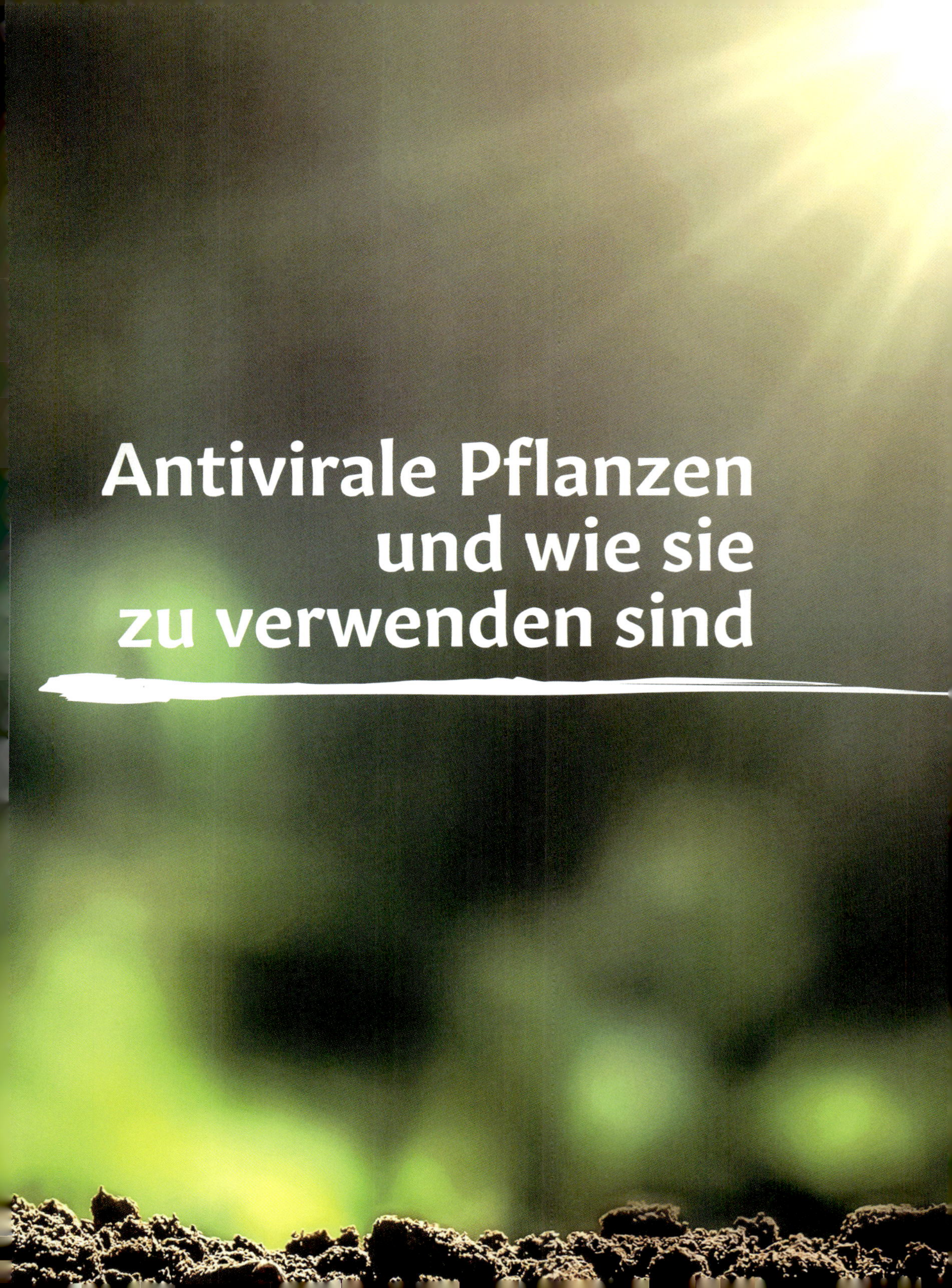

Antivirale Pflanzen und wie sie zu verwenden sind

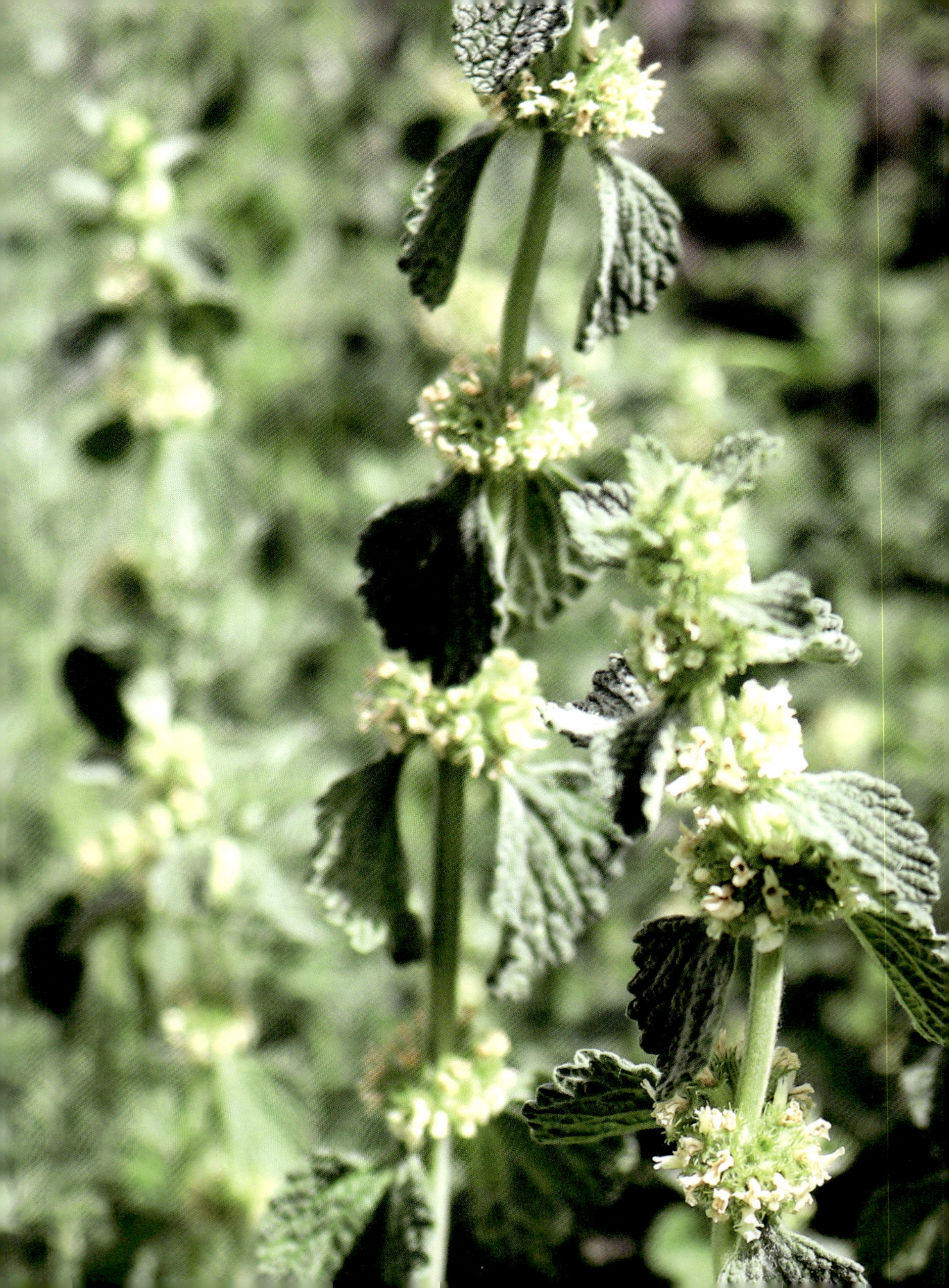

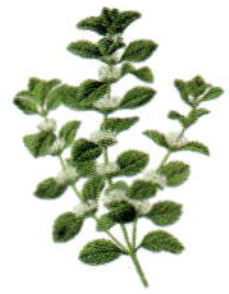

Andorn – *Marrubium vulgare*

Volksnamen:	Chinakraut, Brustkraut, Dorant, Appelkraut, Alte Weiber, Berghopfen, Lungenkraut
Drogenname:	Marrubii herba
Pflanzenart – Höhe:	Lippenblütler (Lamiaceae), mehrjährig, 30 bis 60 cm
Boden & Standort:	trockener Gartenboden, Sonne
Aussaat:	spätes Frühjahr, schlechte Keimung
Vermehrung:	Wurzelteilung im Frühjahr oder Herbst, Stecklinge im Sommer
Blütezeit:	Sommermitte bis Herbst
Sammelzeit:	Sommer bis Herbst
Verwendete Teile:	obere Pflanzenteile
weitere Eigenschaften:	magenstärkend, hustenstillend, harntreibend, stopfend, appetitanregend, stoffwechselanregend

Allgemeines

Andorn gehört zu den klassischen Bitterkräutern und zu jenen Heilpflanzen, die in fast jedem Garten und auch schon in der freien Natur besonders gut gedeihen. Es mag auf den Klimawandel zurückzuführen sein, ist aber wahrscheinlich auch ein Hinweis darauf, dass wir die Pflanze vermehrt brauchen. Andorn war ursprünglich eine Pflanze des Mittelmeerraumes und wird in der Bibel einige Male lobend erwähnt. So alt ist der Andorn und doch wieder ganz neu, denn er begleitet die Mitteleuropäer seit vielen Jahrhunderten. In den Klostergärten hat die wertvolle Heilpflanze überlebt. In der freien Natur nur an klimatisch begünstigten Standorten, insgesamt so selten, dass die eingebürgerte Pflanze unter strengem Naturschutz steht.

Jede durch Viren ausgelöste Erkrankung der Atmungsorgane kann mit Andorn behandelt werden. Es gibt einige Studien dazu und alle sind vielversprechend. Die Bedeutung der Bitterstoffe – beim Andorn ist es vor allem Marrubiin – wurde von der Medizin lange Zeit unterschätzt.

In unseren Nasenschleimhäuten befinden sich Rezeptoren, die sensibel und schnell reagieren, wenn Krankheitskeime in den Körper eindringen. Seit Covid-19 sind wir daran gewöhnt, Mundschutz zu tragen, damit kann man das Eindringen der Keime zum Teil verhindern (mit der richtigen Maske).

Atmen wir etwas ein, was den Rezeptoren „spanisch" vorkommt, so treten sie in Aktion. Sie regen die Flimmerhärchen (Zilien) der Atemwege dazu an, sich sehr schnell zu bewegen. Der ganze Flimmerhärchen-Teppich (Epithel) hüllt die unerwünschten Erreger in Schleim ein und befördert sie aus dem Körper. Ist es besonders krass, dann hustet oder niest man, oder man schluckt den Schleim – je nachdem. Die Rezeptoren reagieren auf Bitterstoffe ebenso wie auf einen Krankheitserreger. Durch das Marrubiin im Andorn fangen Zilien an, effektiver zu arbeiten. Viren (auch Bakterien), die sich festsetzen wollen, geraten dadurch ins Hintertreffen. Durch die Aktivierung der Flimmerhärchen schützt unser Körper sich selbst und gibt die geeignete Immunantwort.

Inhaltsstoffe
Marrubiin (bis 1 %), Prämarrubiin, Saponine, Gerbstoffe, wenig ätherisches Öl, Glykosid Diterpen, Vitamin Cholin, Mineralstoffe Kalzium und Kalium

Das ist gemeint, wenn die Volksheilkunde überliefert, wie heilsam Andorn-Tee sich auf chronischen Husten oder Grippe auswirkt. Von Viren wussten unsere Altvorderen gar nichts, aber sie hatten Erfahrung damit, was das Abhusten erleichtert und den Allgemeinzustand verbessert.

Andorn im Garten

Andorn liebt die Gesellschaft von seinesgleichen. Eine Andornpflanze für sich allein ist traurig. Eine zweite sollte es unbedingt sein, dann ist das Überleben über mehrere Jahre vor-

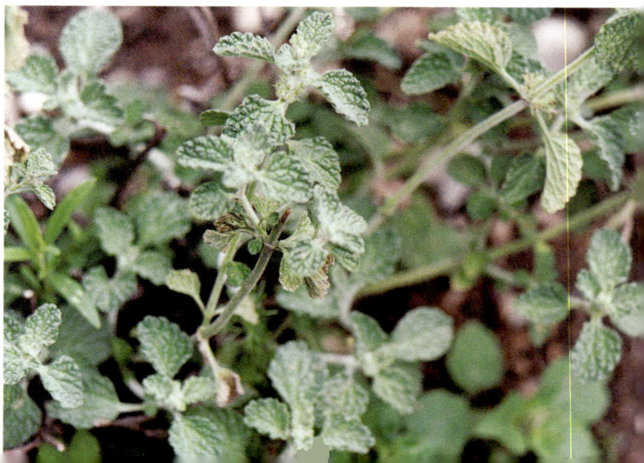

programmiert. Im Sommer kann man aus frischen Stecklingen neue Andornpflanzen ziehen und sie werden sich – in der Nähe der Mutterpflanze – gut bis sehr gut entwickeln. Leichter Winterschutz gegen allzu große Kälte ist angebracht. Wenn der Winter eher warm ist, wie in den letzten Jahren, so kann man auch im Dezember und Jänner frische Blättchen ernten.

Andorn blüht zauberhaft weiß mit kleinen Lippenblüten in den Blattachseln (Lippenblütengewächs). Blätter und Stängel sind silbrig grau, was sehr elegant aussieht. Die ganze Pflanze gibt sich wehrhaft, obwohl sie sich weich und samtig anfühlt, wenn man sie berührt. Nur ihre Samenstände geben sich sperrig und abweisend.

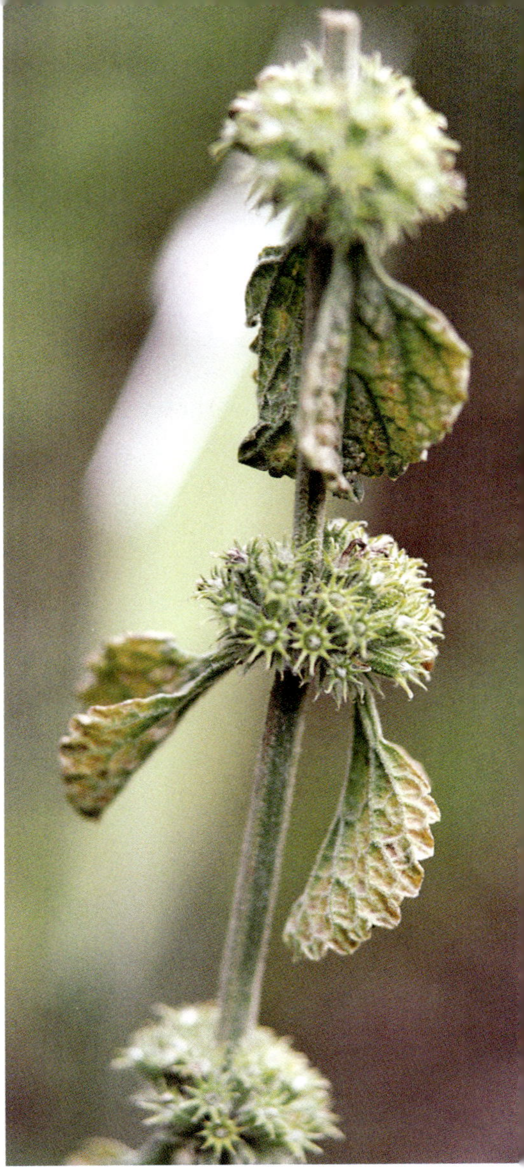

Sammeln und verarbeiten

Man sammelt während der Blütezeit die blühenden oberen Triebe. Vom Andorn braucht man wenig, deshalb in Maßen ernten. Die Pflanzenteile auf sauberes Papier legen und an einem staubfreien, dunklen Ort trocknen lassen. Man kann die langen Stängel aber auch abschneiden und zu lockeren Sträußen binden, dann hängt man die Sträuße kopfüber auf, lässt sie trocknen und streift anschließend die raschelnden Blätter und Blüten ab. Gelagert wird in einem Papiersack. Das Trockengut bleibt bei guter Lagerung mindestens ein Jahr lang wirkstoffreich – also bis zur nächsten Ernte.

Die Stängel sind (zerkleinert) eine gute Zugabe zum Hühnerfutter. Hühner lieben das Bittere, sie haben auch besonders häufig gegen Viren zu kämpfen, man denke nur an die Vogelgrippe in den vergangenen Jahren.

Empfehlenswerte Anwendungen

Die Wirkung des Andorns als sekretförderndes Mittel ist lange bekannt. Dafür verantwortlich sind die Bitterstoffe, die den Atemwegen gute Dienste leisten und ein Stärkungsmittel für alle schleimbildenden Drüsen sind.

Den Tee bereitet man so zu

◉ 1 TL getrocknetes Kraut mit ¼ l Wasser übergießen und ca. 5–7 Min. ziehen lassen. ◉ Mit Honig gesüßt trinken. ◉ 3 Tassen Tee pro Tag sind ausreichend, aber schon 1 Tasse pro Tag hat eine umstimmende Wirkung. Noch effektiver ist der Tee, wenn man ihn mit einem „besonderen" Wasser aufbrüht. ◉ Dazu lässt man eine getrocknete Feige und eine Prise Galgant über Nacht in ¼ l Wasser stehen, kocht dann auf, entfernt die Feige und übergießt das Andornkraut mit diesem Auszug. ◉ Nach 2 Wochen eine mehrwöchige Pause einlegen und andere Kräuter nehmen. ◉ Hat man frisches Kraut, so nimmt man etwa 1 ½ TL Kraut.

Andorn wirkt einerseits entspannend auf die glatte Muskulatur der Bronchien und fördert andererseits Schleimproduktion und Schleimlösung. Das entgiftet den Organismus und entfernt krankmachende Keime, die sich in den Atemwegen und Drüsen anheften wollen. Mit Nebenwirkungen ist beim Andorn nicht zu rechnen, ausgenommen ist eine Erkrankung der Nieren, hier sollte das Kraut nicht eingesetzt werden.

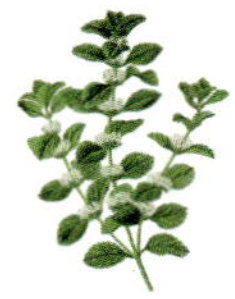

Andornsuppe als Vorbeugung und bei drohenden Infektionen

◎ 4 EL frisches Andornkraut in ¼ l Wasser aufkochen. ◎ ½ l Biowein (Weißwein) dazugießen und nochmals zum Sieden erhitzen. ◎ Dann das Kraut abseihen.

◎ Ein Drittel der Flüssigkeit (¼ l) nehmen und mit 3 EL süßem Rahm vermengen. Den Rest in den Kühlschrank stellen und für die Tage danach aufbewahren.

◎ Die Rahmmischung aufkochen lassen. Noch warm als Suppe essen oder trinken. An den kommenden 2 Tagen den Rest der Andorn-Wein-Mischung ebenso zubereiten.

Wer weder für Tee noch für Suppe zu begeistern ist, könnte einen Andornwein zubereiten. Andornwein hält im Kühlschrank mindestens 2 Wochen, länger soll die Anwendung auch nicht durchgeführt werden. Unser Körper gewöhnt sich ziemlich schnell an die Wirkung eines Heilkrautes, das ist der Grund, warum man immer wieder neue Pflanzen ausprobieren soll.

Paracelsus nannte den Andorn „Arzt der Lunge" und hat als Kind seiner Zeit haltbare Alternativen zum Tee entwickelt, wie sie schon die heilige Hildegard zubereitete.

Andornwein

◎ 1 l Bio-Weißwein (er sollte süß sein wie Muskateller oder eine Spätlese) mit 4 EL frischem Kraut erhitzen und etwa 5 Minuten kochen lassen. ◎ 2 bis 3 EL guten Honig darin auflösen und ebenfalls mitkochen lassen. ◎ Abgießen und im Kühlschrank lagern. Täglich 1 bis 3 kleine Likörgläschen trinken. Wie alles aus Andorn ist auch dieser Wein ziemlich bitter. Hildegard unterstützte die Wirkung des Andorn noch mit Fenchelfrüchten und Dillkraut, dies kann man natürlich ebenfalls tun. In alten Volksmedizinen gibt es hilfreiche Mischungen mit Engelwurzstängeln. Wenn eine große Engelwurz – man nennt sie dann „Erz“engelwurz – in der Nähe wächst, sollte man sie zum Andorn dazugeben.

Für Notfälle – eine schnelle Tinktur

◉ 1 Handvoll frische Pflanzenteile im Mixer zu Brei zerkleinern. ◉ In ein weithalsiges Schraubglas füllen und mit einem guten Obstbrand (etwa 40 %) übergießen, bis alle Pflanzenteile bedeckt sind. Über Nacht stehen lassen, danach durch ein Tuch filtern. Diese Tinktur ist sofort gebrauchsfertig, allerdings nicht so wirkstoffreich wie eine, die einen vollen Mondumlauf (ca. 28 Tage) reifen durfte.

Essigauszug

◉ 1 Handvoll frischen Andorn mit einem Keramikmesser zerkleinern, auch Stängel verwenden. ◉ In ein weithalsiges Glas füllen. ◉ 2 EL flüssigen Honig über das Pflanzengut geben. ◉ Mit ½ l gutem Bioessig (Weinessig oder Apfelessig, er sollte nicht pasteurisiert sein!) übergießen. ◉ Durchrühren, verschließen und für etwa 4 Wochen in einen dunklen Raum stellen – das kann der Keller sein oder der Küchenschrank. ◉ Wöchentlich kontrollieren. ◉ Danach abseihen und über den Tag verteilt 3 EL in Wasser oder pur einnehmen. Kinder ab 6 Jahren nehmen höchstens 1 Teelöffel.

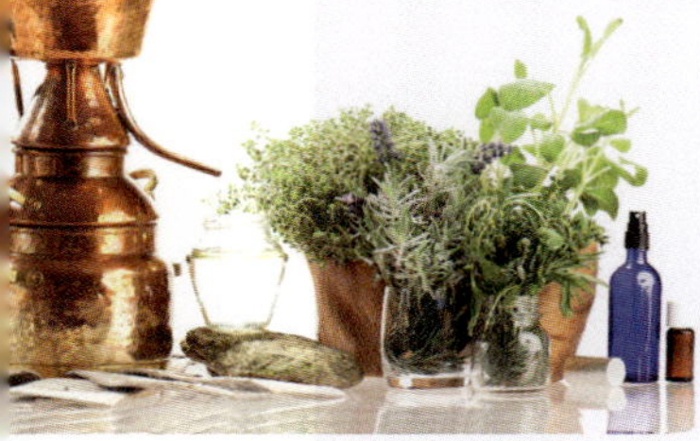

Antivirale ätherische Öle

Man verwendet sie als Raumbedufter und als Desinfektionsmittel für die Raumluft, außerdem als Zutat in Salben. Ätherische Öle sind in vielen Fertigprodukten, die in der Apotheke vorrätig sind, enthalten. Hydrolate sind die kleinen Schwestern, die ebenso zu verwenden sind.

Antiviral wirken:

Rosmarin, Basilikum, Lavendel, Thymian, Minze, Salbei, Oregano, Engelwurz, Zitronengras, Fichtennadeln, Kiefernadeln, Grapefruit, Minzen, Melissen, Engelwurz, Bärlauch, Knoblauch

Alle Kräuter, die Rosmarinsäure enthalten, haben eine gewisse antivirale Kapazität. Immer wieder spürt man am eigenen Leib die außergewöhnlichen Eigenschaften, die gerade klassische Mittelmeerkräuter entwickeln.

Sie sind bei uns in den letzten Jahren beliebt geworden und wachsen auf vielen Balkonen und Terrassen. Man sollte sie als ätherisches Öl in Duftschalen häufig verwenden.

Basilikum, Oregano, Rosmarin und Thymian gehören aber auch als normale Küchenkräuter in der Ernährung zu den Vorbeugungsmaßnahmen in Ansteckungszeiten. Im Essen als Gewürze, hin und wieder als Tee oder als Inhalation – auch ein Kräuterbad kann nicht schaden.

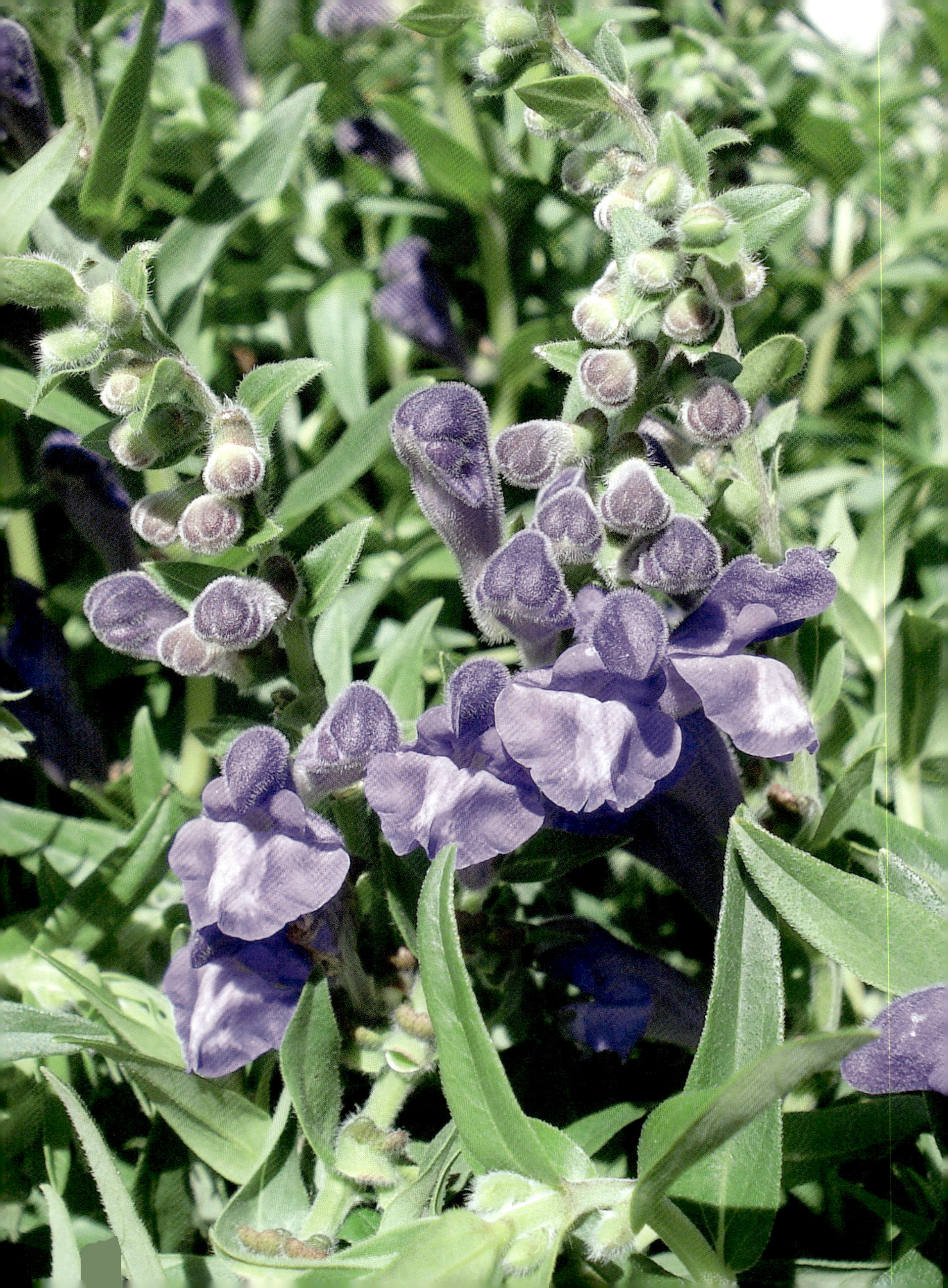

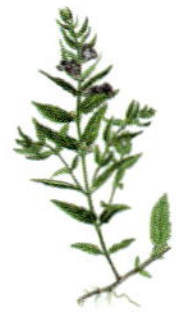

Baikal-Helmkraut – *Scutellaria baicalensis*

Volksnamen:	Huang Qin (chin.), Goldene Wurzel
Drogenname:	Scutellaria radix
Pflanzenart – Höhe:	Lippenblütengewächs (Lamiaceae), mehrjährig, 30–60 cm
Boden & Standort:	Gartenboden, Halbschatten bis Sonne (Sumpfhelmkraut muss in oder am Wasser stehen)
Aussaat:	unter Glas bereits im Winter
Vermehrung:	Wurzelteilung im Frühling
Blütezeit:	Juni bis September
Sammelzeit:	Juni bis September
Verwendete Teile:	Kraut
weitere Eigenschaften:	krampflösend, harntreibend, nervenberuhigend, stärkend, zusammenziehend

Allgemeines

Weltweit gibt es über 80 Arten von Helmkräutern, und zwar in allen Teilen dieser Erde. Helmkräuter gehören zur großen Familie der Lippenblütler wie auch Thymian, Rosmarin, Lavendel, Minzen und Melissen, Salbei oder Basilikum. Allesamt hochdekorierte Heilpflanzen, allesamt stark virenwirksam.

Helmkraut kann aber noch mehr als Viren bekämpfen. Es bietet sich überall dort an, wo man unter Beschwerden leidet, die außergewöhnlich sind, also nicht so leicht einzuordnen. Das sind Schwächezustände, der Kopfschmerz, der bereits am Morgen da ist, Zittern, Neurosen oder beim Entzug von Alkohol oder anderen Suchtmitteln.

Das am besten untersuchte Helmkraut stammt aus Sibirien – das Baikal-Helmkraut *Scutellaria baicalensis*. Es wird seit Langem in Japan, China, Korea und Russland eingesetzt und ist seit einigen Jahren auch bei uns fester Bestandteil der Naturheilkunde. Es gibt Studien zu den Inhaltsstoffen des Baikal-Helmkrautes, aber es ist sehr wahrscheinlich, dass man diese Inhaltsstoffe auch in Helmkrautarten findet, die noch nicht so gründlich unter die Lupe genommen worden sind.

Im Internet findet man über 800 Artikel zum Baikal-Helmkraut, dazu Hunderte aussagekräftige Studien.

Die wichtigsten bioaktiven Verbindungen wie Baicalin, Baicalein, Wogonin oder Wogonosid werden aus der Wurzel gewonnen. Sie haben verschiedenste Funktionen, denn sie sind sowohl antioxidativ als auch krampflösend. Sie haben Antikrebswirkung, sind gleichzeitig aber auch antibakteriell und vor allem antiviral. Spannend ist auch der hohe Gehalt an Melatonin, einer Substanz, die im Gehirn wirkt und erstens als schlaffördernd und zweitens als Jungbrunnen bekannt ist. Huang-Qin, wie die „Goldene Wurzel" seit 2.000 Jahren in China heißt, ist dort während der letzten Pandemien eingesetzt worden. Helmkraut hat nämlich gerade bei Entzündungen und Infektionen der Atemwege sehr gute Voraussetzungen, eine Besserung herbeizuführen, selbst bei schweren Lungeninfektionen. Scutellaria-Extrakt zerstört eine breite Palette von infizierten Zellen oder Krebszellen des Menschen, zum Beispiel bei Hirntumoren, Prostatakrebs oder Vireninfektionen.

Wässrige Extrakte der Wurzel starten ein Suizidprogramm für virenbefallene Zellen, aber auch gegen schädigende Pilze, die das Immunsystem nur mehr eingeschränkt arbeiten lassen. Das ist etwas, was wir in Covid-19-Zeiten nicht zulassen dürfen. In einigen Studien wurde nachgewiesen, dass bei mit Scutellaria behandelten Patienten die Viruslast stark abgenommen hat, zum Beispiel bei Hepatitis, der durch Viren hervorgerufenen Lebererkrankung.

Die Mikrostoffe Baicalin und Baicalein besitzen die Fähigkeit, HIV-Viren so zuzusetzen, dass befallene Zellen zerstört werden. Dieses Immunschwäche-Virus zu eliminieren ist aber nicht das Einzige auf der langen

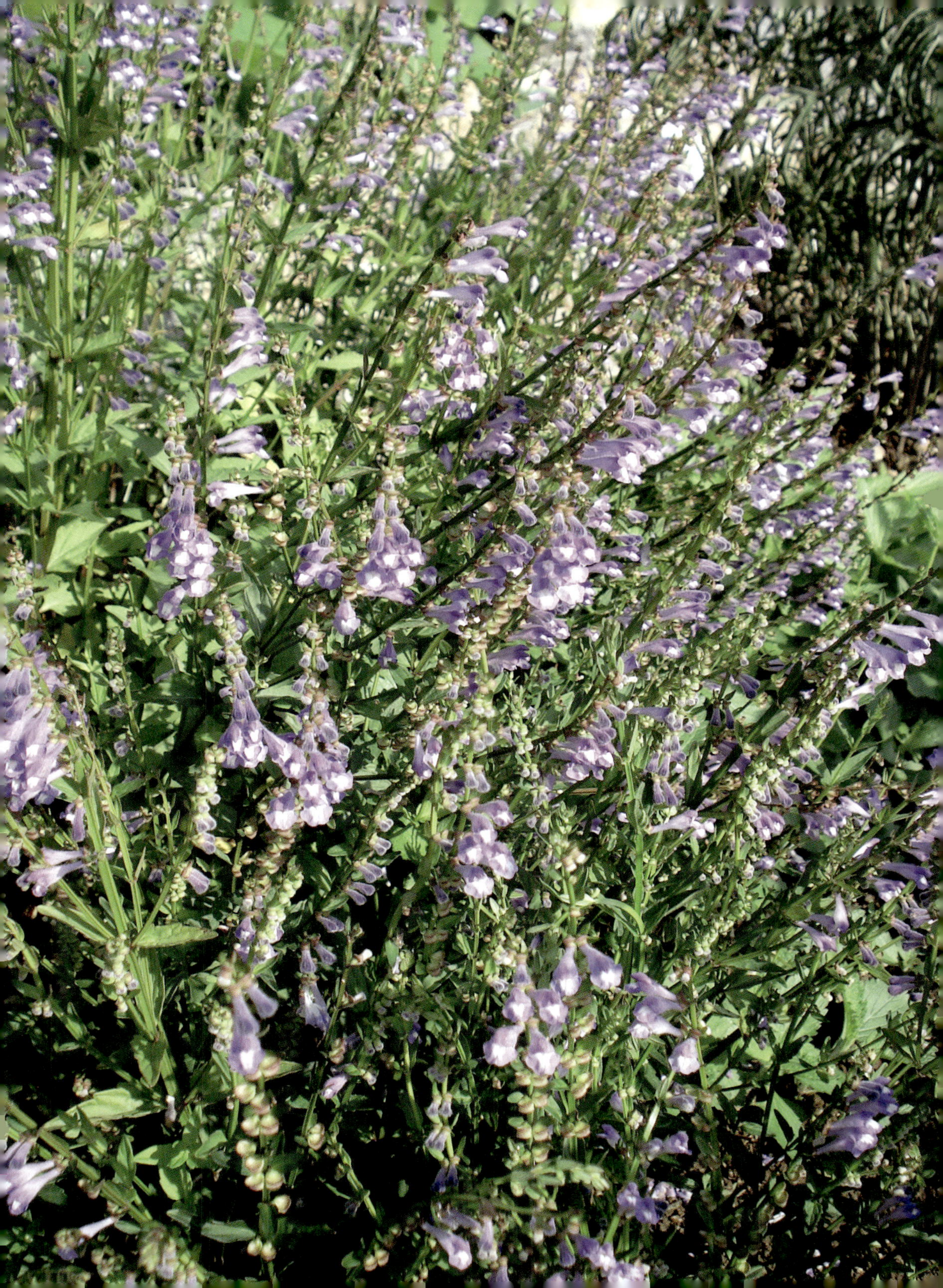

Liste der Erfolgsgeschichten. Wissenschaftler sind so überzeugt von den komplexen Inhaltsstoffen, dass bereits darüber geforscht wird, wie man sie in andere Pflanzen hineinzüchten könnte. Zum Beispiel in Obst und Gemüse. Bis dahin ist es noch ein weiter Weg und es darf angenommen werden, dies könnte zu einer hohen Leiter der Irrtümer werden, jede Sprosse ein neuer Versuch.

Scutellaria gehört zur Minzfamilie wie auch Melisse oder Pfefferminze. Diese Familie verbrüdert und verschwestert sich gerne miteinander, eine genetische Transformation ist aber schwierig, wenn nicht gar unmöglich.

Bis man den Wirkmechanismus der Helmkräuter in ihrer Gesamtheit entschlüsselt hat, mögen noch Jahre vergehen, denn Genaues weiß bisher noch niemand, es sind Details, die sich bei jedem Menschen womöglich anders auswirken, wie man es bereits von vielen anderen Heilkräutern weiß.

Wer sich vom Helmkraut angesprochen fühlt – wen die Pflanze ruft, dem wird sie beistehen. Aus eigener Erfahrung kann ich berichten, dass in mehreren Fällen grippaler Zustände, nach der Einnahme mehrerer hoher Gaben (alle 2 Stunden 30 Tropfen der Tinktur) die Symptome weg waren. Husten, Halsschmerzen und Fieber waren nach einem halben Tag weg. Inwiefern sich das auf eine Corona-Infektion umlegen lässt, ist nicht geklärt, aber die Wahrscheinlichkeit ist groß, dass Scutellaria nicht nur Grippeviren, angreift.

Alles hat Wechselwirkungen, jede einzelne Pflanze, die ein Mensch konsumiert, tut etwas mit ihm. So auch das Baikal-Helmkraut oder eine der anderen Helmkrautarten. Wer diese starke Pflanze an sich heranlässt, muss wissen, wie sie den Stoffwechsel verändert – das tut sie nämlich. Medikamente bekommen eine höhere Bioverfügbarkeit, was meist nicht gewünscht ist, denn dann ist die Wirkung der Medikamente verstärkt. Wer Blutdrucksenker nimmt will schließlich nicht, dass der Blutdruck vollends in den Keller rasselt. Diabetiker sollten ihre Einnahme ebenfalls beobachten, denn Helmkräuter haben Einfluss auf den Zuckerspiegel und die Insulinausschüttung. Schwangeren schließlich wird von einem Gebrauch der

Pflanze abgeraten, das betrifft nicht nur Helmkräuter, sondern generell alle stark wirksamen Heilpflanzen. Jedes Medikament und jede Heilpflanze, die man gleichzeitig mit Scutellaria einnimmt, wird vom Organismus besser aufgenommen. Helmkaut also immer zusätzlich zu anderen pflanzlichen Mitteln einnehmen, nie aber gemeinsam mit Medikamenten.

Inhaltsstoffe

In den Wurzeln 30 Arten von Flavonen, Baicalin, Baicalein, Chrysin, Oroxylin, Glucuronid, Wogonin, Wogonosid, Apigenin, Hispidulin, Luteolin, Serotonin, Melatonin; in Blättern und Blüten zusätzlich Naringenin, Scutellarin, Scutellarein, Salvigenin, Iridoidglycosid, Tannine, ätherisches Öl

Pflanze im Garten

Spieß-Helmkraut (*S. hastifolia*), Alpen-Helmkraut (*S. alpina*) und Sumpf-Helmkraut (S. *galericulata*) sind in Europa heimisch und wachsen an speziellen Standorten noch wild. Sie brauchen perfekte Lebensräume, die sie häufig nicht mehr vorfinden, also wäre es an der Zeit, ihnen im Garten oder auf geeigneten Flächen Platz zum Überleben zu schaffen. *Scutellaria baicalensis* ist ein gern gesehener Neophyt und wird in Deutschland bereits in Kultur angebaut, weil die Nachfrage nach den Mitteln daraus vor allem in China ständig steigt. Es gibt einen Betrieb in Franken, der den Anbau mit Erfolg betreibt. Man kann ohne Weiteres den Anbau im eigenen Garten starten.

Viele Helmkräuter, die man in den Staudengärtnereien bekommt, sind Züchtungen, die aus Nordamerika eingeführt wurden. Manche von ihnen, wie zum Beispiel *Scutellaria altissima*, das Hohe Helmkraut, kann sich explosionsartig vermehren, wie ich aus eigener Erfahrung weiß. Erst im letzten Jahr fiel mir auf, wie viel Garten sich gerade diese Pflanze erobert hat. Als hätte sie gewusst, wie sehr man sie in allernächster Zeit brauchen kann. Es ist anzunehmen, dass sich in den Wurzeln und Blättern der anderen Helmkräuter idente Inhaltsstoffe befinden wie in S. baicalensis, vielleicht aber in geringerer Konzentration, dazu fehlen die Untersuchungen.

Weiter Arten:

Scutellaria lateriflora – Seidenblütiges Helmkraut
Scutellaria barbata – Bärtiges Helmkraut
Scutellaria altissima – Hohes Helmkraut
Scutellaria galericulata – Sumpf-Helmkraut

Der Lippenblütler ist mehrjährig und wird etwa 30 cm hoch. Er blüht ausdauernd während des ganzen Sommers bis zum September und hat leuchtend blaue Röhrenblüten, die in Trauben an aufrechten Stängeln stehen. Nach den kleinen Blütenhelmchen hat diese Pflanze ihren Namen. Im verdichteten, fetten Lehmboden wächst Helmkraut nicht gut, es braucht eher sandige und durchlässige Standorte, wo sich keine Staunässe bildet. Sonne oder höchstens Halbschatten und normaler ungedüngter Gartenboden, wie bei allen Heilkräutern, ist ideal.

Man kann Helmkräuter über Stecklinge vermehren, oder aber den Frostkeimer einfach aussäen und wachsen lassen.

Sammeln und verarbeiten

Die heilkräftigen Inhaltsstoffe findet man in hoher Konzentration vor allem in der Wurzel, sowohl in der frischen als auch in der getrockneten. Das heißt aber nicht, dass man nicht auch die Blätter und Blüten nützen kann. Wenn man *Scutellaria baicalensis* selbst anbaut (durchaus auch auf dem Balkon) muss man mindestens 2 Jahre warten, bis man die Wurzeln ernten kann. Wird die Pflanze älter als drei Jahre, sind die Wurzeln manchmal bereits zu groß und können nicht mehr unbeschädigt ausgegraben werden. Im ersten Jahr ist sie noch zu klein, erst im zweiten Jahr hat sie die ideale Größe. Der Wirkstoffreichtum soll bei den über 2-jährigen Wurzeln am höchsten sein, darauf hat aber der Standort ebenso großen Einfluss. Man erntet im Herbst gegen Winter zu, wenn alles abgeblüht ist und das Laub sich zurückzieht.

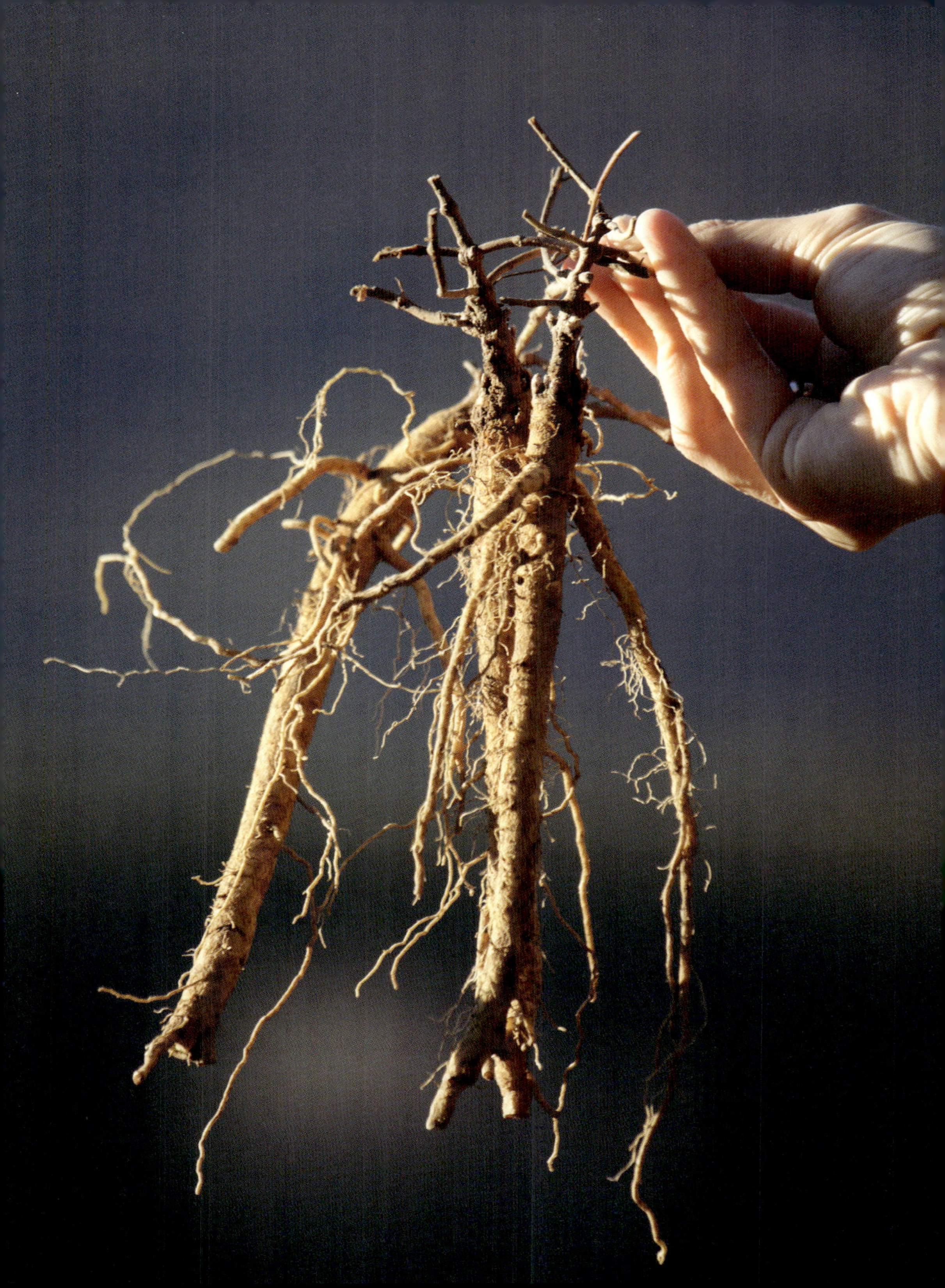

Die Wurzeln sind verzweigt und müssen gewaschen werden, ehe man sie trocknen kann. Dabei ist darauf zu achten, die Wurzeln auf keinen Fall zu verletzen. Jede Schnittfläche verfärbt sich und verändert die Qualität, davor wird in einer Vermarktungs- und Anbauempfehlung des bayerischen Landwirtschaftsministeriums gewarnt.

Es werden die ganzen Wurzeln getrocknet. Etwaige Feinwurzeln kann man erst nach diesem Trocknungsvorgang entfernen.

Das Trocknen auf Packpapier in lichtem Halbschatten oder (besser) in einem Gerät bei etwa 30 bis 45 Grad ist abgeschlossen, wenn sich eine Wurzel leicht durchbrechen lässt. Die Wurzel hat dann innen eine ansprechende gelbliche Farbe. Erst jetzt wird die Droge in kleine Teile geschnitten und nach dem Nachtrocknen in einem verschlossenen Papiersack oder dunklen Glasgefäßen aufbewahrt. Aus der getrockneten Wurzel wird das in China gebräuchliche Heilmittel = Tee hergestellt. Wenn man sich selbst etwas zubereiten möchte, kann man auch die frische Wurzel nehmen.

Ein wässriger Auszug aus der Wurzel soll wirksamer sein als ein Alkoholauszug, deshalb ist dem Tee gegenüber der Tinktur immer der Vorzug zu geben.

Allerdings ist es oft einfacher, sich eine Urtinktur aus dem Helmkraut zu besorgen (wird von einigen Pharmazieunternehmen hergestellt), als die Wurzeldroge.

Es ist auch wesentlich leichter sich täglich mehrmals mit 10 Tropfen einer Tinktur zu versorgen. Schwieriger ist die häufige Zubereitung eines Wurzeltees inklusive Ziehzeiten, zum Beispiel im Büro. Deshalb wird man sich sicherheitshalber mit beidem versorgen und je nach Möglichkeit zur Vorbeugung oder bei akuter Ansteckungsgefahr beide Zubereitungsarten einnehmen. In den Apotheken bekommt man bei einer Bestellung von „Scutellaria“ meistens die Art *Scutellaria laterifolia* und einen Auszug aus den Blättern, nicht aus der Wurzel. Hier muss man sich genau informieren.

Bei der Tinktur wird als Obergrenze 30 Tropfen pro Tag empfohlen. Beim Tee 3 bis 4 Tassen täglich. Es gibt keine Nebenwirkungen, wenn man mehr einnimmt. Ausgenommen sind Kinder und Schwangere, hier ist man mit starken Pflanzen generell vorsichtiger.

Empfehlenswerte Anwendungen

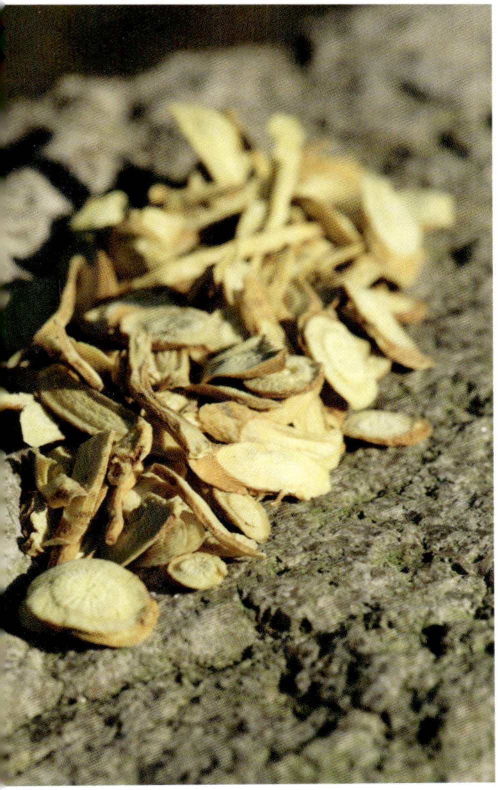

Scutellaria-Tee

◉ 1 gehäufter TL getrocknete Wurzel mit ¼ l kaltem Wasser zustellen. ◉ Zum Sieden erhitzen, dann von der Wärmequelle nehmen und noch 7–10 Min. ziehen lassen, danach abseihen.

Mit Honig gesüßt oder aber pur trinken. Man sollte in Akutzeiten alle 4 Stunden eine Tasse trinken, das bedeutet bis zu 4 Tassen pro Tag. Gerne zum oder nach dem Essen. Größere Kinder nehmen ¼ bis ½ Tasse Tee pro Anwendung.

Wenn frische Wurzel zur Verfügung steht, nimmt man davon 1 ½ Teelöffel/Tasse, bei Kindern dementsprechend weniger. Kleinkinder sollen auf den Tee verzichten. Die frischen Wurzeln vor dem Aufbrühen möglichst klein schneiden.

Helmkraut- Urtinktur

Urtinkturen, aus denen man später vielleicht ein homöopathisches Mittel herstellen kann, bestehen immer aus frischen Pflanzenteilen. Je kleiner die Wurzel geschnitten ist, desto leichter

werden die Inhaltsstoffe aus der Wurzel in den Alkohol übergehen. Die heutigen Mixer sind so leistungsstark, dass es ohne Weiteres möglich ist, aus Wurzeln Pulver herzustellen – dies wäre die geeignete Möglichkeit, um das Maximum herauszuholen – würde auch gut in unsere Zeit passen. Da muss ja immer alles ausgereizt werden.
Wer ein homöopathisches Mittel will, sollte auf das maschinelle Zerkleinern verzichten und sich eher an die althergebrachte Vorgangsweise halten, das heißt, die Wurzeln mit dem Keramikmesser fein schneiden und zusätzlich mörsern. In der Homöopathie spielt die stoffliche Ebene – also die einzelnen materiellen Wirkelemente – eine untergeordnete Rolle. Hier kommt es auf das Feinstoffliche an. Auf dieser unsichtbaren und trotzdem wirkungsvollen Ebene ist die behutsame Verarbeitung einer Pflanze Pflicht. Der Mixer ist zu brutal dafür.

⊙ Ein weithalsiges Glas bereitstellen. ⊙ 1 Teil Wurzel – Wurzelpulver oder fein gemörserte Wurzel – einfüllen. ⊙ Mit 2 Teilen hochprozentigem Alkohol übergießen. Der Obstbrand sollte mindestens 60 % haben und ein Naturprodukt aus Bioobst oder Biogetreide sein. ⊙ Das Glas verschließen und 3 bis 4 Wochen im Küchenschrank oder in einem dunklen Zimmer stehen lassen. ⊙ Täglich schütteln. ⊙ Dann durch ein Mulltuch abseihen, dabei den Rückstand mit einem Löffel oder Stößel auspressen. ⊙ In dunkle Fläschchen füllen und mit Inhalt und Datum beschriften. Kühl und dunkel gelagert ist diese Tinktur bei sauberer Herstellung bis zu 10 Jahre haltbar.

Diese Urtinktur bezeichnet man in der Homöopathie mit D0. Bei der Herstellung eines homöopathischen Mittels nimmt man 1 Tropfen der Urtinktur und 10 Tropfen Alkohol (oder Globuli) und verschüttelt beides miteinander (10 Mal). Es ist das sogenannte Potenzieren. Es entsteht die Potenz D1.

D2 entspricht dem Verhältnis 1:100, D3 dem Verhältnis 1:1000 und so weiter. Homöopathen arbeiten oft mit Potenzen über D30, das heißt, es ist

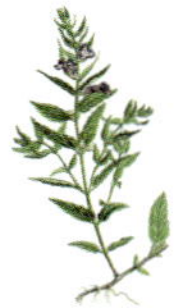

kein Molekül der Ursubstanz mehr nachweisbar, trotzdem wirkt das Mittel, und zwar auf der Schwingungsebene. Hier scheiden sich auch die Geister, denn es gibt viele überzeugte Gegner dieser Heilweise. Es gibt aber auch viele Befürworter. Der Mensch besteht nun einmal nicht nur aus Körper und Geist, er hat auch eine (nicht messbare) Seele und auf dieser Ebene, da sind sich bereits die meisten Wissenschaftler einig, ist Heilung möglich. Man denke nur an die dokumentierten Heilungen bei Krebs, die als Wunder gelten. Der Mensch lebt eben nicht vom Brot (Materie) allein!

Von der Urtinktur nimmt man bis zu 30 Tropfen täglich, das ist etwa 1 Teelöffel voll, aufgeteilt auf mehrere Gaben, bei Gefahr einer Ansteckung. Hat man bereits Symptome, dann kann man 30 Tropfen 3 bis 4 Mal täglich einnehmen. Größere Kinder nehmen die Hälfte, Schwangere und Kleinkinder verzichten auf Scutellaria.

Helmkrauttinktur

besteht aus der getrockneten Wurzel. Dies hat Vorteile, denn man hat vielleicht keinen Garten und auch keine frische Wurzel zur Hand und holt sich die Zutaten aus der Apotheke. Sie wird ebenso hergestellt wie die Urtinktur, nur sind die Mengenverhältnisse andere. Da der getrockneten Wurzel der Wasseranteil fehlt, nimmt man mehr Alkohol.

⊙ In das Glas 1 Teil Wurzel (zerkleinert) und 5 Teile Alkohol geben. ⊙ Bis zu 4 Wochen ausziehen lassen, dann abfiltern und beschriften. Man kann diese Tinktur ebenso verwenden wie die Urtinktur.

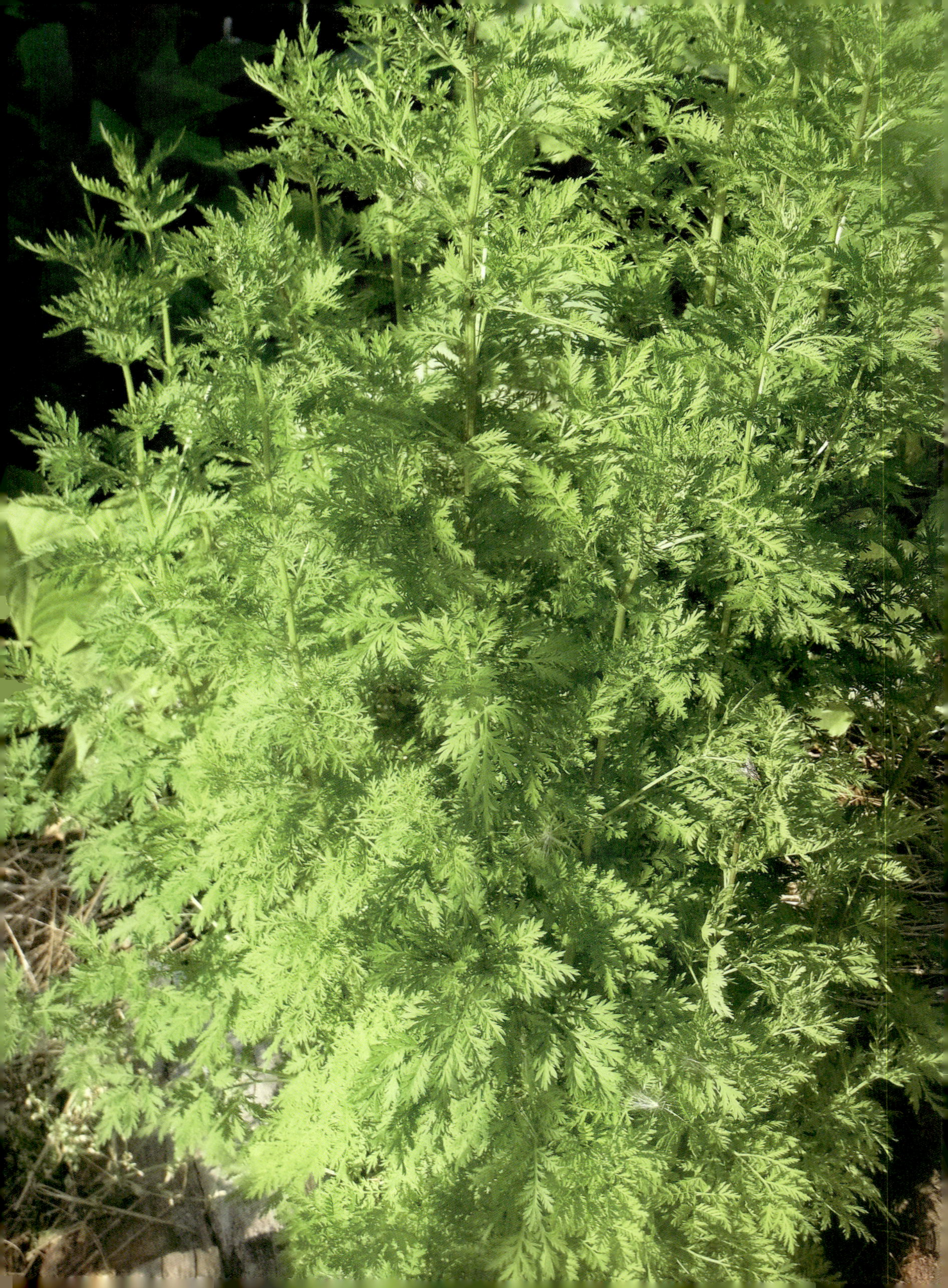

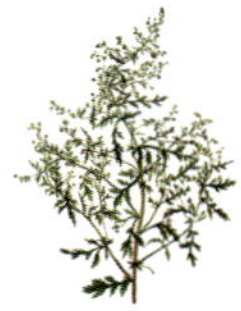

Beifuß, einjähriger – *Artemisia annua*

Volksnamen:	Stabkraut, Gänsekraut, Besenkraut, Wilder Wermut, Dianakraut, Qing Guo (chin.)
Drogenname:	Artemisiae herba
Pflanzenart – Höhe:	Korbblütler (Asteraceae), mehrjährig, 1,5 Meter
Boden & Standort:	jeder Boden, Halbschatten bis Sonne
Aussaat:	Herbst und Frühling
Vermehrung:	Stecklinge, Wurzelteilung
Blütezeit:	Juli bis August
Sammelzeit:	Blätter vor der Blüte, Juni, Wurzel im Herbst
Verwendete Teile:	Blätter und Wurzeln
weitere Eigenschaften:	appetitanregend, verdauungsfördernd

Allgemeines

Artemisia vulgaris ist eine von vielen Beifußarten Europas. Sie wächst in Mitteleuropa wild und ist DAS Frauenkraut schlechthin. Diese Artemisia-Art ist eine mehrjährige Staude und es gibt sie in jedem Landstrich in Varietäten. Weltweit findet man über 400 Beifußarten. Am bekanntesten ist Wermut *Artemisia absinthium*, aus dem „Grüne Fee" hergestellt wird, ein Schnaps, der lange Zeit verboten war. Absinth bescherte bedeutenden Künstlern des 19. Jhs. nicht nur spirituelle Erlebnisse, sondern auch eine kaputte Leber. Die eng verwandte Schwester aus Asien ist eine einjährige Pflanze.

Artemisia annua stammt aus dem Norden Chinas und ist dort seit mehreren Jahrtausenden bekannt und als Heilpflanze geschätzt. Erstmal aufmerksam auf sie wurde die ganze Welt, als 2015 eine chinesische Wissenschaftlerin für die Entdeckung eines Wirkstoffes in *Artemisia annua* mit dem Nobelpreis ausgezeichnet wurde. Youyou Tu heißt die Frau, die das Artemisinin aus dem einjährigen Beifuß identifizierte, ein sekundärer Pflanzenstoff der Superklasse für die Heilung von Malaria. Das beste naturheilkundliche Mittel für eine Malariabehandlung bekam so den wissenschaftlichen Segen und wird bereits eingesetzt. Seit über 1.000 Jahren weiß man, dass die Pflanze Wechselfieber heilt. Es hatte sich nur noch nicht bis zu den Medikamentenerzeugern herumgesprochen. Denn es zählt zu den Prinzipien unserer Gesellschaft, Überlieferungen der alten Heiler fast immer zu negieren. Der einfachen Volksheilkunde wird nur mehr wenig vertraut. Zu Unrecht, wie sich immer wieder herausstellt.

Artemisia annua hat einen Siegeszug über die Kontinente angetreten und wächst praktisch überall: in Afrika, in Amerika und natürlich in Europa. Man findet das Pflänzchen mit starkem Expansionsdrang als Zuwanderer, der mit unseren Bedingungen bestens zurechtkommt, bereits in der freien Natur. Der Einsatz gegen Viren ist ebenfalls nicht neu.

In China versuchte man es vor rund 20 Jahren als pflanzliches Behandlungsmittel bei den Viren SARS-CoV und MERS-CoV und bescheinigte

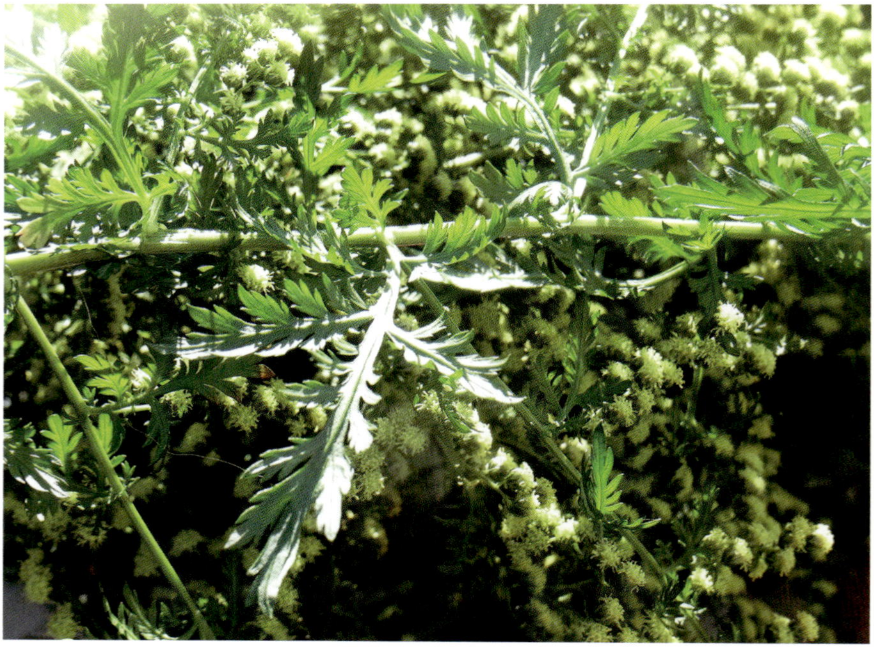

hohe Wirksamkeit. Sars-Cov-2, das Virus, das die letzte weltweite Pandemie auslöste, ist zwar einzigartig, trotzdem aber eine Untergattung der SARSviren und ähnlich, also könnte es auch hier helfen. Es gibt einige Forscher, die davon überzeugt sind, sie sitzen in Deutschland (Prof. Dr. Peter H. Seeberger vom Max-Planck-Institut in Potsdam), in China, den USA und in Afrika. Man steht am Anfang der Forschung und die Ergebnisse stehen noch aus. Da und dort liest man Zeitungsberichte voller Häme über das angebliche Wundermittel, aber auch andere, die sich darüber mokieren, wie unflexibel die Medizinindustrie auf einfach zu beschaffende Heilmittel reagiert. Der Präsident von Madagaskar, der seinen Bürgern als vorbeugendes Mittel bei Covid-19 einen Saft vorschlägt, in dem *Artemisia annua* enthalten ist, bezieht von der Pharmawissenschaft ebenfalls verbale Prügel, hält aber an seiner Empfehlung fest.

Geforscht wird auf Hochtouren, und zwar in allen Kontinenten. Bei Viren, die durch Zecken oder Stechmücken übertragen werden (z. B. FSME-, Dengue-, Gelbfieber- oder Zika-Virus) wurde die Sinnhaftigkeit des Einsatzes von Beifuß bestätigt. Mensch und Tier profitieren von einer Behandlung. Die Produktion von Viren wird offenbar verringert, der Zelltod deutlich reduziert.

Beim Einsatz von *Artemisia annua* gegen Malaria hat man heute das Problem, dass der Wirkstoff Artemisinin patentiert wurde und nur mehr als Einzelsubstanz verabreicht wird, nicht mehr als Pflanzenextrakt aus der gesamten Pflanze. Wir kennen das auch vom Aspirin, der Acetylsalicylsäure, deren aktive Substanz, die Salicylsäure, in den ätherischen Ölen vieler Pflanzen vorkommt. Viel davon in unserer Weide oder im Mädesüß. Und während Aspirin das erfolgreichste Arzneimittel wurde, wird der Weidenrinden-Tee oder die Mädesüß-Zubereitung nur mehr von Verfechtern der traditionellen Naturheilkunde gelobt. Dabei können die Pflanzen ebenfalls sehr viel. Isolierte Einzelstoffe führen häufig zu Unverträglichkeiten, das kommt bei der gesamten Pflanze viel seltener vor. Auch bei Artimisinin sind Unverträglichkeiten bereits vorprogrammiert, bei Einnahme der gesamten Pflanze gibt es womöglich weniger Resistenzen.

Da bei Artemisia-Anwendungen, die bereits einige Jahre erfolgreich verlaufen, oft auch eine Verbesserung bei einer Krebserkrankung, bei HIV oder bakteriell verursachten Krankheiten erfolgte, wird über die Mechanismen geforscht, die dafür verantwortlich sein könnten. Man weiß es von einer einzigen Substanz, dem Artimisinin, nicht aber von den anderen etwa 800 weiteren Inhaltsstoffen.

Trotzdem: *Artemisia annua* ist eine Hilfe, sicher aber keine Dauerlösung, weder gegen Malaria noch gegen Covid-19. Denn wie für alle starken Heilpflanzen gilt das alte Prinzip der traditionellen Volksmedizin: Nicht mehr als 3 Wochen nehmen, dann eine Pause von mehreren Wochen einlegen. Es ist, wie beim Pfefferminztee, der so gut schmeckt und deshalb von vielen Menschen Tag für Tag getrunken wird. Oder wie beim Knoblauch, der in vielen Familien jeden Tag ins Essen kommt, weil er so gesund ist. Beide wären als Heilpflanzen ausgesprochen hilfreich. Pfefferminze gegen Magen- und Darmbeschwerden, der Knoblauch für ein aktives Immunsystem und als Unterstützer der Gefäße. Aber alles, was ich „immer" nehme, führt zur Gewöhnung. Der Körper entwickelt eine gewisse Immunität gegen jene Stoffe, die eigentlich den Krankheitserregern schaden sollen. So wird die Pfefferminze nach langem Dauergebrauch bei einer Magen-Darmstörung nicht mehr helfen und der Knoblauch ist zum Geschmacksträger mutiert und vergisst seine eigentliche Eigenschaft – die Gefäße vor Ablagerungen zu schützen und insgesamt antiviral und antibakteriell aufzutreten.

Inhaltsstoffe

Ca. 25 % Eiweiß mit Tryptophan, Lysin, Tyrosin, Threonin, Alanin, Leucin u. a.; viel Vitamin E; Polyphenole Querzetin, Rutin; Sesquiterpen-Derivate Artemisinin, Arteannuin, Arteannuinsäure, Ölsäure; ätherische Öle Kampfer, Limonen, Pinenen; Mineralstoffe wie Eisen, Selen, Mangan, Zink, Bor; Phytosterine; Cumarine, Flavone; Polysaccharide; Ballaststoffe; Bitterstoffe; Chlorophyll; über 500 aktive Biostoffe

Beim einjährigen Beifuß ist es ebenso und ein großflächiger Einsatz des Tees in betroffenen Ländern (z. B. in Afrika bei Malaria) ist erst sinnvoll, wenn durch mehr Forschung alle möglichen Nebenwirkungen ausgeschlossen sind – so funktioniert unsere Welt. Man geht heute nicht mehr davon aus, dass Menschen noch wissen, wie Naturheilkunde funktioniert und wie man mit ihr umgeht.

Wer sich immer schon zum Beifuß hingezogen fühlt, das sind vor allem Frauen, die den heimischen Beifuß im Winter verräuchern oder sich ihre „Frauenmedizinen“ daraus herstellen, wird an der einjährigen Schwester Freude haben und Nutzen aus ihr ziehen.

Etwa 0,1 % Artimisinin enthalten die vor der Blüte geernteten Blätter und im Tee oder in einer Tinktur ist die wasserlösliche Substanz ausreichend vorhanden, um wirksam zu sein. Artemisinin reagiert mit Eisen. Ohne ausreichend Eisen ist unser Leben nicht möglich, denn es bindet den Sauerstoff in den roten Blutkörperchen.

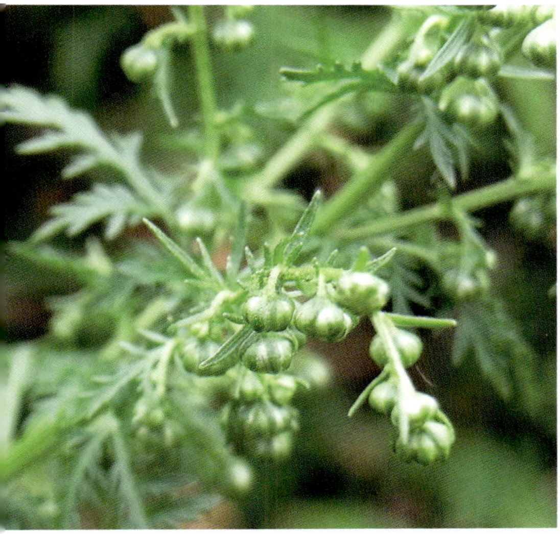

Für seine Vermehrung benützt ein Virus, da der eigene Stoffwechsel fehlt, Mechanismen unserer Blutzellen. Dabei spielt das enthaltene Eisen eine Rolle. Es gehört zu den Verteidigungsstrategien des menschlichen Körpers, einem eindringenden Mikroorganismus zuerst einmal das Eisen vorzuenthalten. Artemisinin reagiert mit Eisen. Es kommt zum Tod einer befallenen Zelle und ziemlich sicher zur Vernichtung des Virus, mit dem sie infiziert war. Ob dies bei Corona-Infektionen funktioniert, ist noch nicht klar.

Artemisia annua ist gut untersucht und gut verträglich. Nebenwirkungen sind kaum zu erwarten, die Kombination mit anderen Mitteln, vor allem mit Medikamenten, kann zum Problem werden, darüber sollte man stets mit dem behandelnden Arzt sprechen.

Pflanze im Garten

Einjähriger Beifuß mag es trocken und warm, der Klimawandel macht es der Pflanze in unseren Breiten gemütlich. Geeignete Standorte zu finden ist leicht, die Pflanze ist mit einer Ausnahme überall gut zu kultivieren. Die Ausnahme sind schwere Lehmböden, die mit Sand aufgelockert werden müssen, ehe man sät oder auspflanzt. Eine erwachsene Pflanze produziert Tausende winzige Samen. Saatgut kann in Mitteleuropa meist nicht gewonnen werden, denn für Blüte und Samenbildung haben wir bei uns einfach zu wenige Sonnenstunden. Aus gekauftem Saatgut kann man auf dem Fensterbrett ab Februar die ersten Keimlinge ziehen, die dann in den ersten warmen Tagen ins Freie kommen, die Pflänzchen vertragen ein paar Minusgrade. Artemisia-Arten sind Lichtkeimer, das heißt, es genügt, die Samen locker in die Saatkisten zu streuen, eine Bedeckung mit Erde ist nicht nötig.

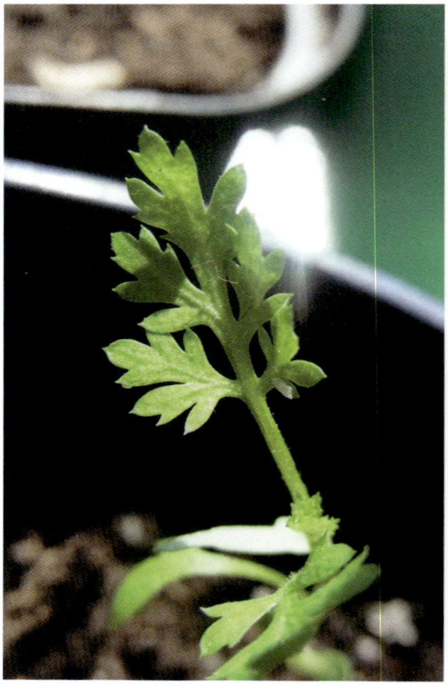

Aus einer einzelnen Beifußpflanze aus einer Gärtnerei werden schnell mehrere, denn man braucht nur Absenker davon zu machen. Dazu drückt man einen langen Trieb, ohne ihn zu verletzen, mit etwas Abstand von der Mutterpflanze in den Boden. Sehr schnell entwickeln sich Wurzeln. Jetzt mit einem scharfen Messer von der Mutterpflanze abtrennen – und schon hat man einen identischen Klon, der für sich allein weiterwächst. Diese Vorgangsweise ist immer dann anzuraten, wenn man mehrere Pflanzen für die Ernte haben will und viele Blätter braucht.

Eine weitere Möglichkeit ist es, Stecklinge von einer Pflanze zu nehmen, auch sie wachsen zuverlässig an. Während dieser Phasen muss der Boden feucht gehalten werden, ansonsten ist der einjährige Beifuß wenig heikel, was den Wasserbedarf betrifft. Er verträgt Trockenperioden sehr gut. Von erfahrenen Gärtnern hört man immer wieder, man solle Kräuterpflanzen prinzipiell nicht wässern, da nur solche Exemplare wertvoll wären, die sich mit den Unbillen des Wetters anfreunden.

Einjähriger Beifuß wächst aufrecht und buschförmig, er kann 1 ½ bis 2 Meter hoch werden, wenn der Standort in Ordnung ist. Er kann aber auch wesentlich kleiner bleiben. Die kahlen, gelblichen Stängel lassen sich leicht brechen. Im oberen Teil breiten sich duftende, grüne Blätter aus. Sie sind mehrfach gefiedert und haben feine Härchen. Im besten Fall erscheinen bis in den September hinein winzige Blüten auf Rispen. Sie sind ganz und gar unscheinbar, zuerst ebenso grün wie die Blätter, dann, nachdem sie sich geöffnet haben, gelb-grün. Wenn eine Pflanze blüht, ist es zwar nicht zu spät, von ihr Blätter für einen Tee zu sammeln, die Blätter sind aber weniger wirkstoffreich. Es ist auch nicht zu spät, neue Absenker zu machen.

Samen erhält man aus Gärtnereien und Samenhandlungen, oft unter dem Namen Qing-Guo, das ist der traditionelle chinesische Name dieses uralten, kräftigen Heilkrauts mit dem fast höchsten Orac-Wert weltweit.

ORAC heißt Oxygen Radical Absorbance Capacity. Der Wert wurde vor etwa 20 Jahren in Amerika „erfunden" und drückt aus, wieviel antioxidative Kapazität ein Lebensmittel hat. In Europa hat sich der Wert niemals durchgesetzt, weil es einer ist, der im Labor festgestellt wird. Man testet zum Beispiel den Apfel und stellt einen Gehalt an Antioxidantien fest (Vitamine, Mineralstoffe, Polyphenole, eigentlich jeden Stoff, der antioxidativ wirkt und nach dem Verzehr bei der Jagd nach freien Radikalen unterstützt). Das ist der sogenannte Orac-Wert. Es ist allerdings ein Parameter, der in dieser Form im einzelnen Menschen wahrscheinlich gar nicht zum

Tragen kommt. Im Labor misst man die chemischen Eigenschaften, zum Beispiel: wie viel Frucht kann wie viele freie Radikale unschädlich machen? So einfach wie im Labor funktioniert das beim Menschen aber nicht. Jeder reagiert anders auf Antioxidantien, das ist das eine. Jede Pflanze hat unterschiedliche Inhaltsstoffe, man kann sie nicht mit den übrigen über einen Kamm scheren, das andere. Auf alle Fälle wird der Orac-Wert von den europäischen Gesundheitsbehörden nicht anerkannt und eine Werbung mit hohem Orac-Wert auf Lebensmitteln ist verboten. Eine Liste der amerikanischen „Erfinder" wurde aus dem Netz entfernt. Man kann vom Labor nicht auf den Menschen schließen und muss umfangreichere Untersuchungen abwarten.

Mit einer solchen Messmethode wurde das stärkste Antioxidans (auf dem Papier) weltweit ermittelt, es ist der orange Farbstoff in Lachsen. Als „Astaxanthin" wird die Einzelsubstanz angeboten. Dunkle Kochschokolade (= Kakao) hat ebenfalls einen superhohen Anteil an Biomolekülen mit antioxidativen Eigenschaften, ebenso die Harnsäure, eng verwandt mit dem Coffein von Kaffee. Hagebuttenmus, frischer Majoran, gekochte Holunderbeeren, getrocknete Aroniabeeren, Dörrpflaumen, Ingwerwurzel, Hirse, Naturreis, sie alle lassen die übrigen Früchte und Gemüsesorten weit hinter sich. Was aber nicht heißt, dass nicht jedes Gemüse und alle essbaren Früchte hohe Anteile an Antioxidantien in sich tragen – bloß die Orac-Werte sind niedriger als bei den angeführten Beispielen. Einen der höchsten Werte hat *Artemisia annua*, schreibt Barbara Simonsohn in ihrem Büchlein über *Artemisa annua*.

Sammeln und verarbeiten

Wenn die Beifußart an einem Sommertag Ende Juli bis August thymianähnlich und süß duftet, ist der Zeitpunkt der Ernte gekommen. Ein weiterer Hinweis auf den richtigen Erntezeitpunkt ist der Ansatz von Blüten.

Tauchen die ersten Blütenknospen auf, heißt es Hand anlegen und die ganze Pflanze von ihren Blättern befreien.

Man bricht die Stängel ab und streift die Blätter auf ein Tuch. Will man die Stängel vorerst stehen lassen, holt man die Blätter von der lebenden Pflanze.

Das Kraut soll an einem warmen Ort im Halbschatten trocknen oder – wenn es schneller gehen muss – in einem Trocknungsgerät bei 40 Grad Celsius. Ideal ist es, wenn die Blätter ihre grüne Farbe weitgehend behalten. Sie dürfen nicht braun oder grau werden. Hat man richtig getrocknet, duftet alles nach Heu. Dann in dunkle Gläser oder Papiersäckchen füllen und mit Datum und Inhalt beschriften.

Die Blätter möglichst unversehrt belassen, das ist die beste Möglichkeit, die enthaltenen Wirkstoffe nach allen Regeln der Kunst über die Monate oder sogar das ganze Jahr zu bringen. Aus den Blättern wird klassischerweise Tee gebrüht, es ist aber auch eine alkoholische Tinktur denkbar, ein Oxymel oder ein Gewürz in Pulverform. Wer höhere Mengen zu sich nehmen will, füllt die getrockneten, zerriebenen Blätter in eine Kapsel. Man bekommt leere Kapseln in der Apotheke – übrigens auch viele Produkte, wie den Tee als lose Droge, Tinktur, Essenz oder mit dem Pulver gefüllte Kapseln.

Empfehlenswerte Anwendungen

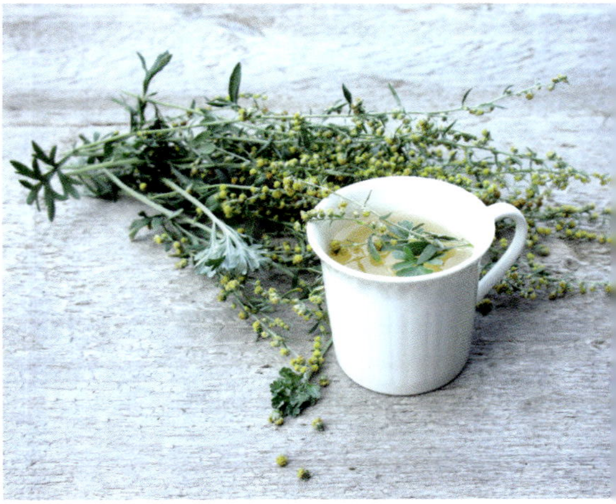

Artemisia-Tee

◉ 1 TL getrocknete Blätter mit ein paar Tropfen Bioöl und ¼ l fast noch kochendem Wasser übergießen, abdecken und 15 Min. ziehen lassen. ◉ Danach abseihen und gesüßt oder ungesüßt trinken. Für die Süße kommt Kokosblütenzucker in Frage oder unser guter, alter Bienenhonig, ebenfalls antiviral, ebenfalls antibakteriell und noch dazu magenfreundlich und ein Adaptogen erster Güte. Die Magenfreundlichkeit ist besonders dann nicht zu verachten, wenn man keine bitteren Getränke gewöhnt ist. Dann langsam, aber konsequent die Teemenge steigern. Es macht nichts, wenn man anfangs bloß ¼ Tasse trinkt.

Artemisia-Tee kann man am Morgen zubereiten und dann über den Tag verteilt konsumieren. 1 l Tee sind 4 Tassen (= 4 TL Blätter), das ist eine gute Menge bei den ersten Anzeichen einer Erkältung oder eines Schnupfens, bzw. wenn in Räumen und bei Veranstaltungen Ansteckung droht.

Keine der starken Kräuterpflanzen ist eine Dauerlösung. Als Kur sind 3 Wochen ausreichend, dann eine längere Pause machen oder ein anderes Kraut verwenden. Wer aber immer wieder nur für einen Tag Artemisia in die Ernährung einbezieht, muss diese Pausen natürlich nicht einlegen.

Artemisia-Pulver

⊙ Getrocknete Blätter im Mörser zu Pulver zerreiben – es geht natürlich auch eine kleine Kaffeemühle. Anfangs versucht man mehrmals täglich eine Messerspitze, entweder in einer Suppe, im Gemüse, im Smoothie oder Müsli. Man steigert bis auf 2 TL Pulver pro Tag. Die Menge ist, eingehüllt in ein paar Kapseln, leichter einzunehmen.

1 schwach gehäufter Teelöffel getrocknete Blätter ergibt genau jene Menge Pulver, die man als niedrige Dosis bezeichnet, die aber bereits wirksam ist. Das geht am besten im Müsli oder auf dem Butterbrot zum Frühstück. Wenn bereits Krankheitssymptome da sind, muss man die vierfache Menge nehmen, verteilt über den Tag. Die Mischung mit Milchprodukten oder einer warmen Suppe, die etwas Butter enthält, reduziert das Gefühl, etwas sehr „Bitteres“ zu sich zu nehmen.

Sich selbst ein Pulver zu bereiten ist die einfachste Übung. Viel schwieriger ist die Einschätzung darüber, wie viel man in den nächsten Wochen braucht. Alles,

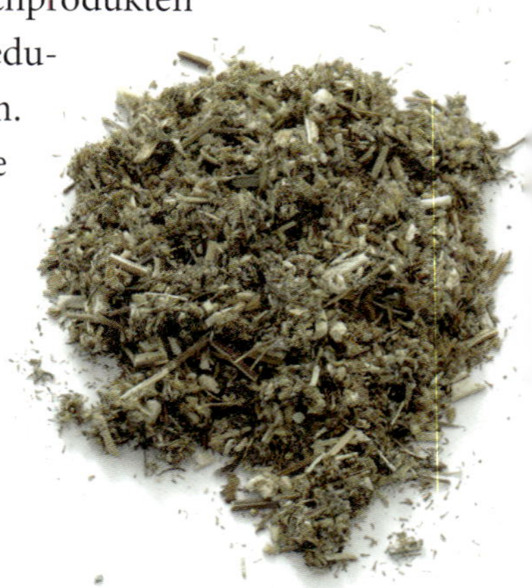

was zerkleinert ist, hat eine größere Oberfläche und verliert demzufolge mehr Wirkstoffe an den Umgebungssauerstoff als die ganzen Blätter. Deshalb nur jene Mengen mörsern, die innerhalb kürzester Zeit verbraucht werden, oder das nicht benötigte Pulver weiterverwenden. Beim Pulver macht man es bei der Einnahme genauso, wie beim Karottensaft. Zum Karottensaft kommt immer ein Schuss Öl, damit das Vitamin A (Betakarotin) besser verfügbar wird. Artemisia braucht ebenfalls ein klein wenig Öl, deshalb ist die Einnahme in Speisen mit etwas Fettgehalt eigentlich die beste Option.

Artemisia-Honig

◉ Ein weithalsiges Glas bereitstellen. ◉ Darin ¼ kg besten Bio-Honig mit ½ l naturtrübem Apfel- oder Weinessig vermischen. ◉ In die Flüssigkeit 5 EL gepulvertes *Artemisia annua* einrühren. ◉ Dazu noch mindestens 2 EL gutes Olivenöl. ◉ Das Glas verschließen und an einem dunklen, kühlen Platz stehen lassen. ◉ Den Ansatz nach etwa 4 Wochen abfiltern, dabei wird das Kräuterpulver entfernt. Man muss das Pulver aber nicht unbedingt herauslösen, es kann auch längere Zeit im Sauerhonig bleiben, wird aber keine weiteren Wirkstoffe abgeben.

Man nimmt den Sirup teelöffelweise bis zu 3 Mal am Tag. Gerne verdünnt mit Wasser oder Kräutertee. Der Kräuterhonig ist ein Vorbeugungsmittel, wenn rundum jeder anfängt zu husten und Taschentücher zu verwenden. Er hält mindestens 2 bis 3 Jahre, wenn man bei der Entnahme auf peinliche Sauberkeit achtet. Das Olivenöl im Ansatz garantiert die Extraktion der fettlöslichen Biostoffe.

Artemisia-Urtinktur

Artemisia annua erwies sich im Labor und in klinischen Studien als wirksam bei Zytomegalieviren (CMV) aus der Familie der Herpesviren, bei Herpes-Simplex-Viren und beim Epstein-Barr-Virus, bei Aids und einigen Grippe-Viren. Der genaue Wirkmechanismus ist noch weitgehend unbekannt, die Unterstützung bei der Bildung unserer natürlichen Killerzellen ist wahrscheinlich.

Die Urtinktur bereitet man aus dem frischen Kraut zu. ◉ Dafür ein weithalsiges Gefäß mit den frischen Blättern zu 2/3 locker füllen. ◉ Mit einem Obstbrand (etwa 40 %), Wodka oder Korn übergießen.

◉ Die Blätter müssen reichlich bedeckt sein. Verschließen und den Ansatz für 3 bis 4 Wochen an einem dunklen Ort (Küchenschrank) stehen lassen. ◉ Von Zeit zu Zeit schütteln. ◉ Dann abseihen, dabei das Pflanzengut im Sieb ausdrücken. ◉ In kleine Fläschchen füllen, beschriften – auch das Datum.

Artemisia-Fertigprodukte kann man in großer Zahl in den Apotheken kaufen. Es gibt Kapseln, Tinkturen und natürlich den Ausgangsstoff von allem – die getrockneten Blätter, aus denen Tee zubereitet wird.

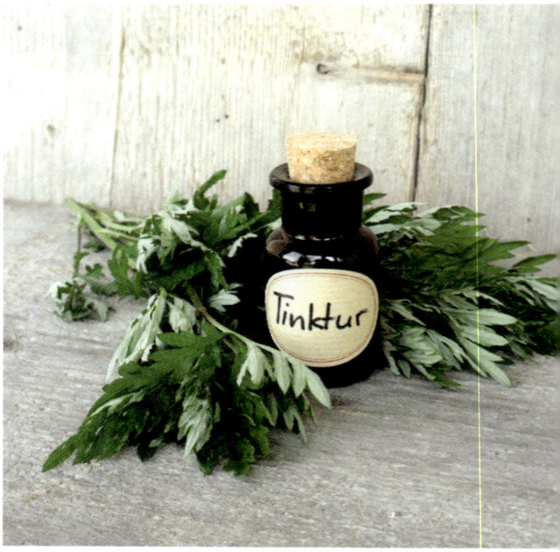

Wenn es nicht anders geht, dann kauft man ein – wie wir es immer schon gemacht haben in den letzten Jahren. Wir bemühen uns nicht um Gesundheit, wir wollen sie einkaufen! Aber ein denkender Mensch muss für sich irgendwann einmal erkennen, wie abhängig wir von diesem „Kaufen" geworden sind. Wertvoll und der Gesundheit zuträglich sind Heilmittel, die uns eine bestimmte Schwingung übermitteln. Nicht nur die Schwingung des Heilkrautes, die ja zusätzlich zu den ganz realen Wirkstoffen da ist. Welche Schwingung haben die in riesigen Fabriken steril abgefüllten und durch die ganze Welt gekarrten Medizinen? Kommt da nicht eher etwas zu uns, was wir – wenn wir kränklich sind – so nicht brauchen können?

Die großen Fragen unserer Zeit sind ja überhaupt: Kann uns etwas heilen, wo nichts Lebendiges (keine Schwingung) mehr vorhanden ist? – Und – wie groß ist unser persönlicher Anteil an einer Pandemie, an einer Krankheit? Wir können doch nicht ernsthaft meinen, all die Umweltsünden und Versäumnisse der letzten Jahrzehnte gingen unbemerkt an der Natur – und damit an uns – vorüber? Deshalb: Selber machen lohnt immer, denn es heißt Verantwortung für sich selbst übernehmen.

Gerade bei *Artemisia annua* ist der Anbau am eigenen Balkon, im eigenen Garten, im Garten von Freunden, in den Gärten von Kommunen leicht möglich. Einjähriger Beifuß ist zwar ein Einwanderer, aber einer der netten. Und da das Virus aus dem fernen Osten bei uns auftauchte, ist das antivirales Mittel aus demselben Kulturkreis herzlich willkommen.

Heiß oder kalt

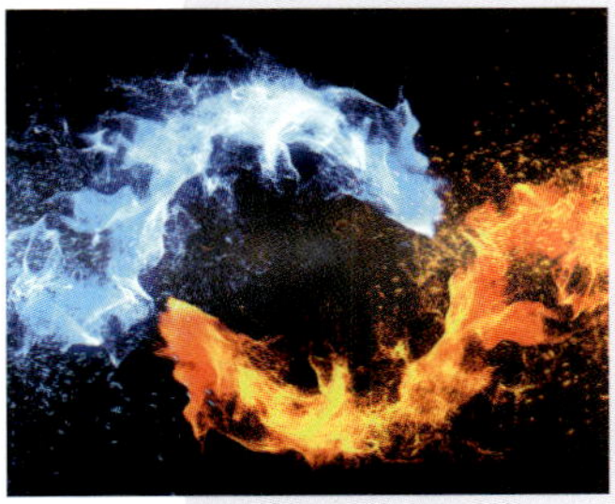

Manche empfehlen heiße Bäder, die Viren abtöten könnten, weil ein Virus am liebsten „kühl" unterwegs ist. Das dürfte bei einem z. B. von Fledermäusen ausgehendem Virus aber kontraproduktiv sein. Fledermäuse haben gerade dann die höchste Ausscheidungsrate an Viren, wenn sie aufgeschreckt werden, also in der größten Aufregung und Panik. Und gerade zu diesen Zeitpunkten erhöht sich ihre Körpertemperatur messbar. Viren dürften sich also an hohe Temperaturen im Laufe der Evolution gewöhnt haben. Auch unser Körper reagiert mit erhöhter Temperatur, wenn sich Krankheitserreger breitmachen. Inwiefern sie einzelnen Viren schaden können, ist nicht zur Gänze erforscht und bestimmt wird es Viren geben, denen hohe Temperaturen schaden können. Sicher ist es aber nicht.

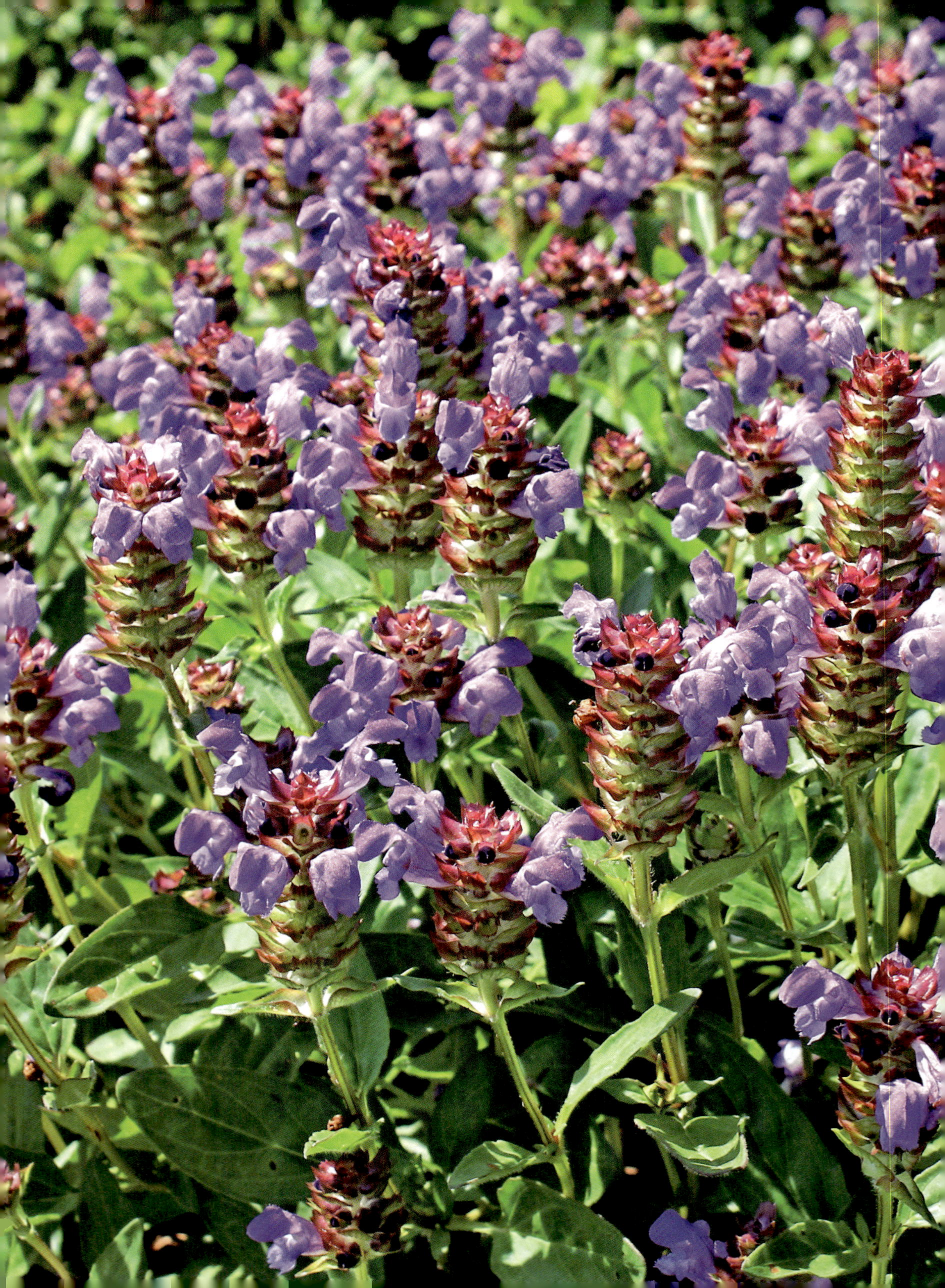

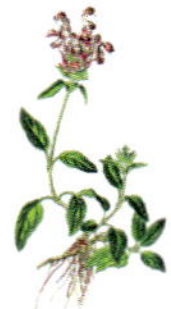

Braunelle – *Prunella vulgaris*

Volksnamen:	Kleine Braunelle, Brunelle, Halskraut, Gutheil, Gottheil, St. Antonikraut
Drogenname:	Prunella herba
Pflanzenart – Höhe:	Lippenblütengewächs (Lamiaceae), 10 bis 25 cm hoch
Boden & Standort:	feuchter Lehmboden, Halbschatten bis Sonne
Aussaat:	Samen im zeitigen Frühjahr oder Herbst
Vermehrung:	durch Teilung im Frühjahr und Herbst
Blütezeit:	Juni bis September
Sammelzeit:	Juni bis September
Verwendete Teile:	ganzes Kraut
Inhaltsstoffe:	Triterpene, Gerbstoffe, Lignine, Rosmarinsäure, Vitamine B, C, K
Eigenschaften:	blutdrucksenkend, leberschonend, antibiotisch

Allgemeines

Die „Kleine" Braunelle hat sich gegenüber ihren Geschwistern, Große Braunelle *Prunella grandiflora* und der Weißen Braunelle *Prunella laciniata*, als Heilpflanze durchgesetzt. Es gibt in jedem Kontinent und den verschiedenen europäischen Ländern Unterarten, vor allem auch Gartenpflanzen, die wesentlich weniger Inhaltsstoffe besitzen.

Wie schon der Name sagt, ist sie klein und präsentiert sich als Bodendecker mit kaum 10 bis 30 cm Höhe, wenn die Blüten aufrecht stehen. Bisweilen wird sie mit dem Günsel – ebenfalls ein Lippenblütler – verwechselt, der in manchen Gegenden braunrot wie die Braunelle blüht. Der Unterschied ist leicht ausgemacht: Während die Blätter des Günsels ohne Stiel in den Stängel übergehen, haben Braunellenblätter einen erkennbaren Stiel.

Es gibt eine Blütenessenz mit dem Namen „Self heal", die aus Braunelle gemacht wird. Sich selbst heilen ist keine leichte Aufgabe, die Braunelle könnte den Impuls dazu geben. Vor mehr als 20 Jahren haben Wissenschaftler herausgefunden, welcher Wirkmechanismus ihr zugrunde liegt.

Sie dürfte im Vermehrungsprozess von Viren eine Rolle spielen, indem sie eine weitere Freisetzung der Erreger hemmt. Untersucht wurde dies an Herpes-Viren, aber auch an HIV-Viren. Braunelle kann als Vorbeugung und zur Therapie einer viralen Erkrankung – in bescheidenem Rahmen – herangezogen werden. Das Hauptaugenmerk soll auf der Vorbeugung liegen. Braunellenextrakte müssen in einem frühen Stadium der Ansteckung oder Erkrankung verwendet werden, damit sie hilfreich sind.

Inhaltsstoffe

Saponine und Flavone, Bitterstoffe, Polysaccharide wie Prunellin, Gerbstoffe wie Rosmarinsäure, Tannine und Kaffeesäure, Oleanolsäure, Ursolsäure, ätherische Öle, Rutin, Sitosterol, Linolsäure, Laurinsäure

Polysaccharide und Rosmarinsäure sind auch in anderen Pflanzen enthalten und haben in der Kombination mit weiteren Säuren, ätherischen Ölen und Hormonen einen breiten Wirkungsgrad. Die Bodendecker-Pflanze hat wahrscheinlich außergewöhnliche Fähigkeiten, die heute noch nicht abschätzbar, aber bereits seit Jahrhunderten bekannt sind. Zum Beispiel bei einer Gesichtsrose (Gürtelrose, Herpes Zoster), verursacht vom Varicella-Zoster-Virus. Das ist der Virus, der die Windpocken verursacht. Sind die Windpocken abgeheilt, verstecken sich die Viren in bestimmten Nervenzellen. Wird das Immunsystem schwach, das kann durch Fehlernährung oder besonderen Stress sein, werden sie aktiv/reaktiviert und verursachen keine typischen Windpocken mehr, dafür aber Gürtelrose im Gesicht, im Bauchbereich oder auf den Unterschenkeln, jeder Teil des Körpers kann beeinträchtigt sein. Dass die Braunelle dann wirkt, wusste man schon vor Jahrhunderten, obwohl ein Virus kein Thema, weil unbekannt, war.

Pflanze im Garten

Braunelle ist ein Begleiter des Menschen, sie wächst praktisch überall, wo man sie lässt. Gerade in den letzten Jahren ist sie zunehmend auf dem Vor-

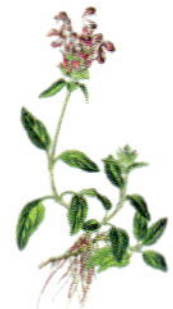

marsch, was ihre Bedeutung in Ansteckungszeiten unterstreicht. Ihr ist Sonne ebenso recht wie Halbschatten und sie braucht alten Kulturboden, bevorzugt Lehm. Die Vermehrung erfolgt durch Teilung im Herbst oder Aussaat im zeitigen Frühjahr, und zwar an Ort und Stelle. Vorkultur ist nicht nötig. Braunelle siedelt sich meistens selbst an und eigenartigerweise sehr häufig am Rand eines Beetes oder entlang eines Weges – eine Weg-Begleiterin und das über viele Jahre, denn sie ist mehrjährig.

Die rosa bis hellvioletten Blüten – wenn sie älter werden, muten sie braunrot an – erscheinen von Juni bis September. Die Pflanze erobert während des Sommers größerer Reviere, bleibt aber immer in Bodennähe. Die ätherischen Öle geben ihr den feinen Duft, der sich aber sofort verflüchtigt, wenn man sie abpflückt.

Sammeln und verarbeiten

Während die Braunelle blüht, kann sie gesammelt werden. Ab Juni, wenn sich die ersten Blüten des Lippenblütlers öffnen, bis in den September, wenn sich keine neuen Blüten mehr bilden. Man nimmt beides – Blüten und Blätter – und natürlich auch den Stängel, obwohl dieser die geringste Inhaltsstoff-Dichte besitzt. Man trocknet im lichten Halbschatten auf einem Bogen Packpapier und verstaut das getrocknete Kraut in einem dunklen Glasgefäß oder Papiersäckchen. Beschriften nicht vergessen.

Erst kürzlich haben Wissenschaftler herausgefunden, wie perfid sich das Corona-Virus gegenüber unseren Gefäßwänden verhält, nicht nur jenen der Lunge, sondern unter Umständen auch im Gehirn oder in den Nieren. Braunelle kann die Produktion von Gewebshormonen einschränken, die unsere Gefäße verengen, was sich im Fall einer Infektion noch negativer auswirkt. Wie auch bei anderen Pflanzen bietet sich hier die Verarbeitung als Teeauszug besonders an. Man kann den Infus im Nachhinein mit Alkohol haltbar machen, zuerst aber sollte es ein wässriger Pflanzenextrakt sein. Nach einem Jahr, wenn die Saison der Braunelle wiederum beginnt, kann man den Rest des getrockneten Pflanzenmaterials in einem Vollbad verarbeiten (starken Teeauszug machen). Das liebt die Haut und beim Einatmen des Duftes auch die Nasenschleimhaut.

Braunelle ist eines der Gewürze der chinesischen Küche, deshalb kann man sie als Pulver in Asialäden relativ preisgünstig kaufen.

Empfehlenswerte Anwendungen

Braunellenwasser

⊙ Etwa 100 g frisches Kraut mit ½ l kochendem Wasser übergießen. ⊙ Den Topf abdecken und über Nacht stehen lassen (8 bis 10 Stunden).

⊙ Danach durch ein Tuch abfiltern. ⊙ Mit ¼ l hochprozentigem Alkohol (mindestens 70 %) vermengen. Den Alkohol braucht man zur Konservierung. ⊙ In mehrere kleine Fläschchen füllen und beschriften (Inhalt, Datum). Zur Vorbeugung nimmt man in Infektionszeiten 3 Mal täglich 1 TL voll.

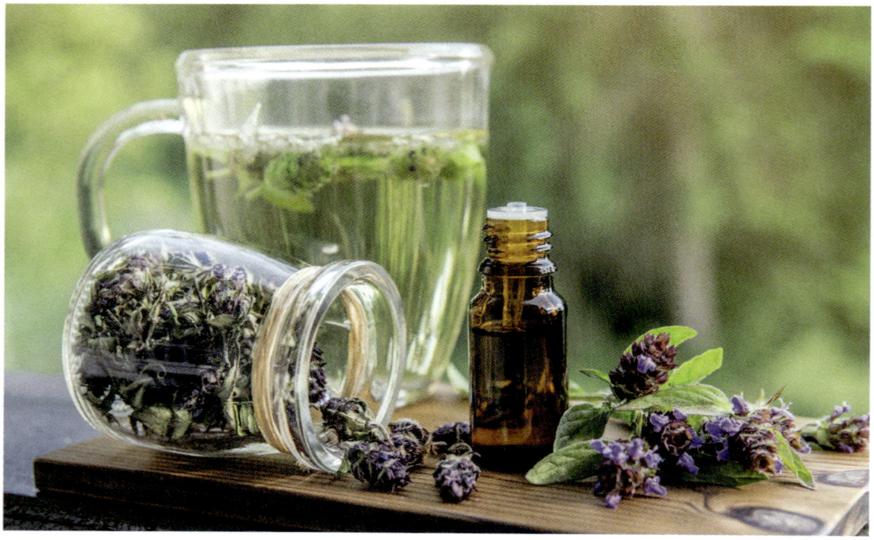

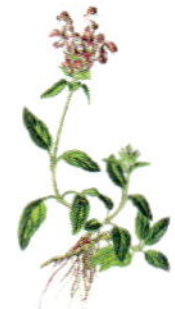

Braunellentee

◉ 1 bis 2 TL getrocknete Braunelle (oder, wenn noch frisches Kraut zur Verfügung steht, 3 TL frische Pflanzen) mit ¼ l kochendem Wasser übergießen und etwa 10 Min. ziehen lassen. 3 Tassen am Tag sind ausreichend.

Braunellenessenz als Urtinktur

◉ Ein kleines Schraubglas zu 2/3 mit frischen, klein geschnittenen Braunellentrieben und Blüten füllen. Die Pflanzen locker hineingeben und nicht stopfen. ◉ Mit so viel Wodka oder gutem Obstbrand (bio) übergießen, dass der Alkohol eine Handbreit über den Pflanzen steht. ◉ Mit einem Deckel verschließen und einen Mondumlauf (= 3 bis 4 Wochen) in der Küche stehen lassen. ◉ Oft schütteln und kontrollieren, ob alle Pflanzenteile gut mit Alkohol bedeckt sind. Was herausschaut, beginnt nämlich zu schimmeln, dann ist die Tinktur verdorben. ◉ Abfiltern am besten bei Vollmond, anschließend in ein kleines Fläschchen füllen und mit Inhalt und Datum beschriften.

In Infektionszeiten zur Vorbeugung und bei ersten Symptomen 30 Tropfen (=1 TL) 3 Mal täglich einnehmen.

Braunellenessig

◉ Eine ½-l-Flasche mit breitem Ausguss mit 1 Handvoll klein geschnittenem, frischem Braunellenkraut (+ Blüten) füllen. Bio-Apfelessig (auch Weinessig ist möglich) darübergießen, bis alle Pflanzenteile zuverlässig bedeckt sind, die Braunelle darf nirgends herausschauen. ◉ Verschließen und im Küchenschrank aufbewahren.

◉ Nach einer Ziehzeit von etwa 3 Wochen kann man noch 1 bis 2 EL Honig dazugeben. Will man den Essig schnell verbrauchen, müssen die Pflanzenteile nicht unbedingt abgeseiht werden, ansonsten alles abseihen, im Kühlschrank aufbewahren.

Hält einige Monate. Man gibt 2 EL Essig auf ein Glas Wasser und trinkt diese Mischung 3 Mal täglich.

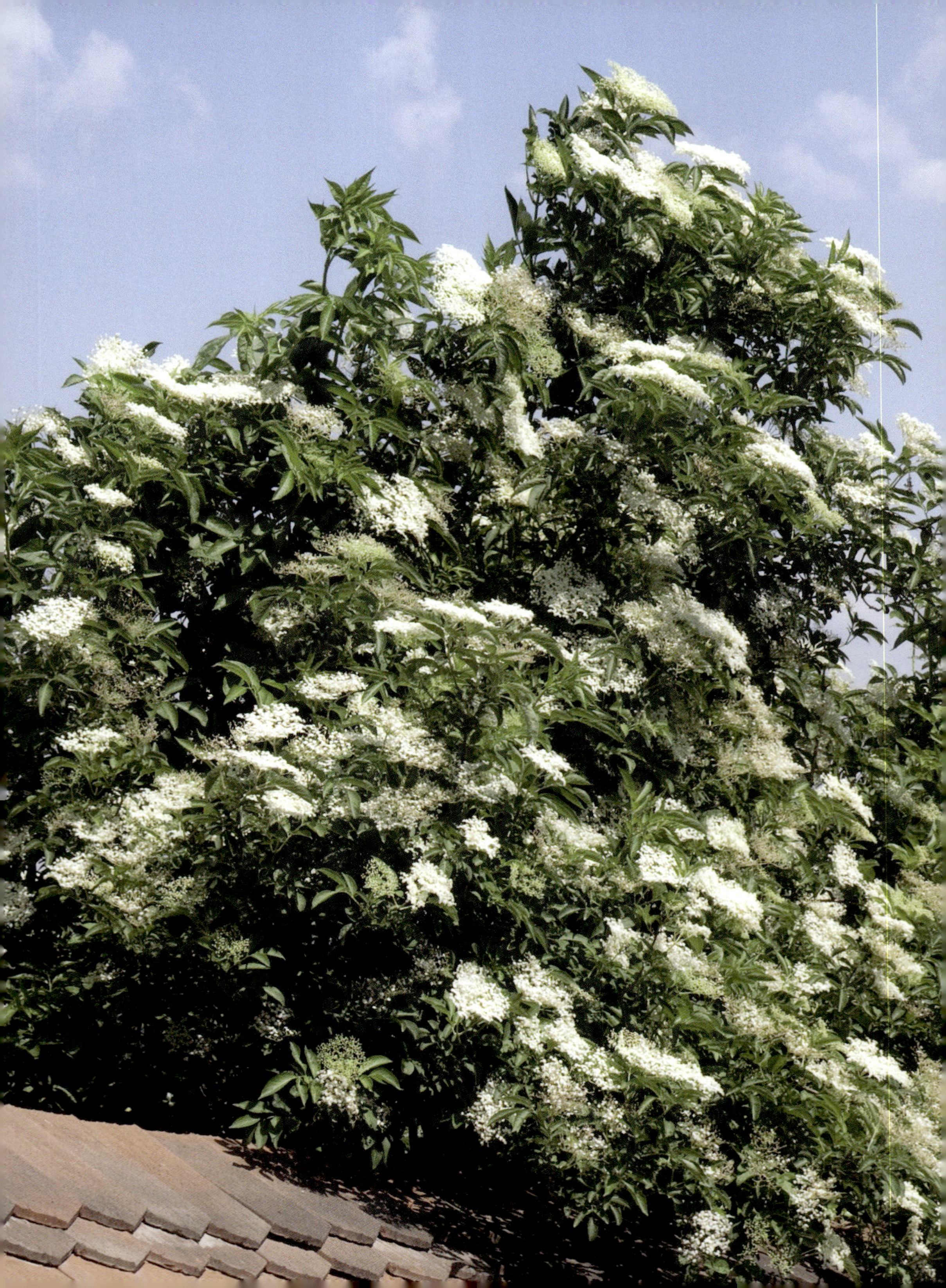

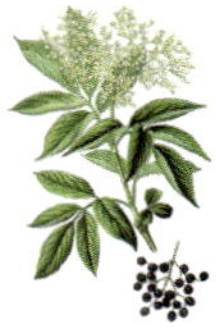

Holunder – *Sambucus nigra*

Volksnamen:	Hollerbusch, Holderbusch, Altholder, Flieder, Holderstock
Drogenname:	Sambuci flos, folium, cortex, fructus
Pflanzenart – Höhe:	Moschuskrautgewächs (Adoxaceae), mehrjährig, bis 5 m
Boden & Standort:	jeder Boden, Sonne bis Halbschatten
Aussaat:	Früchte im Herbst
Vermehrung:	Hartholzstecklinge von Oktober bis Februar
Blütezeit:	Juni bis Juli
Sammelzeit:	Blätter vor und nach der Blüte, Beeren, wenn sie schwarz sind, Rinde im Frühjahr, Wurzel im Frühjahr oder Herbst
Verwendete Teile:	Blüten, Blätter, Früchte, Rinde, Wurzel
weitere Eigenschaften:	nieren- und blasenwirksam, schweißtreibend, blutreinigend, hustenlindernd, stuhlfördernd

Allgemeines

Unser Immunsystem ist in jeder Minute vielen Angriffen von außen ausgesetzt, auch wenn wir es bewusst nicht wahrnehmen. Erst wenn uns eine Infektion nach der anderen erwischt, merken wir: Hier stimmt etwas nicht. Das Immunsystem ist überfordert und Hilfe tut not.

In allen alten Kräuterbüchern wird Holunder überschwänglich gelobt, denn alles an ihm, von der Wurzel bis zur reifen Beere, ist Medizin. Holunder ist eine Pflanze für manche Akutfälle, vor allem aber zur Vorbeugung. Mit seinen vielen Anwendungsmöglichkeiten macht er es leicht, ihn häufig in den Alltag zu holen – nicht nur, wenn das Infektionsgeschehen bereits in vollem Gange ist und die Selbstheilungskräfte am Boden liegen.

Holunder ist als üppig wuchernder Strauch ein Abbild unserer Gesellschaft. Er macht sich praktisch überall breit, egal, wie unangenehm die Begleitumstände sind, er setzt sich durch. Jedoch unterdrückt er andere Vegetation nicht, im Gegenteil, in seinen Wurzelausscheidungen scheint es Stoffe zu geben, die Pflanzen in seiner Umgebung unterstützen. Auch darin ist uns der Holunder ähnlich, auch wir versuchen in der Regel, unsere Mitmenschen zu fördern und ihnen zu helfen.

Holunder wirkte antiviral in einer Zeit, in der man keine Ahnung von einem Virus hatte. Aber man erkannte die Symptome, konnte einschätzen, wann man es mit einer Grippe zu tun hatte oder mit einer Kinderkrankheit wie Masern und Windpocken, von denen wir heute wissen, sie werden durch Viren verursacht. Holunder war in solchen Fällen immer das Mittel der Wahl. Er bewacht bis heute ein Tor in die andere Welt, mag sein, die Welt der Fantasten und Träumer, mag sein, die Welt der Magier und Heiler.

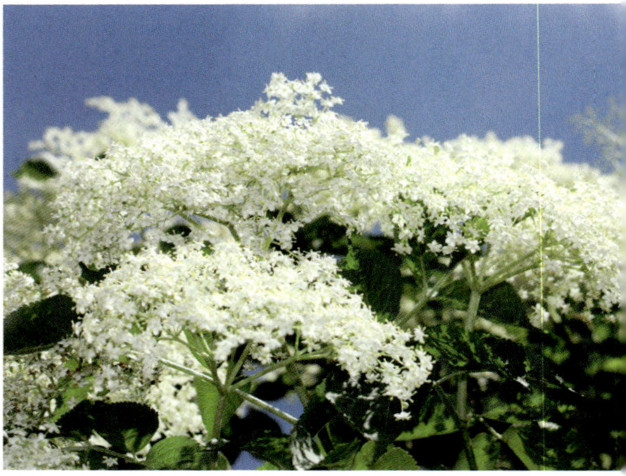

Holunder ist in Europa, Asien und Nordafrika zu Hause, als Neophyt hat er Amerika erobert. Untersuchungen über seine Inhaltsstoffe und Wirksamkeit sind vor allem in Europa und Asien in großer Zahl vorhanden. Als Antiviren-Mittel ist Holunder in der Lage, Viren daran zu hindern, sich zu vervielfältigen. Er scheint Proteine der Virushülle anzugreifen, damit wird das Infektionsgeschehen verlangsamt. Von Influenzaviren weiß man, dass Holunder die Infizierung unserer Zellen zu verhindern weiß oder, wenn die Zelle bereits befallen ist, die Reifung weiterer Viren in der Zelle vereitelt. Er enthält Substanzen, die die Virushülle zerstören und dadurch das Virus inaktiv machen. Etwas Besseres kann nicht passieren. Wirksame Stoffe sind in allen Teilen des Holunders zu finden, wie bereits die alten Kräuterheiler überlieferten. Man kann die getrockneten Blätter ebenso verwenden wie die Blüten und Beeren, oder die inneren Rinde der Äste. Als Arzneimittel zugelassen sind Holunderblüten und Holunderbeeren als schweißtreibendes Mittel, bei Erkältungssymptomen und zur Befeuchtung der oberen Atemwege, wenn zu wenig Bronchialschleim gebildet wird, um eindringende Keime abzuwehren. Holunderblüten, die man heute zu Saft verkocht in den Supermärkten findet, sind wahrscheinlich nicht mehr als Heilmittel zu sehen. Wenn man den Saft aber selbst zubereitet, ist darin ein Stück Heilkraft enthalten. Eine klassische Speise zu Herbstbeginn, dann, wenn die Temperaturen fielen und der Wind in den Bergen schon einen Hauch Eis trug, war „das Hollerkoch". Es gab keine Bauernfamilie, in der Hollerkoch nicht mehrmals zu Beginn der kühleren Jahreszeit auf den Tisch kam. Man wusste, warum. Das aus gekochten Holunderbeeren und Zwetschken oder Birnen bestehende Kompott war die Prophylaxe schlechthin. Damit stärkte man sich und wappnete sich gegen Ansteckung, die ja viel leichter erfolgt, wenn man unterkühlt ist oder sich die Witterung auf die Nerven schlägt. Tatsächlich sind die gekochten Beeren ein wunderbares Anti-Erkältungsmittel. Man kann die Beeren über Dampf entsaften. Dieser Saft enthält alles, was der Holunder gegen Viren im Talon hat. Wenn jeder schnupft und viele husten, nimmt man täglich ein Glas Holundersaft und erhöht damit die eigene Immunantwort, und zwar offenbar nicht nur ein bisschen, sondern richtig gut.

Der Tee aus getrockneten Blüten beeinflusst zwar nicht die Ursache einer Erkrankung, unterstützt den Körper aber dabei, damit schnell fertig zu werden. Er ist schweißtreibend und dadurch fiebersenkend. Ein klassischer Schwitztee besteht immer aus ½ l Blütentee, den man sehr warm und schnell trinkt, und danach im Bett richtig schwitzt. Ein Hausmittel, das beinahe jeder kennt.

Die Beeren des Holunders sind gut untersucht, auch hinsichtlich ihrer Virenwirksamkeit. Grippeviren der verschiedensten Stämme werden genauso angegriffen, wie die Viren der Schweine- und Vogelgrippe. Was Wunder, wenn manchmal über Nacht ganze Holunderbüsche von Vögeln abgeräumt werden. Da geht es wahrscheinlich gar nicht so sehr um den Hunger, sondern um die Prophylaxe – Tiere wissen, was ihnen Krankheit erspart. Holunderbeeren wirken auch gegen HIV-Viren und bei Herpes simplex.

Blüten, Blätter und Rinde sind nicht so gut erforscht, man kann aber davon ausgehen, dass – ganz im Sinne der alten Heiler – auch hier wunderbare Inhaltsstoffe auf ihren Einsatz warten. Es spricht nichts dagegen, den Holunderbeerensaft mit einer Portion Blättertee zu verlängern. Fertigprodukte gibt es in den Apotheken, aber gerade beim Holunder kann man sich sehr viel selbst machen.

Inhaltsstoffe

Vitamine C, Beta-Carotin, B1, B2, B6, Folsäure, E; Mineralstoffe Magnesium, Kalium, Eisen; Flavonoide, Anthocyane, Rutin; Phenolcarbonsäuren, Chlorogensäure; Triterpene; Schleimstoffe; Gerbstoffe; ätherisches Öl, Palmitinsäure

Pflanze im Garten

Auf Brachflächen, an Waldrändern, in der Nähe von Bauernhöfen, in Buschzonen, an Bachläufen – Holunder gibt es fast überall, er ist ein Menschenbegleiter und nimmt mit jedem Boden vorlieb. Da man ihm die Eigenschaft zuschreibt, auch mit schlechten Umweltbedingungen zurande zu kommen, wird er manchmal als Bodenheiler eingesetzt und am Rand stark befahrener Straßen gepflanzt. Seine Entgiftungsfähigkeit ist erstaunlich. Holunder ist ein Flachwurzler mit einem weitverzweigten Wurzelsystem. Es gibt von ihm weltweit 20 Arten, in unseren Breiten sind es drei. Die drei europäischen Holunderarten wurden immer schon heilkundlich verwendet, vor allem auch in der Homöopathie, aber nur *Sambucus nigra*, der Schwarze Holunder, hat es zur wahren Größe geschafft.

Roter Holunder *Sambucus racemosa* ist zwar ebenfalls zum Entsaften oder für die Herstellung von Mus und Marmelade geeignet, allerdings wird der toxische Stoff in den Kernen durch Kochen nicht ebenso zuverlässig entfernt, wie beispielsweise beim Schwarzen Holler. Wenn dessen Beeren gekocht werden, löst sich das Glycosid Sambunigrin einfach auf. Wer ein paar frische schwarze Beeren nascht, wird kaum etwas merken, bei Kindern sollte man aber darauf achten, und die Beeren nur gekocht verwenden. Das Glycosid spaltet im Magen-Darm-Trakt eine kleine Menge Blausäure ab, das kann zu Beschwerden führen. Roter Holler enthält größere Mengen Sambunigrin und in den Kernen weitere unbekömmliche Stoffe, die sich nicht so einfach durch Erhitzen unschädlich machen lassen. Man muss also die Kerne von roten Holunderbeeren, die eigentlich Steinfrüchte sind, zuverlässig entfernen, dann steht einer köstlichen Marmelade oder einem guten Saft nichts im Weg. Roter Holunder hat, wie es schon der Name sagt, knallrote Beeren, die etwa zur selben Zeit reif werden, wie jene des Schwarzen Holunders.

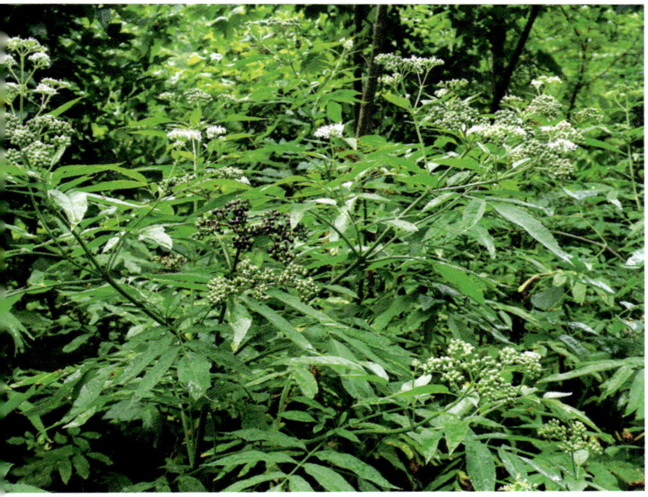

Der Dritte im Bunde ist Zwergholunder oder *Attich (Sambucus ebulus)*. Er ist mit Vorsicht zu behandeln und man kann ihn leicht von seinem großen Bruder unterscheiden. Wenn der Schwarze Holunder bereits verblüht ist, beginnt der Zwergholunder zu blühen. Und während die Blüten des Holunders ausgesprochen angenehm und lieblich duften, rümpft man beim Zwergholunder eher die Nase. Zwergholunder ist gefährlich und führt nach dem Genuss zu schweren Vergiftungen. Manchmal wachsen alle drei Arten in friedlicher Koexistenz. Die Beeren des Zwergholunders sind etwas später reif als die des Schwarzen Hollers und haben auch dieselbe Farbe. Allerdings hat Zwergholunder aufrecht stehende Fruchtstände, während die des echten Holunders in Trauben abwärtshängen – ein Unterscheidungsmerkmal.

Holunder ist eine wunderbare Gartenpflanze, die sich, wenn es im Gelände Wasseradern oder geomantische Störzonen gibt, gerne selbst aussät. Überhaupt hat Holunder eine Affinität mit Wasser und Rutengeher orientieren sich bei ihrer Suche nach einer Quelle an ihm. Aussaathilfen sind viele Vögel, die mit den Früchten im Schnabel wegfliegen.

Holunder kann zwar so hoch wie ein kleiner Baum werden (zwischen 7 und 10 Meter), ist aber ein Strauch mit grau-brauner Rinde und Lentizellen, das sind luftdurchlässige Öffnungen, die bei der Bildung der Außenborke entstehen. Sie sehen aus wie kleine Korkwarzen. Das Laub ist an der Oberfläche dunkelgrün, die Unterseite ist hellgrün. Die sommergrünen Laubblätter sind unpaarig gefiedert und bestehen aus fünf oder sieben Einzelblättern. Die Blüten erscheinen im Juni. Man sagt, wenn der Holunder blüht, ist der Frühsommer da. Fast 100 winzige weiß-gelbe Blüten entfalten sich auf den fünfstrahligen Trugdolden, die fast wie kleine Schirme aussehen. Im Volksmund ist diese Trugdolde die „Holler-“ oder „Flieder“blüte. Aus diesen Blüten wird der Blütensirup bereitet und vorher wird die duftende Pracht von Bienen und Schmetterlingen besucht.

Ein Hollerbusch kann 100 Jahre alt werden, seine Vorfahren lebten bereits vor 60 Millionen Jahren. Grund genug, ihn zum Beispiel als sommergrüne Hecke zu pflanzen, die Tieren Unterschlupf und Nahrung bietet. Beim regelmäßigen Schnitt, den Holunder keineswegs übelnimmt, fällt dann vielleicht ein Zauberstab für die Kinder ab, der „Elderstab“, den Harry Potter benützte. Elder ist der englische Name für den Holler.

Bereits im zweiten Jahr trägt der Holler Blüten und – wenn die Vögel es zulassen – auch Beeren.

Sammeln und verarbeiten

Blüten werden zur Blütezeit gesammelt – und zwar ausschließlich an Orten, bei denen der Verkehr sich in Grenzen hält. Mit Anfang Juli ist der Zauber vorbei, ab dann ist Holunder mit Beerenreifung beschäftigt. Die Blütenstände werden zu Büscheln gebunden und aufgehängt. Unter den Holundersträußen muss Papier liegen, denn beim Trocknen lösen sich die Blüten und fallen nach unten. Blüten, die nicht ohnehin herabgefallen sind, nach dem Trocknen von den Dolden abklopfen, die Blüten im Glasgefäß aufbewahren, die Stängel auf den Kompost geben. Die Blütentrocknung erfolgt im Schatten, während man beim Trocknen von Blättern und Rinden in sonnigere Abschnitte ausweichen kann.

Getrocknet werden ausschließlich junge Blätter ohne Beschädigungen und die Rinde junger Zweige. Beides sammelt man von April bis Juni, also während des Frühlings, dann sind alle Inhaltsstoffe in ausreichendem Maß enthalten. Natürlich auch das Sambunigrin, aber auch viele ätherische Öle und Vitalstoffe. Wenn alles gut trocken ist, in Papiersäckchen oder Glasgefäßen lagern und beschriften. Aus Hollerblüten, den Blättern und der Rinde wird bei Bedarf Tee gekocht. Hollerblüten ergeben einen Schwitztee, Blättertee und Rindentee wirken entwässernd, fiebersenkend und schmerzlindernd.

Aus den frischen Früchten kann man Kompott oder Saft bereiten, niemals aber Frischsaft, es muss immer gekocht werden, damit das Sambunigrin sich verabschiedet und keinen Brechreiz mehr auslöst. Der gekochte Saft, aber auch ein Beerenmus oder Beerenkompott sind absolut hitverdächtig, wenn es um Vorbeugung und Stärkung geht. Gerade Saft oder Marmelade (Gelee) aus den Beeren steigert die Bronchialsekretion, was nichts anderes bedeutet, als die Abwehr gegen Erkältungsviren oder Bakterien zu erhöhen.

Empfehlenswerte Anwendungen

Urtinktur aus Holunder

Das Homöopathikum aus Holunder ist ein viel verwendetes Kindermittel, das man schon Kleinkindern gibt. Man setzt es schon sehr lange ein. *Sambucus nigra D0 bis D6* bekommen Kinder zur Steigerung ihrer körpereigenen Abwehrkräfte, bei Schnupfen und bei Asthma. Mehrmals täglich, je nach Alter des Kindes bis zu 10 Tropfen.

◉ Die Urtinktur wird aus Blättern und Blüten zubereitet. ◉ Man rebelt frische Hollerblüten ab und füllt sie in ein weithalsiges Gefäß. ◉ Auf die Schicht Hollerblüten kommt eine ebenso dicke Schicht Blätter, die vorher mit einem Keramikmesser fein zerteilt wurden. ◉ Das Pflanzenmaterial mit einem hochprozentigen Korn übergießen, bis der Alkohol mindestens eine Handbreit darübersteht.

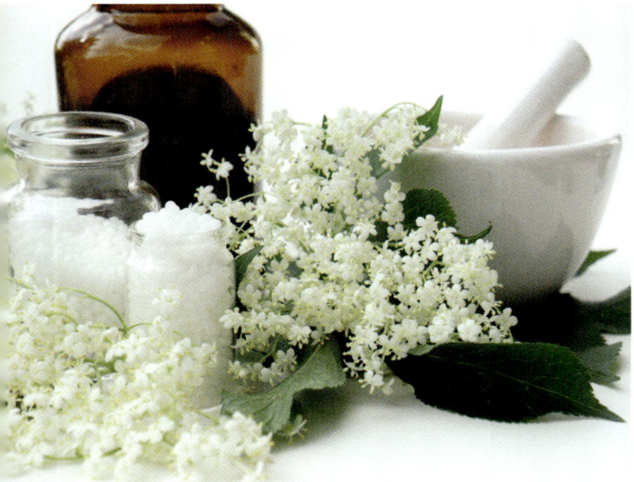

◉ Eine Mondphase (=28 Tage) an einem hellen, warmen Ort stehen lassen, täglich schütteln. ◉ Danach abseihen, die Pflanzen ausdrücken und die Flüssigkeit in kleine Fläschchen füllen. Aus dieser Tinktur kann eine homöopathische Verdünnung hergestellt werden. Man nimmt von der Urtinktur – Kinder erhalten die homöpathische Verdünnung – bis zu 20 Tropfen täglich in Ansteckungszeiten und wenn man sich bereits erkältet hat. Eine reine Blättertinktur ist auch möglich, sie sollte explizit gegen Schnupfen helfen.

Rindentee

◉ ½ TL Rinde mit ¼ l kaltem Wasser zustellen und aufkochen. ◉ Vom Herd nehmen, beiseitestellen und 5 Min. ziehen lassen. ◉ Danach abseihen. Rindentee senkt Fieber und Schmerzen. Man nimmt 1 bis 2 Tassen pro Tag.

Blättertee

◉ 1 TL getrocknete Blätter mit ¼ l kochendem Wasser übergießen, danach 8 Min. ziehen lassen. Diese eine Tasse in Ansteckungszeiten über den Tag verteilt trinken.

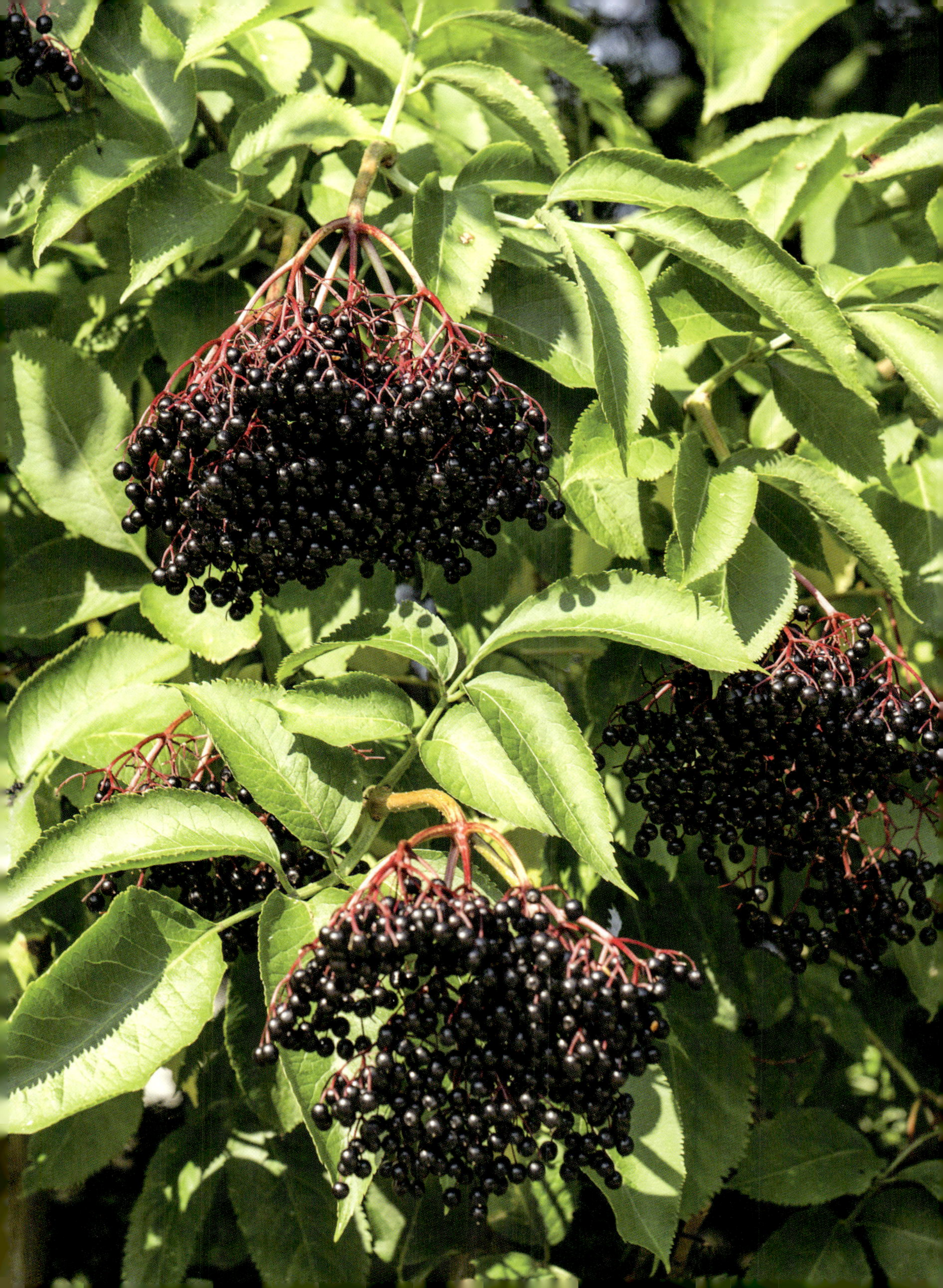

Blütentee

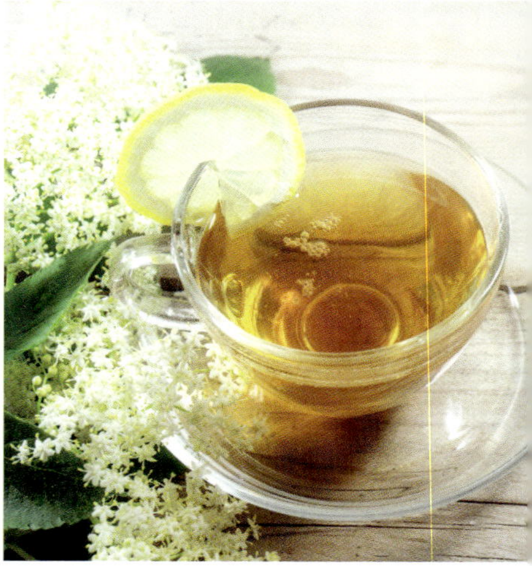

◎ 2 gehäufte TL Blüten mit ¼ l kochendem Wasser übergießen und 10 Min. ziehen lassen. Das beste Fiebermittel, der beste Schwitztee, vor allem, wenn mit Lindenblüte gemischt wird.

Holundermilch

◎ 2 gehäufte TL Blüten mit ¼ l Milch vermischen. ◎ Die Milch bis zum Sieden erhitzen und dann ziehen lassen. Mit Honig süßen und über den Tag verteilt immer ein paar Schlucke nehmen. Ist hilfreich bei Kehlkopf- und Rachenproblemen, außerdem bei trockenem Husten und wenn man heiser ist.

Holunderbeeren-Milch

◎ Entweder 1 TL getrocknete oder 2 TL frische Holunderbeeren in ¼ l kalte Milch geben. ◎ Zum Sieden erhitzen, ½ Minute kochen, danach einige Minuten ziehen lassen und abseihen. Diese Milch ist eine hervorragende Einschlafhilfe in Grippezeiten und unterstützt das Immunsystem.

Holundersuppe

◎ ½ kg abgerebelte Holunderbeeren mit ½ l Wasser und etwas Zimt und Nelkengewürz aufkochen und etwa ¼ Stunde auf kleiner Flamme kochen lassen. ◎ 50 g Zucker oder Honig (= 1 gehäufter Esslöffel) zugeben. ◎ Wenn alles weich ist, durch ein Sieb streichen oder pürieren. ◎ Nochmals aufkochen und mit 1 ½ EL Stärkemehl (auch Fertigbindemittel) binden. Die Suppe ist fertig.

Zur Dekoration ein paar Spalten geschälte, gedünstete Äpfel in die Suppenteller legen. Diese süße Suppe ist supergesund und enthält besonders viele Enzyme, Vitamin A und Mineralstoffe.

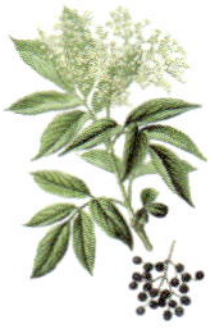

Holundersirup

◉ Etwa 900 g von den Stängeln befreite frische Holunderbeeren mit ½ l Wasser in einen Topf geben. ◉ Kochen, bis sich der Saft vollständig entwickelt hat. ◉ Jetzt die Beeren durch ein Sieb laufen lassen, dabei gut auspressen. ◉ Den entstehenden Saft in einem weiteren Topf auffangen und mit ¾ kg Zucker kochen. ◉ 1 kleines Stück Ingwer zugeben und mitkochen lassen. ◉ Nach ½ Stunde Kochzeit in sterilisierte Gläschen füllen. ◉ Kühl und dunkel aufbewahren. Während des Winters als Gesundheitsmittel mit Wasser oder Mineralwasser aufgießen, täglich 2 bis 3 kleine Schnapsgläschen davon konsumieren. Schmeckt auch gut in Alkohol, in Sekt, Bier oder Wein.

Holundersaft aus dem Dampfentsafter

◉ Eine beliebige Menger Holunderbeeren mitsamt den Stängeln in den Dampfentsafter geben. ◉ Reichlich Zucker darüberstreuen (ca. 1 kg Beeren = ca. 1 kg Zucker). ◉ Kochen lassen, bis man den Saft abfüllen kann (lt. Hersteller des Gerätes). Auch dieser Saft ist ein Vorbeugungs- und Grippemittel.

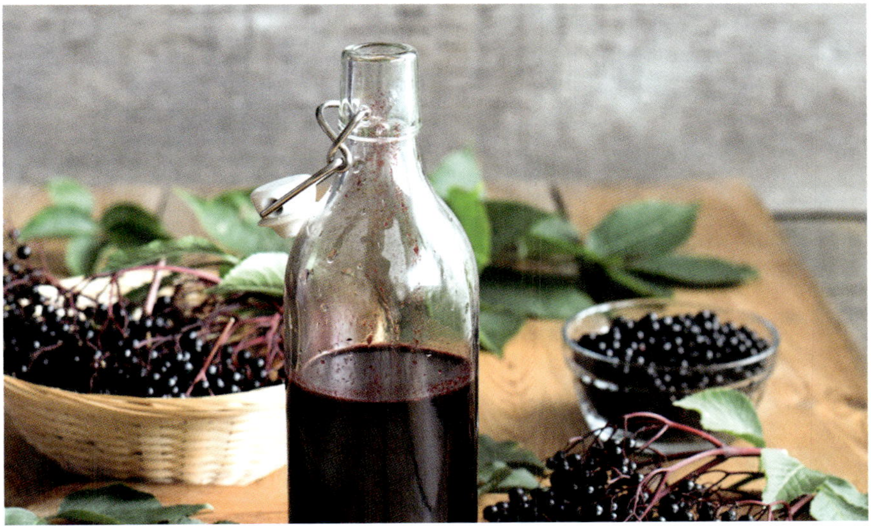

Grippetropfen

◉ 100 g getrocknete Holunderbeeren in einer Kaffeemühle fein zermahlen. ◉ In ein weithalsiges Glasgefäß schütten und mit 50 ml destilliertem Wasser (bitte nicht das Wasser nehmen, das man auch für Bügelautomaten nimmt) und 100 ml Glycerin aus der Apotheke vermischen. Glycerin ist ein dreiwertiger Alkohol, den man gut zum Ausziehen diverser Inhaltsstoffe nützen kann, ebenso wie den normalen Alkohol.

Glycerin entsteht durch die Spaltung von pflanzlichen oder tierischen Fetten. Für den Auszug nimmt man besser ein pflanzliches Produkt. Auf dem Etikett kann man nachlesen, um welches Glycerin es sich handelt, man hat durchaus die Wahl. Im Handel erhält man 99,5 %iges oder 86,5 %iges Glycerol (nach Alkohol). ◉ Dieses Glycerin wird immer mit etwas Wasser verdünnt. ◉ Man übergießt die Pflanzen mit dem etwas erhitzten Wasser, lässt ein paar Minuten ziehen und gießt dann das Glycerol darüber. Wichtig ist, den Ansatz vor Sonneneinstrahlung geschützt ruhen zu lassen und täglich umzurühren. Nach 14 Tagen, spätestens 3 Wochen ist der Auszugsprozess abgeschlossen.

◉ Jetzt muss man abseihen, das geschieht am einfachsten durch einen Kaffeefilter, dauert aber, durch das gelartige Glycerin sehr lange, manchmal einen Tag. Ein Glycerinauszug ist bis zu einem Jahr haltbar, wenn man sauber gearbeitet hat. Ein Alkoholauszug ist praktisch unbegrenzt haltbar.

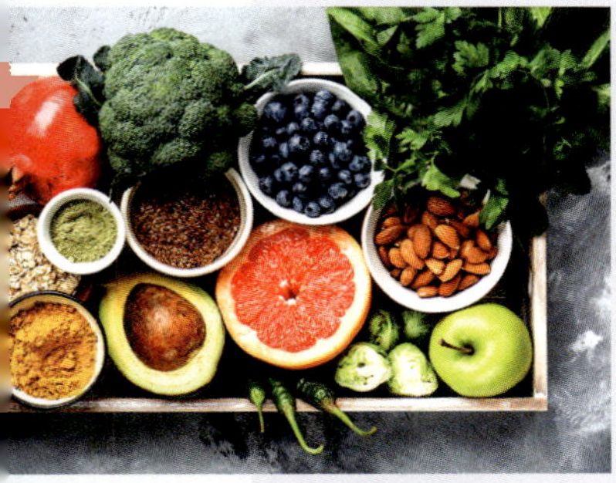

Ausgewogener Lebensstil

Zu einem guten Leben gehört auch eine gute Ernährung mit viel Rohkost, mit Gemüse und Obst, vollwertigem Getreide, hochwertigen Milchprodukten und wenig Fetten, Eiern, Fleisch und Fisch. Es gibt heute so viele Kochbücher wie noch nie. Sie sind das Gegengewicht zu Tausenden Fertig- und Halbfertigprodukten aus den Supermärkten. Wer ohne Zivilisationsschäden ein hohes Alter erreichen will, muss sich mit dem Thema Ernährung auseinandersetzen, ob er will oder nicht.

Informationen über gesunde Nahrung gibt es überreichlich in vielen Büchern, in Zeitungen, Zeitschriften, auf den Youtube-Kanälen, in Fernsehprogrammen und über den Hörfunk. Vegetarier sind meistens gesünder als Fleischesser. Veganer beanspruchen für sich Nahrung ohne irgendwelche tierische Produkte. Dies ist möglich, hat aber oft zur Folge, dass die Ersatzstoffe, die für die Zubereitung veganer Produkte verwendet werden, denaturiert sind – und deshalb nicht gerade gesundheitsfördernd, und schon gar nicht förderlich für unseren blauen Planeten.

Es müssen „Lebens"mittel sein, die man verzehrt – und keine „Nahrungs"mittel. Lebensmittel enthalten Vitamine und Mineralstoffe und nicht nur Nährwert, der die Fettzellen auffüllt.

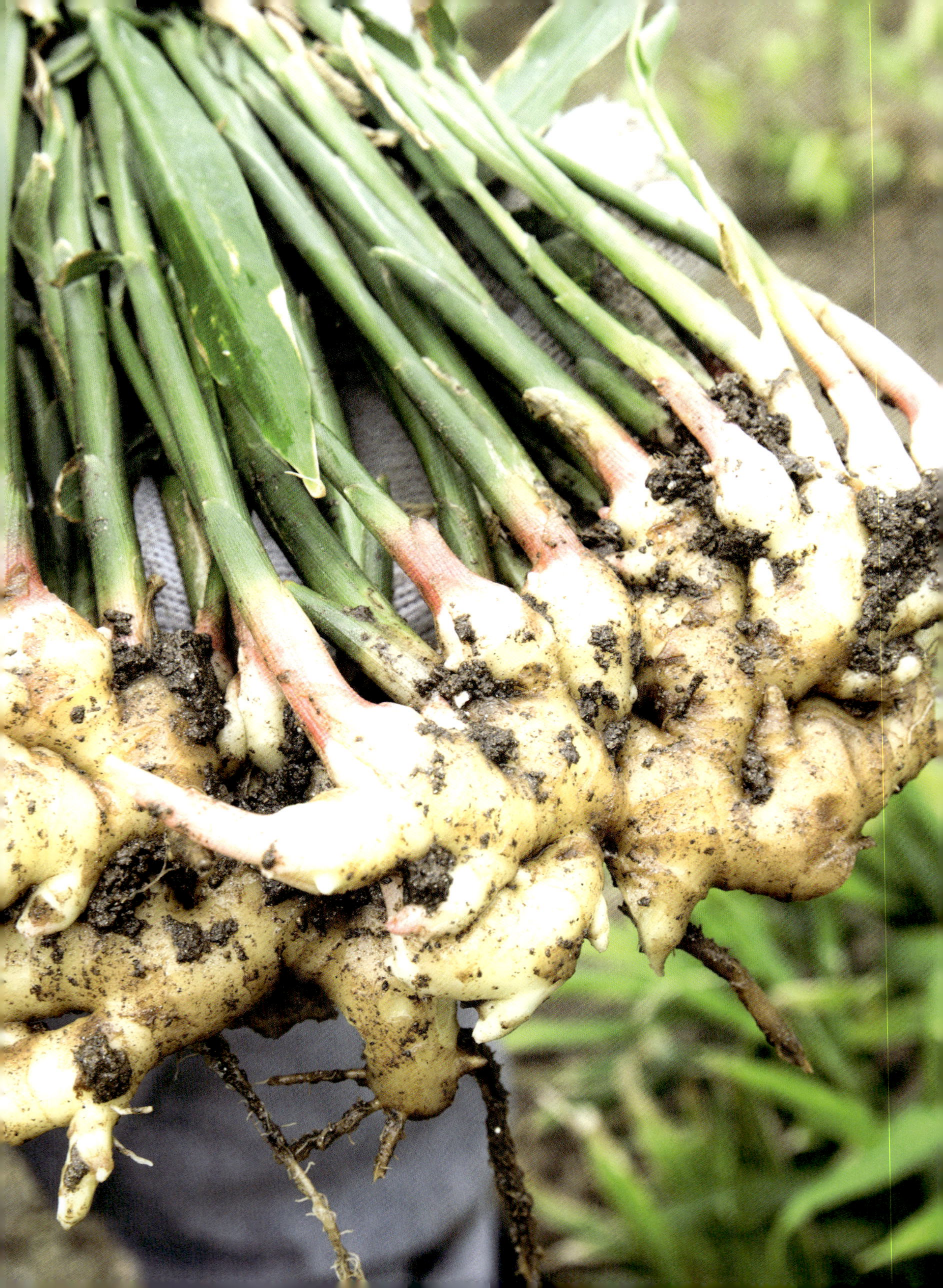

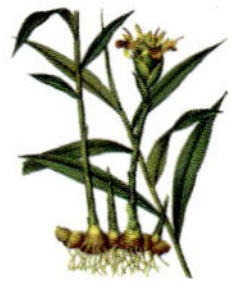

Ingwer – *Zingiber officinale*

Volksnamen:	Ginger, Gember
Drogenname:	Zingiber rhizoma
Pflanzenart – Höhe:	Ingwergewächse (Zingiberaceae), mehrjährig, 2 Meter
Boden & Standort:	tropische Pflanze
Vermehrung:	Teilung der Rhizome
Verwendete Teile:	Rhizom
weitere Eigenschaften:	verdauungsfördernd, schmerzstillend

Allgemeines

Die Möglichkeit des unermüdlichen und vor allem uneingeschränkten Reisens ist seit Corona vorbei. Nicht für den Ingwer, denn er hat seit langer Zeit einen festen Lieblingsplatz in den Küchen der Fernreisenden und Sehnsuchtsvollen. Früher war es ein ehernes Gesetz: Den Menschen heilt nur das, was in seiner Umgebung wächst. Diese Weisheit gilt immer noch, nur haben wir uns in den letzten 40 Jahren zu Weltbürgern entwickelt, die eigentlich überall daheim (und nirgends zu Hause) sind. So ist der Ingwer ein „Unsriger" geworden und liegt in den Märkten als Gewürz neben Petersilie und Schnittlauch.

Im Ayurveda und in der chinesischen Medizin gehört Ingwer zu den unverzichtbaren Gewürzen und Heilpflanzen. Frische Ingwerknollen haben zum Teil eigenwillige Formen, vor allem der Bio-Ingwer, den man vielerorts frisch kaufen kann – der Flugverkehr macht es möglich. Aus dem Rhizom der Pflanze werden alle Heilmittel bereitet. Wenn man die hellbraunen, knollenartigen Rhizomteile in die Hand nimmt, sind sie trocken und hart. Das Anschneiden ist trotzdem einfach, denn obwohl holzartig, ist die Ingwerwurzel leicht zu schneiden und zeigt ein betörendes Gelb, aus dem sofort Saft austritt. Der Geruch ist etwas stechend, ein wenig nach Zitrone, in der Hauptsache aber scharf.

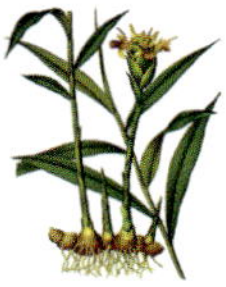

Ingwer könnte man – wie Knoblauch – in die tägliche Ernährung einbeziehen. Einem „Zuviel" schiebt der scharfe Geschmack einen Riegel vor. Bereits 5 g sollen dabei helfen, Thrombosen und Schlaganfall zu vermeiden, zumindest ergaben dies langjährige Studien in China. In den Apotheken erhält man Ingwerprodukte in vielen Variationen: als Lutschtabletten bei Halsweh, als Säfte oder Kaugummis, als getrocknete Droge für Tee, als Ingwerpastillen gegen Übelkeit u. v. m.

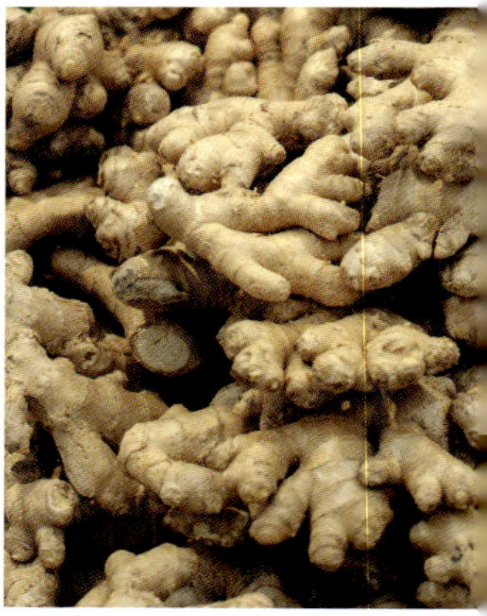

Die einzigen Anwendungen, die in unserem Kulturraum richtig gut untersucht sind, sind jene gegen Übelkeit, egal ob in der Schwangerschaft, bei einigen Chemotherapien oder bei Erbrechen auf Reisen. Hier hilft der Ingwer, weil er bestimmte Rezeptoren im Magen, die für die Übelkeit zuständig sind, besetzt. Wer allerdings einen empfindlicheren Magen hat, der bekommt Schmerzen davon, denn Scharfstoffe sind nicht jedermanns Sache und Ingwer ist extrem scharf.

Gegen Rhinoviren, da sind sich Forscher einig, könnte Ingwer helfen. Diese Viren verursachen Schnupfen und Erkältungssymptome. Langzeituntersuchungen fehlen noch. Bislang wird der Ingwer als Gewürz = Lebensmittel und nicht als Heilmittel gehandelt.

Die Pflanze hat beste Möglichkeiten, antiviral zu wirken. Verantwortlich dafür sind in erster Linie die enthaltenen Gingerole. Wenn man Ingwer kocht, dann entstehen aus den Gingerolen sogenannte Zingerone, die weniger scharf sind und einen süßlichen Geschmack haben. Trocknet man den Ingwer, so hat man anstatt der Gingerole Shogaloe, die fast drei Mal so scharf wie die Gingerole sind. Wer also auf Scharfstoffe empfindlich reagiert, sollte eher die gekochte Wurzel konsumieren, oder die frische, weniger die getrocknete. Der Scharfstoff Gingerol ist eng verwandt mit dem Capsaicin der Chilischote und dem Pipericin des Pfeffers.

Gingerole beeinflussen den Stoffwechsel nachhaltig, in Zellkulturen und bei Tieren wurde das mehrfach nachgewiesen. Beim Menschen ergeben sich so wunderbare Effekte wie eine entzündungshemmende und virenreduzierende Wirkung, die Immunstärke und damit der Zellschutz werden aktiviert.

Zellen kommunizieren miteinander. Das ist logisch, denn nur so kann unser Körpersystem perfekt arbeiten. Jeder Mensch hat Milliarden Zellen mit dem eigenen genetischen Code und doch sind sie für die unterschiedlichsten Bereiche zuständig. Herzzellen, Nierenzellen, Hautzellen oder Muskelzellen haben die gleiche Bauart, aber unterschiedliche Aufgaben. Das funktioniert, weil die Herzzelle das Programm ausschaltet, für das zum Beispiel die Hautzelle zuständig ist. Ein deutscher Universitätsprofessor hat das vor Jahren mit dem System der Post verglichen. Jede Postleitzahl hat einen eigenen Transportweg und wird speziell behandelt. So machen es auch unsere Zellen. Das Grundprogramm für den Stoffwechsel ist bei jeder Zelle gleich, aber dann erfolgt die Spezialisierung, die über Botenstoffe erfolgt. Jede Zelle hat Rezeptoren, über die sich einerseits Zellen untereinander erkennen, die aber auch auf Stoffe reagieren, die über unsere Nahrung und Naturheilmittel in den Körper kommen. Die Forschung darüber steckt nicht mehr ganz in den Kinderschuhen, ist aber noch längst nicht abgeschlossen. Während mensch darauf vertraut, dass sich die Wissenschaft emporirrt (so nannte es kürzlich Prof. Lesch in einer Fernsehsendung), nimmt er jene Heilpflanzen, die der Virusvermehrung einen Riegel vorschieben.

Das Sars-CoV-2-Virus benützt offenbar einen Signalweg der menschlichen Zelle, über den das Zellwachstum angeregt wird. Ist der Weg verschlossen, ist die Vermehrung des Virus gestoppt. Über die Unterbrechung der Signalwege der Zellen bei Covid-19 forscht die Goethe-Universität Frankfurt am Main und ließ sich das Verfahren patentieren. Es könnte sein, dass die antivirale Wirkung einiger Pflanzen auf diesem Wirkmechanismus beruht. Sie könnten in der Lage sein, die Hemmstoffe für Signalwege zu produzieren, und damit das Virus empfindlich zu stören. Es wird noch lange dauern, ehe alles bis in die kleinsten Details erforscht ist, und man weiß auch nicht, ob es dann wirklich stimmt.

Mensch und Pflanzen sind keine Maschinen, bei denen Fehler schnell gefunden sind und bei denen man weiß, wie sie funktionieren. Wir sind komplexer und manches, was im 19. und 20. Jh. wissenschaftliches Dogma und erwiesen war, hat sich als falsch entpuppt. Ein einfaches Beispiel ist die Fehleinschätzung des Cholesterin als Hauptbeteiligtem bei Herz- und Kreislauferkrankungen. Muss nicht stimmen, weiß man jetzt, aber immer noch gibt es Menschen, die sich kaum trauen, ein Ei zu essen, aus Angst, das „schlechte" Cholesterin zu fördern.

Aber wir essen – wenn unser Magen die Scharfstoffe verträgt, die immunmodulierende Pflanze Ingwer, die uns dabei hilft, ein starkes Abwehrsystem aufrechtzuerhalten. Ausreichend sind bereits 50 g frischer Ingwer für ein Getränk oder 1 bis 2 Teelöffel Ingwerpulver (2 g) am Tag – wenn der Magen mitspielt.

Ingwer ist ein starkes Antioxidans, für viele Menschen stärker wirksam als zum Beispiel Knoblauch. Nicht jeder Mensch reagiert auf eine bestimmte Pflanze gleich. Die zellschützenden Eigenschaften sind untersucht, sie beeinflussen vor allem den Stoffwechsel der menschlichen Zelle und so kann Ingwer eine Begleittherapie beim Krebsgeschehen sein. Konkrete Aussagen der Wissenschaft zur Krebshemmung gibt es bislang nicht, dafür eine Reihe von Hinweisen auf die Wirksamkeit bei Entzündungen und zur Schmerzlinderung. Auch verdünnt Ingwer, ganz ohne künstliche Blutverdünner, das Blut. Wer solche Medikamente einnimmt, sollte seinen Arzt über den Ingwerkonsum informieren. Ingwer verbessert generell die Durchblutung und hat Auswirkungen auf Cholesterinwerte, macht sich also in den Arterien nützlich.

Die mildernden Auswirkungen bei Schwangerschaftserbrechen sind gut untersucht, ebenso bei Reiseübelkeit.

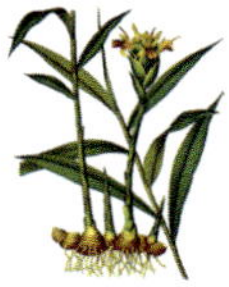

Pflanze im Garten

Die Zeiten sind vorbei, in denen Ingwer ausschließlich aus dem asiatischen Raum, bevorzugt aus Indien, Sri Lanka, China oder Vietnam kam. Bio-Ingwer kommt heute auch aus Peru. Das Klima verändert sich und damit auch die Anbaumöglichkeiten.

Ingwer braucht Wärme und dafür sind mitteleuropäischer Herbst und Winter kein Garant. Es gibt aber Treibhäuser, Folientunnel und Bodenheizung. So hat auch eine tropische Pflanze die Chance zu gedeihen. In der Schweiz gibt es einen Bauern, der bereits 30 Tonnen Ingwer pro Jahr erntet, und in Österreich haben sich Sonderkulturen im Burgenland, in der Nähe des größten Steppensees Europas, etabliert. Dieser Ingwer wird über die „Biokiste" vertrieben. In Deutschland gab es vor 3 Jahren den Anbau im LWG, Versuchsbetrieb Bamberg, und nach diesen ersten positiven Erfahrungen beim großen norddeutschen Gemüsebetrieb Behr. Heute erntet man hier ca. 4,5 Tonnen pro Jahr. In Bayern gibt es derzeit vier Bauern, die ihren bayerischen Ingwer auf Wochenmärkten verkaufen. Es gibt ihn also, den mitteleuropäischen Bio-Ingwer, der preislich natürlich über dem peruanischen liegt. Was lange Transporte betrifft, gibt es leider bis heute keine Kostenwahrheit. Wenn berechnet würde, was die langen Wege uns alle an Umweltschäden kosten, könnten die Produkte aus heimischem Anbau zehn Mal mithalten.

Heimischer Ingwer hat, wenn es sich herumspricht, wo es ihn gibt, sicher die volle Akzeptanz der Konsumenten. Besonders dann, wenn man ihn als „Gesundmacher" einsetzen will, als Unterstützung für das Immunsystem.

Inhaltsstoffe

Scharfstoffe Gingerole, Shogaole; ätherische Öle Zingiberol, Zingiberen; Borneol und Cineol; Harzsäuren; Mineralstoffe Eisen, Magnesium, Kalzium, Kalium; Vitamin C; etwa 8 % Lipide; Aminosäuren Arginin, Alanin, Asparagin, Glycin; 50 % Stärke; Polyphenole, z. B. Hydroyzimtsäuren und Hydrobezoesäuren; weitere sekundäre Pflanzenstoffe

Heimischer Ingwer kann aber auch aus den eigenen vier Wänden stammen. Das Ingwergewächs (Zingiberaceae) lässt sich aus einer (oder mehreren) gekauften frischen Bio-Knolle gut vermehren und bringt sogar Ertrag, der allemal für die Tee- oder Tinkturküche reicht. Bei selbst gezogenen Ingwerknollen ist Frische kein Thema, sie haben eine weichere Wurzelhaut und man weiß, mit welchen Düngestoffen sie in Berührung gekommen sind.

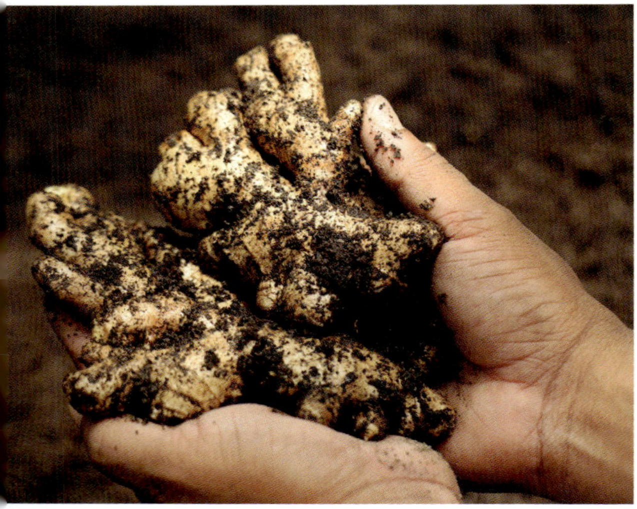

Man braucht ein Stück Ingwerrhizom, das möglichst viele Augen (= Triebknospen) haben soll. Die Pflanzung funktioniert ebenso wie bei Kartoffeln. Mit einem desinfizierten Messer etwa 5 bis 6 cm lange Stücke mit jeweils einem (oder mehreren) Auge abschneiden. Aus jedem der Stückchen kann eine neue Pflanze wachsen.

Die Teile in ein Gefäß mit sauberem, handwarmem Wasser legen und ein paar Stunden oder über Nacht stehen lassen.

Jetzt die Pflanzgefäße vorbereiten. Die Töpfe, Schalen oder Kisten sollten mindestens 30 cm hoch sein und Abzugslöcher haben, damit Wasser abfließen kann. Mit einer nährstoffreichen Pflanzerde befüllen. Beim Ingwer muss auf die nährstoffarme Kräutererde verzichtet werden – außer, man düngt anschließend mit reichlich nahrhaftem, reifem Kompost.

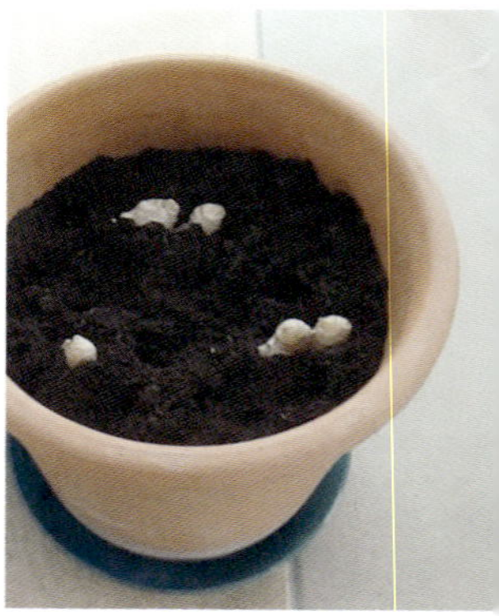

Die Ingwerstückchen in ausreichendem Abstand in die Erde drücken, die Schnittfläche soll nach unten zeigen, das „Auge“ nach oben. Über dem Ingwer Erde verteilen, aber nicht mehr als etwa 2 cm. Die Pflanzgefäße an einen warmen und hellen Ort stellen (20 Grad), aber nicht in die pralle Sonne eines Südfensters. Direkte Sonneneinstrahlung ist am Anfang nicht erwünscht.

Die Erde mit lauem kalkfreiem Wasser besprühen. Die Erde darf nicht austrocknen, aber auch nicht zu feucht sein. Anfangs ist es gut, die Töpfe mit Folie abzudecken, damit eine Art Treibhausklima entsteht, Ingwer braucht nämlich etwa 70 % Luftfeuchtigkeit.

Nach 2 bis 3 Wochen sollten sich erste Triebe bilden. Jetzt regelmäßig gießen – am besten mit Regenwasser oder abgestandenem Wasser, das hat weniger Kalk. Auf die Luftfeuchtigkeit achten.

Ab jetzt darf die Pflanze mit ihren grünen, bambusartigen Blättern in die volle Sonne, je mehr Sonne, desto besser. Die Erde allerdings muss immer leicht feucht sein, tägliches Besprühen ist unerlässlich.

Da Ingwer bis zu 9 Monate braucht, um erntereif zu sein, kann man den ganzen Sommer für kräftige Sonneneinstrahlung sorgen. Da es aber in Mitteleuropa immer auch Tage mit kalten Nächten gibt, muss man darauf achten, die Pflanze in kühleren Nächten ins Haus zu holen. Alles, was unter 20 Grad hat, ist zu wenig.

Die Blätter können bis zu 1 Meter hoch werden. Jetzt könnte man durchaus mit einem Naturdünger für Nährstoffnachschub sorgen.

Wenn die ersten Blätter gelb und welk sind, ist das Rhizom kräftig gewachsen und die Zeit der Ernte gekommen. Man kann das Rhizom ausgraben, die feinen und dickeren Wurzeln entfernen und den Ingwer verwenden. Meist gräbt man einen geweihartige Wurzelstock aus, den man „Ingwerhand" nennt. Die Hand hat ist an vielen Stellen knollig verdickt, daraus entstehen neue Triebe. Für den nächsten Anbau im nächsten Frühling hebt man sich ein Stück mit vielen „Augen" auf und lagert es bei etwa 10 Grad im Gemüsefach des Kühlschranks oder in einem Keller.

Das Rhizom des Ingwers wächst horizontal, die Blätter sprießen aus der fast waagrechten Sprossache und wickeln sich umeinander. In tropischen

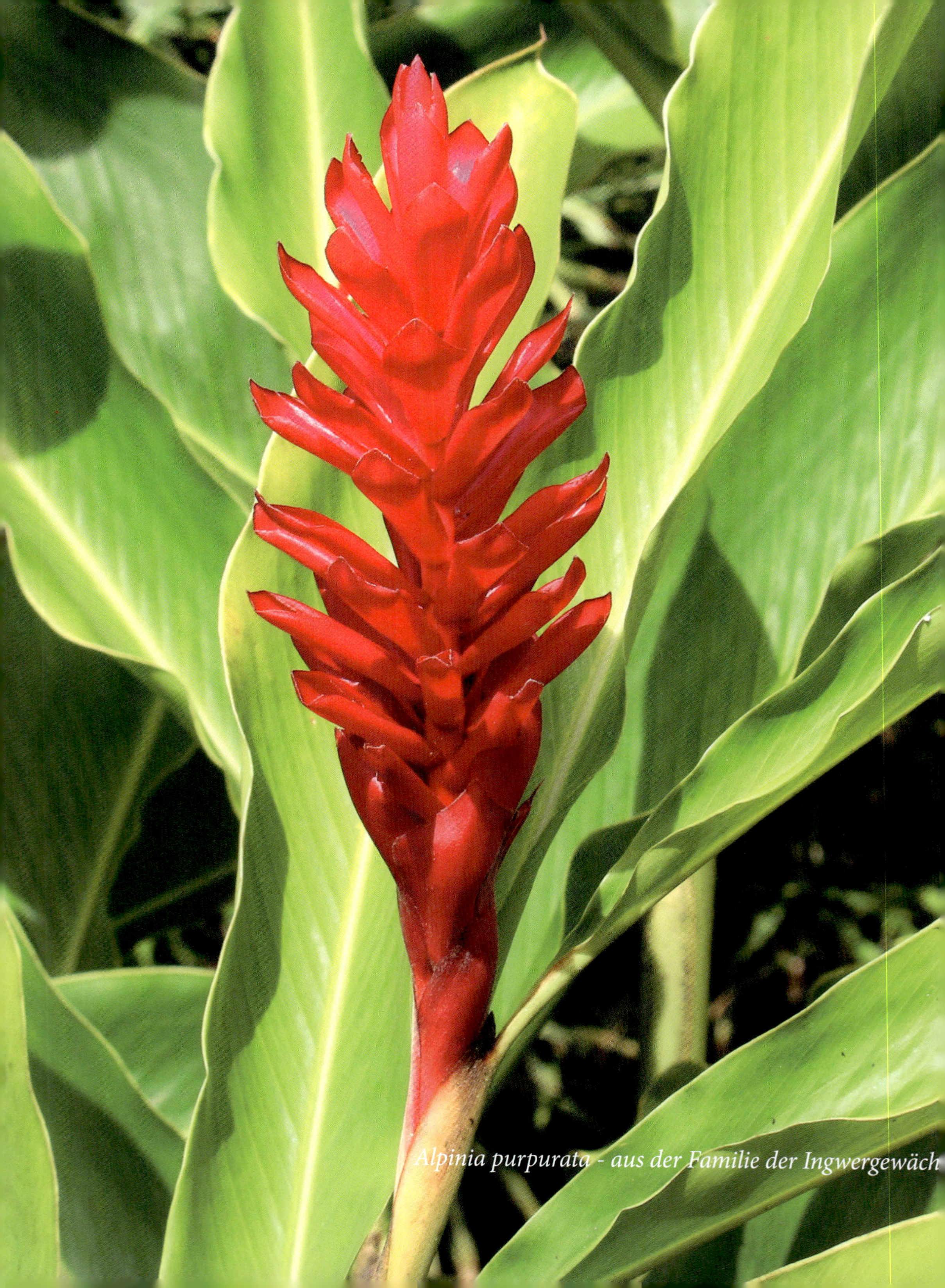

Alpinia purpurata - aus der Familie der Ingwergewäch

Ländern blüht der Ingwer wunderhübsch gelb bis violett, das kommt bei uns selten vor, aber es gibt bereits Ingwerzüchter – vor allem mit Gewächshäusern und idealen Bedingungen, die den Ingwer auch in Europa zum Blühen bringen. Über den Ingweranbau auf dem Fensterbrett gibt es etliche Videos im Netz.

Sammeln und verarbeiten

Sammeln kann man Ingwer in unseren Breiten natürlich nicht, aber man kann ihn selbst kultivieren oder sich beim Händler des Vertrauens zu einem Zeitpunkt mit Bio-Ingwer eindecken, wenn er preisgünstig ist.

Frischer Ingwer hält im Gemüsefach des Kühlschranks viele Wochen, er darf nicht geschält sein und wird in ein Wachstuch eingeschlagen oder in einer Frischhaltebox gelagert. Wenn man Teile davon abschneidet, sollten die Schnittstellen möglichst klein gehalten werden, die Schnittstellen sind feucht und es kann Schimmel entstehen. Angeschnittener Ingwer hält immer noch 4 bis 5 Wochen.

Man kann Ingwer auch trocknen. Dazu den Ingwer waschen oder schälen, in kleine Teile schneiden und im Herd bei etwa 40 Grad dörren lassen. Das ist natürlich auch in der Sonne möglich. Die getrockneten Ingwerteilchen zu Pulver zerreiben und in Dosen oder Glasgefäßen lagern. Das Pulver ist zumindest 3 Jahre wirkstoffreich.

Hat man zu viel Ingwer abgeschält, ist das Tiefkühlfach gefragt. Er hält aber im Gefrierfach kaum länger, als ungeschälter Ingwer im Kühlschrank, nach 2 Monaten soll er verbraucht werden.

Für manche Speisen ist geschälter Ingwer notwendig, dann die überflüssigen Schalen in die Essigflasche geben, die man gerade in Gebrauch hat. Nach 3 Monaten hat der Essig einen pikanten Geschmack und ist für Salate, aber auch verdünnt mit Wasser als Getränk, geeignet.

Fast alle Öle im Ingwer kommen, wenn auch in geringerer Konzentration, auch in anderen essbaren Gewächsen vor. Borneol findet sich in vielen Mittelmeerpflanzen, z. B. in Rosmarin, Thymian, Quendel und Salbei. Der Bestandteil des ätherischen Öls verbessert die Bioverfügbarkeit anderer gleichzeitig eingenommener Stoffe (auch die von Medikamenten). Cineol, ebenfalls ein Bestandteil des ätherischen Ingweröls, hat nicht nur hustenfördernde, sondern vor allem antibakterielle und antivirale Eigenschaften.

Empfehlenswerte Anwendungen

Einfacher Ingwertee

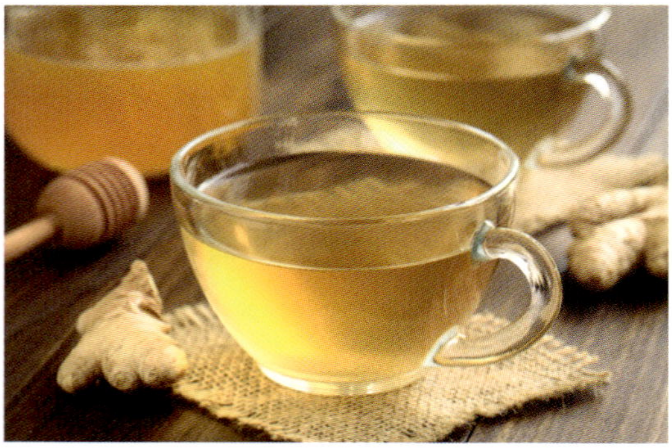

⊚ Etwa 1 cm eines Ingwerfingers in kleine Teile schneiden, mit ½ l Wasser auf den Herd stellen und etwa ½ Stunde sanft kochen lassen (nicht sprudelnd). ⊚ Danach abseihen und den Tee gesüßt oder nicht gesüßt, mit Zitronensaft oder ein paar Tropfen Kräutertinktur trinken. Ingwer harmoniert mit den Minzearten, mit Melissen, Hohlzähnen, Gundelrebe und Braunelle. Der Tee ist von innen erwärmend, stärkt das Immunsystem und schützt bei drohender Erkältung – und nur wenn der Körper solcherart gestresst wird, ist Ansteckung zu befürchten.

Ingweröl

⊚ Man nimmt auf 1 EL fein geriebenen frischen Ingwer 3 EL Olivenöl und vermengt die beiden Zutaten – dieses Verhältnis auch bei größeren Mengen beachten. ⊚ Dann einfach stehen lassen.

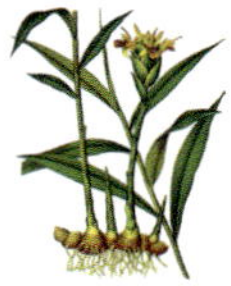

Mit dem Öl einen Salat marinieren oder Gemüse und Fleisch damit würzen. Besonders geeignet für Geflügel und Karotten.
Dieses Öl ist aber auch für eine Massage für besseren Haarwuchs anzuraten. Dazu auf die Kopfhaut einmassieren und etwa ½ Stunde auf der Kopfhaut belassen. Dann, wenn die Kopfhaut zu prickeln beginnt (wegen der scharfen Stoffe) mit einem milden Shampoo auswaschen. Indische Frauen schwören auf diese Anwendung, die jeden zweiten Tag erfolgen soll – und indische Frauen haben meistens sehr dichtes, üppiges Haar.

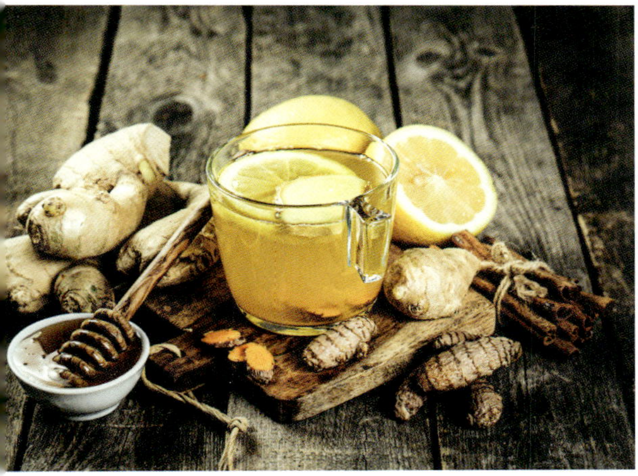

Ingwergetränk für die tägliche Anwendung

150 g frischen Bio-Ingwer
5 Bio-Orangen oder Bio-Zitronen
200 ml Apfelsaft
150 g Honig
¼ Chilischote

Dieses Getränk entstand in Anlehnung an den sogenannten „Meistertrunk" der auch noch Knoblauch, Zwiebeln, Curcuma und Essig enthält.

◉ Die Zitrusfrüchte schälen, in Spalten teilen und in einen leistungsfähigen Mixer geben. ◉ Die Schale ½ Frucht mit dem Sparschäler abschälen und ebenfalls dazugeben. ◉ Ingwer mit der Rhizomrinde in Stücke schneiden, in den Mixer füllen. ◉ Alle weiteren Zutaten ebenfalls in den Behälter einfüllen und gut durchmixen lassen.

◉ Wer will, lässt das entstehende Mus durch ein Mulltuch oder ein feines Sieb laufen, es muss aber nicht sein. Das Getränk ist in der Konsistenz dickflüssig. ◉ Es kommt in eine Flasche (Schraubverschluss) und wird im Kühlschrank aufbewahrt und laufend verbraucht. Es hält ca. 4 Wochen. Man nimmt täglich 2 EL voll vor dem Essen oder verdünnt mit etwas Tee oder

Wasser als einen das Immunsystem anregenden Drink. Das Ingwergetränk weckt alle Lebensgeister, ist aber nur etwas für Hartgesottene, denn es ist wirklich sehr scharf. Milder wird es mit einem selbst gezogenen Ingwer oder wenn man den Ingwer vorher kocht. Die Heilkräfte sind noch vorhanden, allerdings nicht in jenem Ausmaß wie bei der Frischeanwendung.

Honig und Zitrusfrüchte tun das Ihre, um die immunstimulierenden Eigenschaften des Ingwer zu unterstützen, die Scharfstoffe aus der Chilischote blasen ins selbe Horn wie Ingwer – auf zum Kampf gegen Viren & Co.

Frischsaft

⊙ Gut gewaschenen Ingwer in Stücke schneiden, in einem Entsafter entsaften. ⊙ Der verbleibende Rückstand kann zu Ingwertee verarbeitet werden oder wird getrocknet und ergibt dann ein Ingwerpulver, mit dem man viele Speisen sparsam würzen kann.

Frischsaft aus Ingwer kann man nur beschränkt auf Vorrat zubereiten, denn er hält im Kühlschrank nur etwa eine Woche. Soll er länger haltbar bleiben, muss der Saft aufgekocht und nach dem Einfüllen in kleine Fläschchen nochmals sterilisiert werden. Das lohnt aber nur, wenn man größere Mengen zur Verfügung hat. Gekochter Ingwer enthält nur mehr einen Bruchteil der ätherischen Öle.

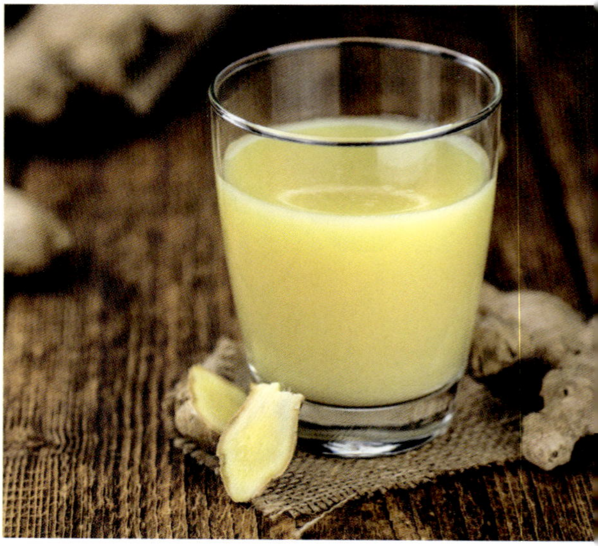

Man nimmt den Saft verdünnt mit Wasser ein. Auf etwa 50 ml Saft kommt ¼ l heißes Wasser. Man kann mit 1 EL Honig süßen und trinkt 3 bis 6 Tassen täglich, wenn man befürchtet, angesteckt worden zu sein oder bereits die ersten Symptome einer Grippe spürt.

Man geht davon aus, dass der frische Saft 3 bis 4 Stunden im Körper bewegt wird, dann muss man den Saft erneut trinken, um ausreichend Wirkstoffe im Blut zu haben. Dies funktioniert natürlich auch auf andere Weise, zum Beispiel durch einen Tee.

Ingwertee

⊙ 1 EL Rückstände aus der Saftgewinnung mit ¼ l heißem Wasser (nicht kochend!) übergießen und einige Stunden oder über Nacht stehen lassen. ⊙ Danach abseihen und gesüßt oder ungesüßt trinken.

Man kann auch ein Stück Ingwer zerkleinern, bis 1 gehäufter EL davon vorhanden ist. In eine große Tasse geben, mit ¼ l heißem Wasser übergießen und ebenfalls einige Stunden ziehen lassen. Danach abseihen und trinken. Agavensaft, Honig oder Birkenzucker sind als Süßstoffe möglich.

Ingwer-Urtinktur

⊙ Frische Ingwerwurzel mitsamt der Rinde in kleine Stückchen schneiden (Keramikmesser nicht vergessen). ⊙ In ein weithalsiges Gefäß füllen, bis ca. die Hälfte davon voll ist. ⊙ Locker füllen, nicht stopfen. ⊙ Mit einem hochprozentigen Korn oder Obstschnaps (mindestens 60 % Alkohol) übergießen, bis das Gefäß voll ist. ⊙ Verschließen und mindestens 3 Wochen ziehen lassen. ⊙ Danach abseihen, die Wurzelteilchen dabei gut ausdrücken. ⊙ In kleine Fläschchen füllen, verschließen und beschriften.

Die Tinktur hält mehrere Jahre. Man nimmt bis zu 6 Mal täglich 10 bis 20 Tropfen = ½ TL voll in Ansteckungszeiten oder bei Erkältungssymptomen.

Ingwer hat mehrere Verwandte, die in vielen Küchenschränken als Gewürzzubereitungen (Curry) zu finden sind. Zum Beispiel Kardamom *Elettaria cardamomum*, der zwar Rhizome ausbildet, bei dem aber ausschließlich die Früchte verwendet werden. Der zweite enge Verwandte aus der Familie der Ingwergewächse ist Galgant, *Alpinia officinarum*. Galgant ist in seiner asiatischen Heimat heilkundlich ebenso bedeutend wie Ingwer. Antivirale Stoffe kann man voraussetzen, denn der Wurzelstock (Rhizom) hat ähnliche Inhaltsstoffe. Das Gleiche gilt für die Gelbwurz oder Kurkuma *Curcuma longa*, mit viel kleinerem und orangefarbenem Rhizom. Die Pflanzen sind quasi Geschwister und tragen in der Heilkunde des Ostens große Namen. Sie unterstützen den gesamten Stoffwechsel und werden nicht von ungefähr seit Tausenden Jahren zu Höchstpreisen gehandelt. Fast ¼ kg davon verspeist ein Mensch in den Ursprungsländern. Vielleicht ist das mit ein Grund, warum Covid-19 in Indien mit seiner dichten Besiedlung und den vielen Menschen im Verhältnis zu anderen Ländern weniger Todesfälle hat.

Ingwersirup

⊙ Eine ganze frische Ingwerhand (oder drei Teile Ingwer) in Stücke schneiden. ⊙ Mit 1 l Wasser übergießen und zum Kochen bringen. ⊙ Etwa ½ Stunde sieden lassen, dabei den Deckel auf dem Topf lassen. ⊙ Danach die Ingwerteile entfernen, die Flüssigkeit (jetzt ohne Deckel) weiterkochen, bis nur mehr ca. ¼ l Flüssigkeit vorhanden ist. ⊙ ½ kg Honig (ersatzweise Rübenkraut = Zuckerrübensirup oder Ahornsirup, der allerdings weite Transportwege hat) dazurühren. ⊙ Nochmals aufkochen, wenn die Flüssigkeit schäumt, ist der Sirup fertig. ⊙ In sterile Fläschchen füllen, verschließen und im Kühlschrank aufbewahren. Hier hält der Sirup bis zu 6 Wochen, wenn sauber gearbeitet wurde.

Man kann antiviralen Kräutertee (Braunelle, Süßholz, Tragant, Helmkraut) oder grünen Tee (antiviral) damit süßen, man kann den Sirup aber auch esslöffelweise einnehmen. 4 bis 6 Mal täglich 1 EL unterstützt die Gesundheit, hat aber auch viele Kalorien.

Ein Mal tief Luft holen

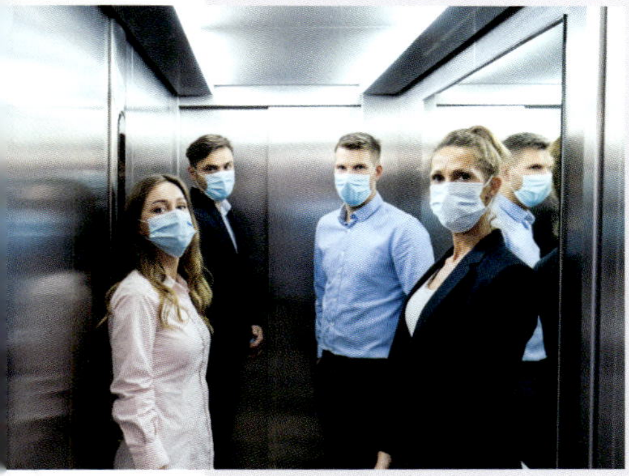

Aerosolpartikel sind jene winzigkleinen Tröpfchen, die wir ständig ausatmen und in denen Viren enthalten sein können. Der feine Nebel hält sich in einem Raum ziemlich lang in der Luft, ehe er zu Boden sinkt. Das ist mit ein Grund, warum sich alle Forscher einig sind: Man steckt sich eher in Räumen an, als bei Freiluftveranstaltungen und Abstand.

Sind mehrere Personen in einem Raum, steigt die CO_2-Konzentration, wir atmen ja ständig aus. Gleichzeitig erhöhen sich die Aerosolmengen, die sich im ganzen Raum verteilen und lange herumschweben können. Ein gutes Beispiel dafür ist zum Beispiel ein Lift. Selbst wenn er leer ist und wir der einzige Einsteiger sind, kann noch jede Menge Aerosole, in denen sich Viren vom Vorbenützer verstecken, in der kleinen Kabine sein. Es ist also sogar in einer Liftkabine, die man alleine benützt, angebracht, eine Maske zu verwenden. Sie bietet einen gewissen Schutz. Angebrachter wäre es, die Stockwerke über die Treppe anzusteuern, was natürlich ab dem 10. Stockwerk bereits ziemlich anstrengend ist.

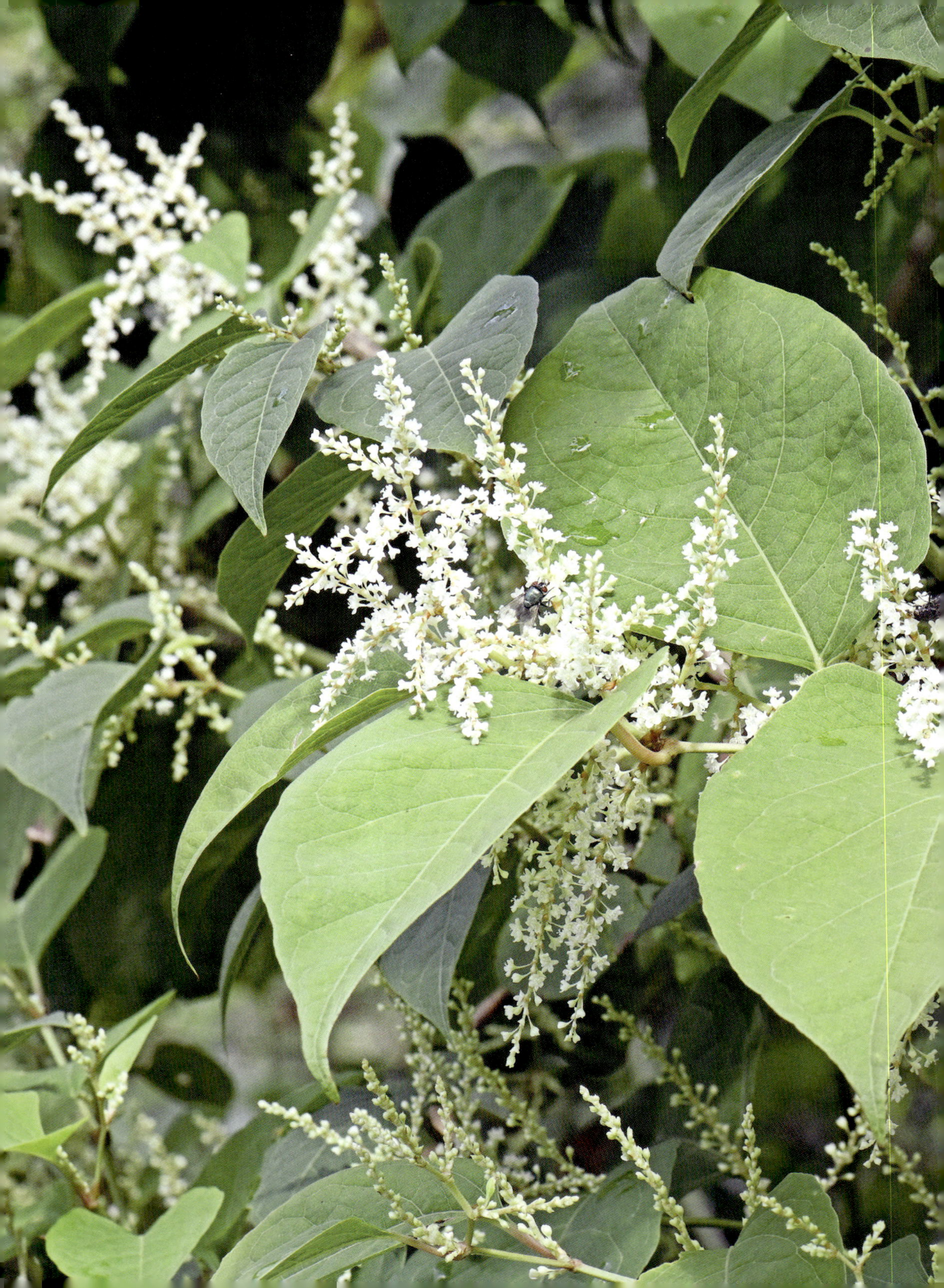

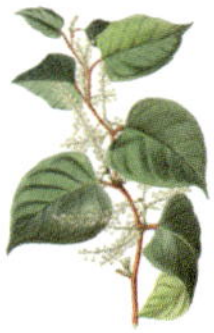

Japanischer Staudenknöterich – *Fallopia japonica syn. Reynoutria japonica*

Volksnamen:	Japanknöterich, Flügelknöterich, Staudenknöterich, Kamtschatkaknöterich
Drogenname:	Fallopia herba, radix
Pflanzenart – Höhe:	Knöterichgewächs (Polygonaceae), bis 3 Meter hoch
Boden & Standort:	jeder Boden, Schatten bis Sonne
Aussaat:	nicht möglich, es gibt in Europa nur sterile (weibliche) Pflanzen
Vermehrung:	durch jedes Blatt, jeden Wurzelteil, jeden Stängel – vermeiden!
Blütezeit:	August bis Oktober
Sammelzeit:	Blätter und Stängel vom April bis Juni, Wurzel immer
Verwendete Teile:	gesamte Pflanze
weitere Eigenschaften:	blutreinigend, entzündungshemmend, leberschonend, antibiotisch, pilzhemmend, wundheilend, fiebersenkend

Allgemeines

Dieses Knöterichgewächs (*Polygonaceae*) ist heute ein gefürchteter Neophyt. Der Staudenknöterich wird innerhalb kürzester Zeit bis zu 3 Meter hoch und breitet sich selbst unter schlechten Bedingungen explosionsartig aus, mit fatalen Folgen für die ursprüngliche Vegetation. Unter dem dichten Blätterdach gehen heimische Gewächse unweigerlich zugrunde, was bleibt, ist die nackte Erde. Denn der Knöterich ist nur im Sommer grün, im Winter sterben die oberirdischen Teile ab und hinterlassen eine Wüste, durchzogen mit kräftigen, ausufernden Rhizomen. In Europa stammen alle Japanischen Knöteriche von einer einzigen weiblichen Pflanze ab, die vor fast 200 Jahren aus Asien eingeführt wurde. Die Knöterichart hat weibliche und männliche Exemplare, die Männchen haben es nicht in unseren Kontinent geschafft. Es war für die phänomenale Verbreitung auch nicht notwendig, denn bereits aus den kleinsten Wurzelteilchen, die mit einer Handvoll Erde transportiert werden, entstehen neue Pflanzen. Heute kommt Erde, wo Japanischer Knöterich gewachsen ist, nicht auf den Kompost, sondern muss in den Sondermüll. Winzigste Rhizomteilchen können sich bis zu 10 Jahre in Keimruhe begeben, um dann extrem schnell ganze Gebiete zu beherrschen. Das erinnert an Viren, die ebenfalls jahrelang schlummern können, ehe sie sich plötzlich vermehren. So steht der Japanische Knöterich auf der Liste der 100 „Einwanderer", die die schlimmsten Auswirkungen auf die Natur haben. Genauso wie Sars-CoV-2, der Auslöser der Covid-19-Pandemie, der verheerende Folgen für den Wirtschaftsraum Erde hat.

Für Chinesen, Japaner und Koreaner gehört die Pflanze zu den wichtigsten Heilern ihrer Medizinkultur, und das liegt nicht nur an der asiatischen Leistungsfähigkeit, die ein Spiegel der Menschen zu sein scheint. Wie wir breitet sich die Pflanze aus und bald brauchen wir mehrere Erden, damit wir Platz für unser Wachstum haben.

Die Signatur des Japanischen Knöterichs ist eindeutig. Paracelsus hätte seine Freude an einem Gewächs, das so konkret einen Zustand widerspiegelt, den wir auf unserer Welt haben. Zu viel. Zu viele Menschen, zu viele Nutztiere, zu viel Wachstum, zu viel Plastik, zu viel Gier, zu viel von allem. Natürlich auch zu viele Viren. Nach dem Prinzip „Gleiches mit Gleichem behandeln" ist der Japanische Staudenknöterich, wenn er im Umfeld in Mengen vorhanden ist, ein Mittel der Wahl, wenn es gilt, ein Virus abzuwehren.

Forscher der ETH Zürich und der Universität Bern haben den Mechanismus entschlüsselt, wie Viren menschliche Zellen manipulieren, um ihre eigene Vermehrung sicherzustellen. Sie gehen vor wie Piraten, die ein Schiff kapern. Sie infizieren eine unserer Zellen und setzen eine fiese Kettenreaktion in Gang. Das Virus bringt die Zelle dazu, bei der Proteinproduktion nur mehr die Bedürfnisse des Virus zu erfüllen. Die Produktion der eigenen Proteine wird reduziert zugunsten des Piraten. NSP1 ist das allererste Virusprotein, das nach dem Eindringen in die fremde Zelle produziert wird, das wussten die Virologen bereits. Unter dem Elektronenmikroskop konnte nun herausgefunden werden, wie dieses NSP1 einen Kommunikationskanal verstopft, den die Zelle benötigt, um ihren Bauplan lesen zu können. Der Kanal ist für den eigenen Bauplan blockiert, nur die Virusbaupläne werden durchgelassen. So wird eine zelluläre Immunreaktion auf den Fremdling verhindert, die Virusvermehrung ist gesichert. Schlecht für den Menschen, denn ab jetzt agiert die Zelle fast ausschließlich zugunsten des Virus.

Unter Umständen könnte der Japanische Knöterich eine Antwort sein. Stephen Harrod Buhner schreibt in seinem wissenschaftlichen Buch „Pflanzliche Virenkiller" über den Staudenknöterich, wie gut er unterschiedliche Signalwege stimuliert. Der untersuchte Wirkstoff ist das Resveratrol, das in hoher Dosierung in der Wurzel vorkommt. Resveratrol gehört zu den Polyphenolen, von denen bei anderen antiviralen Pflanzen bereits die Rede war und die bei der Virenbekämpfung eine entscheidende Rolle spielen. Es ist so viel davon im Staudenknöterich, dass die Medizinindustrie daraus Nahrungsergänzungsmittel macht. Resveratrol befindet sich zum Beispiel auch in so giftigen Pflanzen wie dem Weißen Germer oder so köstlichen wie der Weintraube.

Ein weiterer wichtiger Inhaltsstoff ist Emodin, mit einem Wirkspektrum, das bei Enzephalitisviren zum Einsatz kam. Die ganze Pflanze ist antioxidativ, das heißt, sie schützt die Zellen vor zu vielen freien Radikalen und man geht bereits so weit, sie als Krebspflanze der Zukunft zu betrachten. Wissenschaftlich abgesegnet ist dies allerdings nicht. Für Wolf Dieter Storl ist sie wichtig bei Borreliose. Bei entzündlichen Prozessen im Körper und zur Unterstützung des zentralen Nervensystems sollte man mit *Reynoutria japonica* jedoch auf der sicheren Seite sein.

Man muss die Vitalität dieser Pflanze bewundern, auch wenn sich Ökologen und Landwirte vor ihr fürchten. Diese Vitalität kann sich auf unsere Zellen übertragen, wenn wir unser Augenmerk darauf richten.

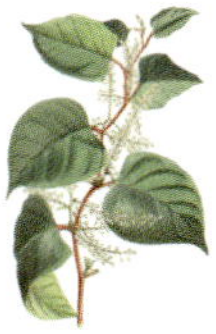

Pflanze im Garten

Nein, und nochmals nein! Niemals einen Staudenknöterich im eigenen Garten ansiedeln. In vielen Regionen ist dies explizit verboten und auch dort, wo es noch nicht verboten ist, macht man sich und der gesamten Umgebung keine Freude. Selbst wenn die Wurzelteile immer wieder entfernt werden, wächst die Pflanze Jahr für Jahr wieder, sooft man sie auch abschneidet und sooft man sie auch ausgräbt. Meine persönliche Erfahrung dauert bereits 40 Jahre und der Knöterich treibt in jedem Frühjahr wieder aus. Fast überall aber gibt es Bestände in der freien Natur und jeder Landbesitzer freut sich, wenn man Wurzeln ausgräbt. Das ist leider nicht ganz einfach, es gibt kaum etwas Zäheres als den Knöterich, auch unter der Erde. Dabei sieht er, gerade wenn er im Spätsommer blüht, prachtvoll aus. Die überhängenden weißen Blütenrispen sind wunderschön, die herzförmigen großen Blätter punkten mit einem eigenen Grün. Viele Floristen haben diese Blätter für sich entdeckt und verarbeiten sie in Blumensträußen. Bienen lieben den Japanischen Staudenknöterich ebenfalls.

Inhaltsstoffe

Polyphenole wie Resveratrol, Emodin, Rhein, Anthraquinon; Vitamine C + A, Rutin; Oxalsäure; Phytoöstrogene; Gerbstoffe; Mineralstoffe, vor allem Zink

Von Pflanzenfressern werden die Blätter und hohlen Stängeln abgelehnt, es gibt kein Pferd, keine Kuh und kein Schaf, das sie frisst. Wir Menschen machen da eine Ausnahme. Man kann Blätter und junge Stängel als oxalsäurehaltiges Gemüse essen – wie den Rhabarber. Man kann Kuchen daraus backen, Pizza belegen, frische Blättchen wie Sauerampfer essen. Wer den Geschmack mag, sollte häufig zugreifen. Um die Oxalsäure zu reduzieren, schüttet man etwaiges Kochwasser weg. Größere Mengen, zum Beispiel im Smoothie, schmecken zu säuerlich herb und schieben somit der zu reichlichen Konsumation ohnehin einen Riegel vor.

Wer einen Standort entdeckt hat, kann ab Anfang Mai zusehen, wie schnell der Knöterich wächst. 30 cm am Tag sind keine Seltenheit. Gestern

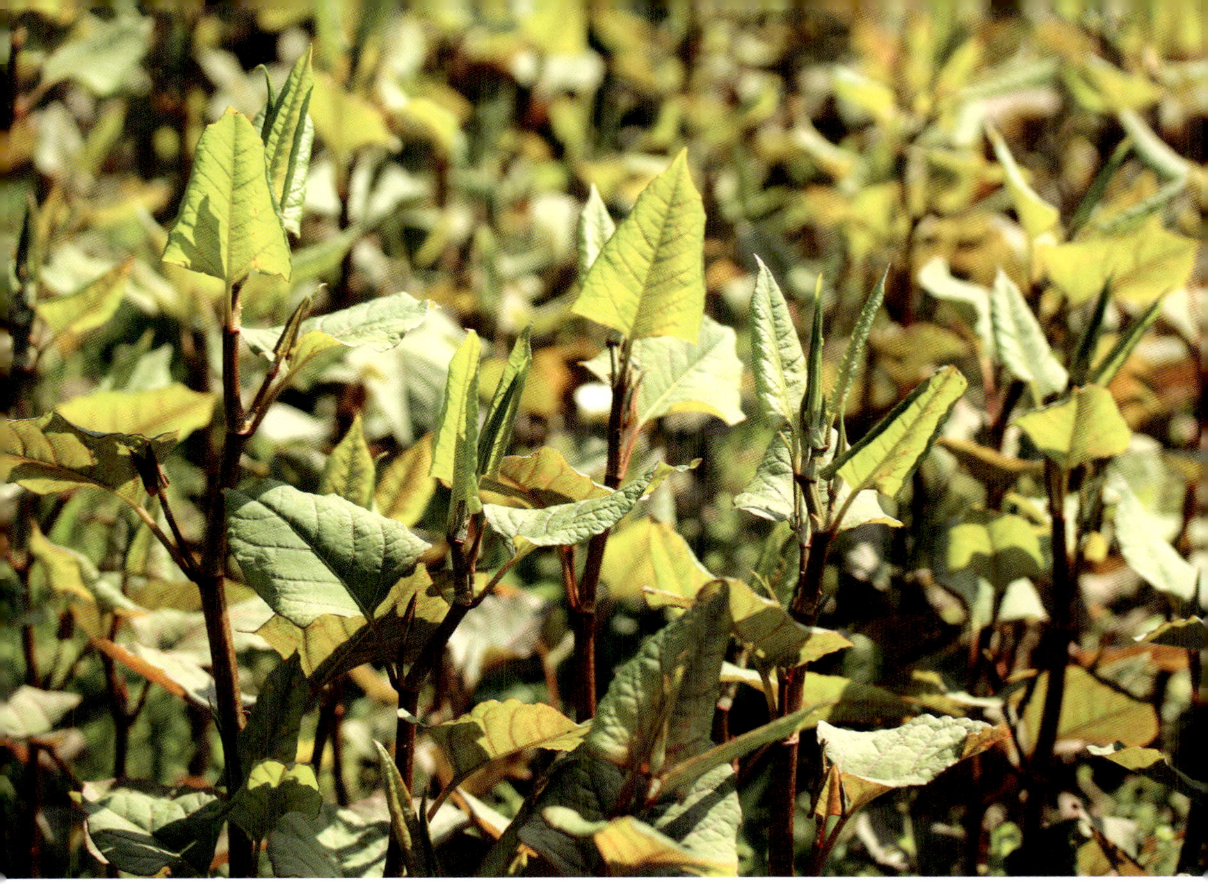

braune Erde, heute eine zartgelbe Matte und nach 2 Wochen ein grüner Wald.

Da für ein Heilmittel die Rhizome der Pflanze gebraucht werden, muss man graben. Typisch für dieses Wurzelsystem ist, dass knapp unter der Erdoberfläche kräftige horizontale Stängel wachsen. Man nennt dies zwar im Volksmund den „Wurzelstock", das Rhizom ist aber eigentlich nicht die Wurzel, sondern ein Spross mit Knoten. Die eigentlichen Wurzeln sind fein und reichen in die Erde, nach oben drängen ständig neue Triebe. Typische Vertreter sind in der Pflanzenwelt der Bambus, auch die Orchideen, die Schwertlilien unserer Gärten, der nimmermüde Wucherer Giersch oder die bei uns beliebten Gewürzpflanzen Ingwer und Kurkuma. Alle diese Pflanzen speichern in ihren Rhizomen Stoffe, die sie für ihr Wachstum brauchen.

Das Rhizom des Japanischen Staudenknöterich gräbt man in der Ruhephase, also zwischen Ende November und Ende April, natürlich nur dann, wenn der Boden frostfrei ist. Wer auf den Mondstand Rücksicht nehmen will, gräbt entweder bei Vollmond oder bei abnehmendem Mond in den Zeichen Jungfrau oder Steinbock.

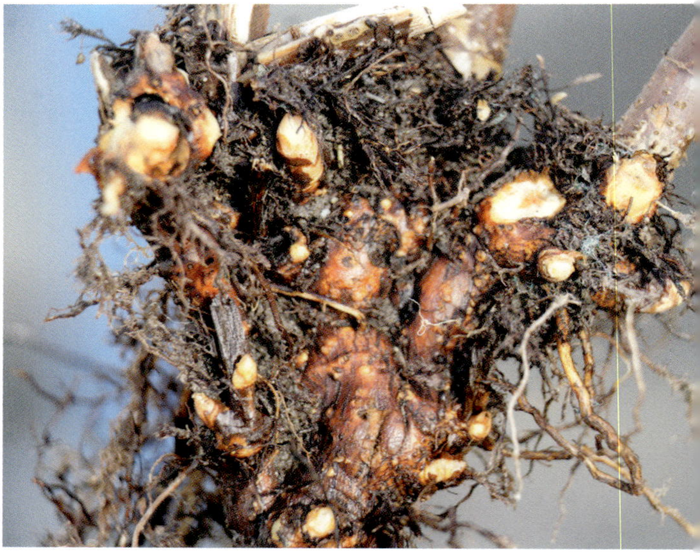

Man kann das unterirdische Sprossachsensystem des Knöterichs nur schwer durchdringen. Es ist Anstrengung, einige Teile davon für die Verwertung in der Küche und Heilkunde zu beschaffen. Ein gewisser körperlicher Kraftaufwand ist damit verbunden, wenn möglich, starke Männerarme zum Graben verpflichten und eine Säge mitnehmen, denn das Rhizom lässt sich nicht leicht teilen. Es ist nicht so harmlos weich wie zum Beispiel bei einer Iris oder dem Giersch, es hat Widerstandskraft und ist hart.

Aber – aus einigen Stücken, die kaum 25 cm Länge ergeben, kann man bereits die Tinktur oder das Pulver für ein ganze Jahr herstellen.

Nach dem Reinigen wird der Wurzelteil in Stücke geschnitten und zum Trocknen auf ein Tuch gelegt, oder auf unbedrucktes Papier. Man trocknet im lichten Halbschatten, auf einem Dachboden oder in einem kühlen Raum (aber nicht im feuchten Keller!). Nachdem das Pflanzengut trocken ist, kann man es in einem leistungsfähigen Mixer zu feinem Pulver mahlen. In einem Keramikgefäß oder einem dunklen Glas aufbewahren. Dunkel und kühl lagern.

Aus dem Pulver kann man entweder Tee kochen oder es in Alkohol oder Wein ansetzen.

Auch die frischen Rhizomteile können zu Pulver zermahlen werden und sind geeignet für Alkohol-, Wein-, Essig- oder Honigauszüge.

Empfehlenswerte Anwendungen

Tinktur aus getrocknetem Wurzelpulver

◉ Ca. 25 g Pulver mit ¼ l hochprozentigem Obstbrand übergießen. ◉ In einer dunklen Flasche 4 Wochen stehen lassen und häufig schütteln. ◉ Danach abfiltern und in kleine Fläschchen füllen und beschriften.

◉ Noch mehr Wirkstoffe erhält man, wenn man diesen Auszug ein zweites Mal mit getrocknetem Pulver ansetzt, wiederum 4 Wochen stehen lässt und anschließend abseiht.

Von der Tinktur nimmt man als Erwachsener etwa 20 bis 25 Tropfen, 2 bis 3 Mal täglich. Wer den Alkoholgehalt reduzieren will, gibt etwas heißes Wasser in eine Tasse, stellt sie auf den Tisch und lässt aus ein wenig Entfernung die Tropfen hineinfallen. Das ist auch eine Möglichkeit, wenn man Kindern eine alkoholische Tinktur verabreichen will. Kinder über 12 Jahren bekommen bereits die Erwachsenendosis. Kinder über 6 Jahre die Hälfte.

Die Tinktur wird vor dem Essen eingenommen und soll immer mit etwas Fruchtsaft oder Wasser verdünnt sein.

Honigtinktur

◉ Etwa 40 g Pulver aus der frischen Wurzel in ½ kg flüssigen Honig rühren. ◉ Das Pulver bleibt im Honig. Man nimmt bis zu 3 TL pro Tag, entweder in einem Müsli oder in Tee.

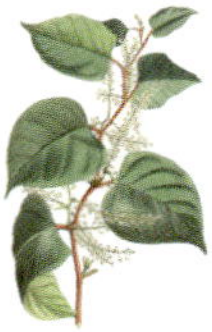

Essigansatz

Dieser Essig kann entweder als Salatzusatz oder als Getränk genossen werden.

⊙ Man nimmt etwa 100 g frisches Rhizom, dazu noch einige junge Sprosse. ⊙ Alles sollte in möglichst kleine Teile geschnitten sein, oder zumindest so, dass es durch einen Flaschenhals passt. ⊙ In eine eher weithalsige Flasche geben und mit 1 l gutem Apfelessig übergießen und verschließen.

⊙ Mindestens 4 Wochen ausziehen lassen. ⊙ Danach ist der Essig gebrauchsfertig. Um dieselbe Wirkung zu erzielen, die eine alkoholische Tinktur bietet, muss man doppelt so viel nehmen. Zum Beispiel 2 bis 3 Mal täglich 2 Teelöffel voll, verdünnt mit viel (oder weniger, je nach Geschmack) Wasser.

Sauerhonig mit Japanischem Staudenknöterich

⊙ ½ l Apfelessig mit ½ kg Honig verrühren. ⊙ In das Glas ca. 1 große Handvoll klein geschnittenen Staudenknöterich rühren. ⊙ Es kann alles von der Pflanze genommen werden – Rhizom, Stängel und Blätter, im Herbst und Winter natürlich ausschließlich die Sprosswurzel. ⊙ Das Pflanzengut sollte sehr klein geschnitten sein, am besten püriert.

⊙ Wenn man noch kein Gefühl dafür hat, wie viele Kräuter für ½ l Essig nötig sind, misst man es für sich anfangs einfach ab. Man füllt in ein Weckglas den Essig, stellt ein zweites Weckglas daneben und füllt hier die Kräuter locker hinein – nicht stopfen und auch nicht pürieren, das macht man später! ⊙ Wenn beide Gläser etwa gleich voll sind, hat man genug, meist ist das 1 Handvoll, bei manchen Kräutern mehr, bei manchen etwas weniger. ⊙ Vom Sauerhonig (Oxymel) nimmt man 1 EL auf ¼ l Wasser, am besten vor dem Frühstück. In Grippezeiten kann man auf 2 EL aufstocken.

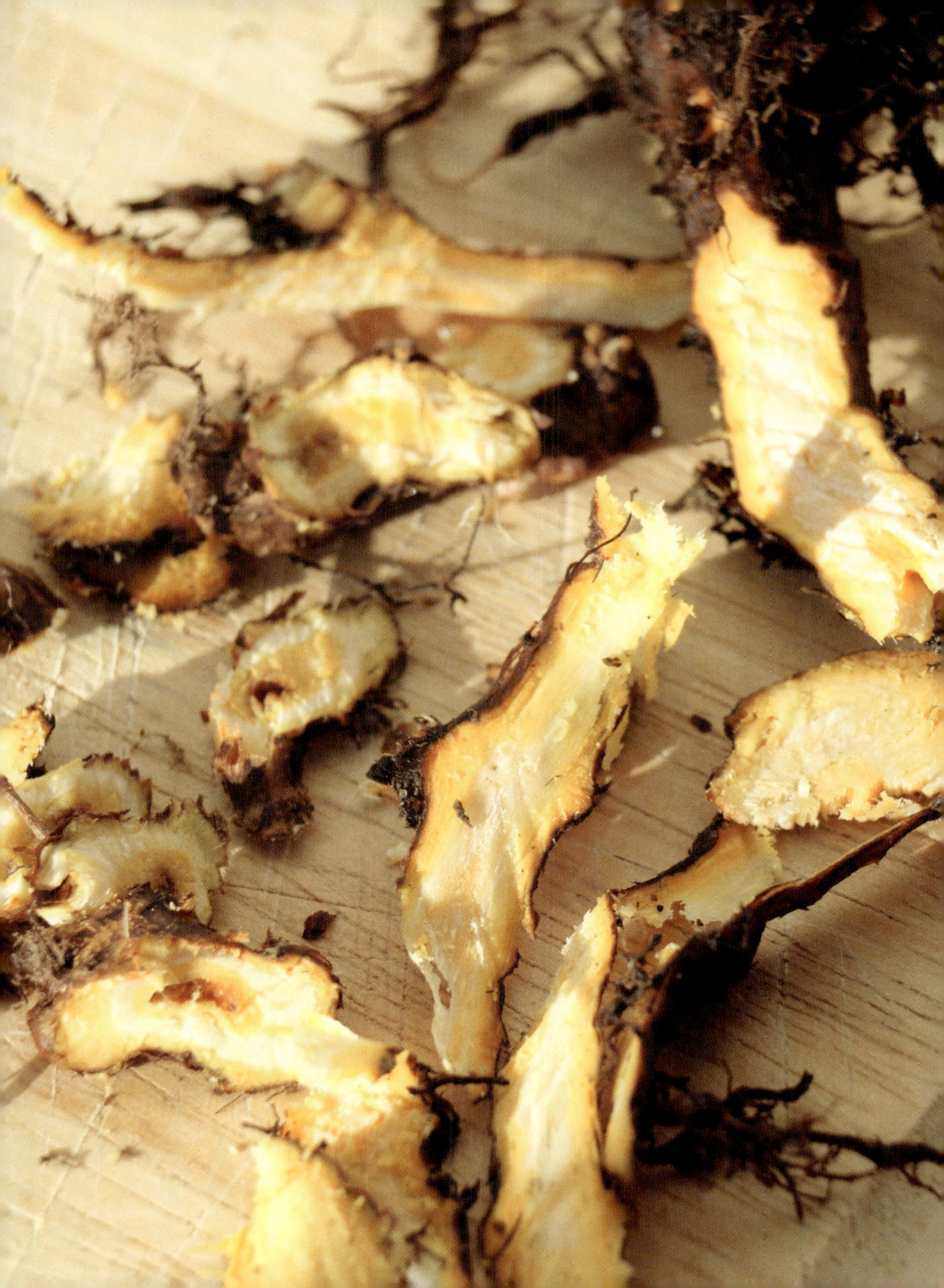

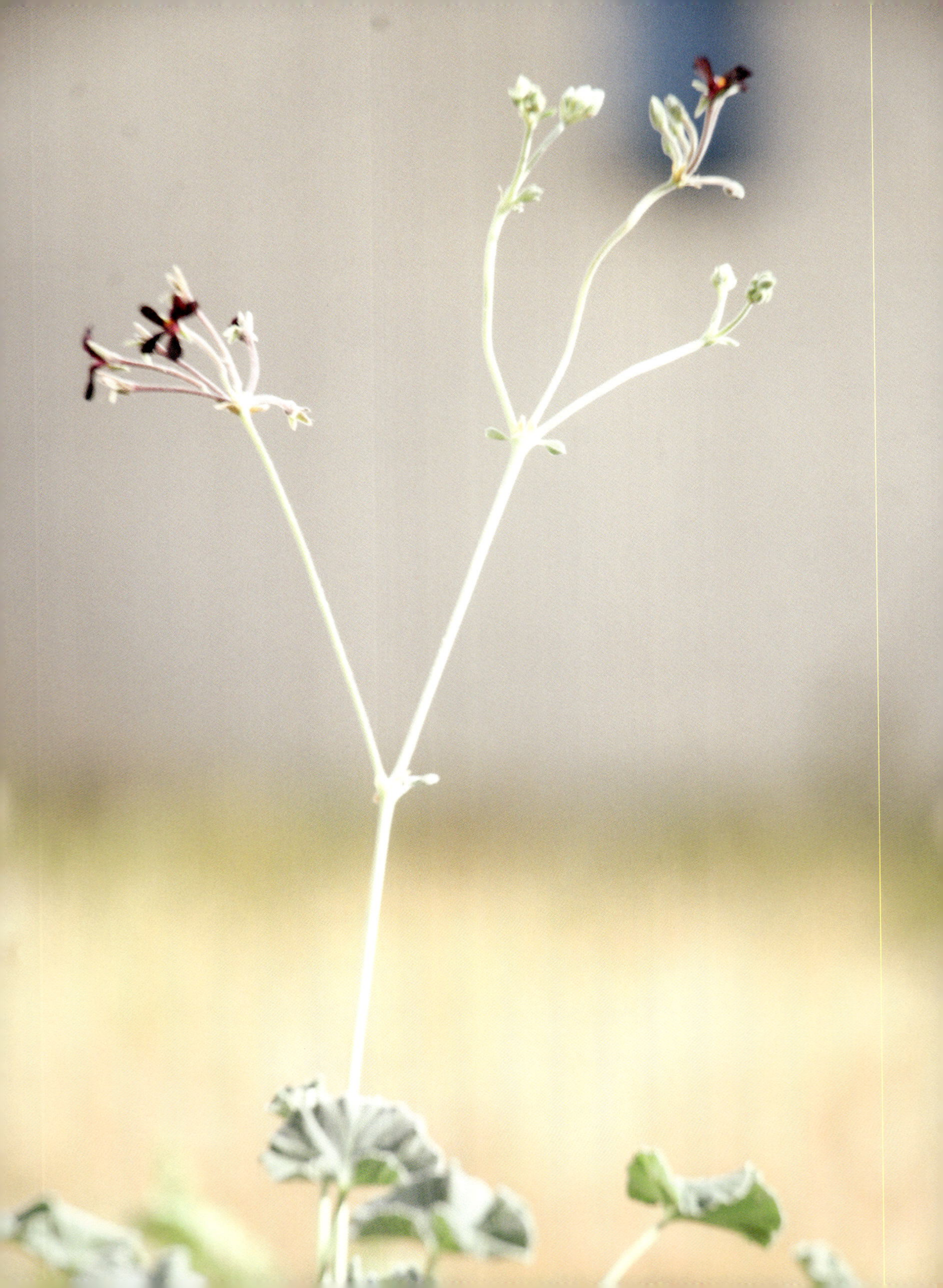

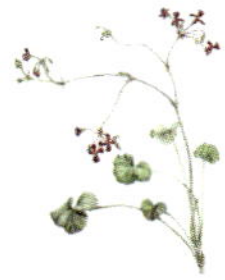

Kap-Pelargonie – *Pelargonium sidoides*

Volksnamen:	Kaloba, Umckaloabo, Afrikanische Geranie
Drogenname:	Pelargonii sidoidi radix
Pflanzenart – Höhe:	Storchschnabelgewächse (Geraniaceae), 20 bis 60 cm, mehrjährig
Boden & Standort:	normale Gartenerde, Topfpflanze, im Winter in Keller oder Gewächshaus stellen, volle Sonne
Aussaat:	ab Jänner, Februar auf dem Fensterbrett in Anzuchterde
Vermehrung:	Stecklinge von 15 cm langen, kräftigen Seitentrieben
Blütezeit:	Juli bis September
Sammelzeit:	Herbst und Winter
Verwendete Teile:	Wurzel
weitere Eigenschaften:	antibiotisch, hustenstillend, lungenwirksam, entzündungshemmend, pilzhemmend

Allgemeines

Es gehört zu den verblüffenden Ergebnissen einer weltweit grassierenden Epidemie, dass die Pflanzen, die dagegen antreten können, bereits seit Jahrhunderten bekannt sind. Es sind zwar in jedem Erdteil andere Arten, aber durch die Globalisierung verbreiten sich nicht nur neue Insekten in alle Teile der Welt, sondern natürlich auch Samen – also Pflanzen. Eine Kapland-Pelargonie gibt es in vielen Gewächshäusern, Wintergärten und Balkonen schon seit vielen Jahren. Sie wurde bestimmt schon von dem einen oder anderen als Zutat in einer Sommerbowle oder in Sommersalaten verwendet, wo die dunklen Blüten atemberaubend aussehen. Und ihr Aussehen ist nicht das einzige Spektakuläre an ihnen.

Die Kapland-Pelargonien sind, abgesehen von der südafrikanischen Volksheilkunde, die sie immer schon verwendet hat, wissenschaftlich gut untersucht. Besonders hervorgehoben wird die Stimulierung des Selbstreinigungsprozesses der Bronchien, vor allem auch bei Kindern. Nach afrikanischer Volksheilkunde unterstützt die Kapland-Pelargonie das Immunsystem, besonders an ihr ist jedoch, dass sie gegen fast alle viralen Erreger aktiv vorgeht, die Erkrankungen der Schleimhäute verursachen. Grippeviren (verursachen die echte Influenza, es gibt viele verschiedene und sie verändern sich ständig), Coronaviren (wie SARS-CoV-2, sie befallen Menschen und Tiere), Rhinoviren (sind für 70 % der Erkältungskrankheiten verantwortlich, meist Schnupfen und Halsweh) und Coxsackieviren (Auslöser von u. a. Meningithis und Sommergrippe) sind mit der Kapland-Pelargonie zu beeinflussen.

Es gibt Präparate in der Apotheke, die bereits für kleine Kinder verwendet werden dürfen. Adenoviren, die Auslöser von u. a. Blasenentzündungen und Durchfall, zeigen sich von Pelargonium unbeeindruckt.

Die Pflanze hindert das Virus daran, mit einer Zelle Kontakt aufzunehmen, wehrt also den Beginn einer Grippe etc. ab. Gleichzeitig beeinflusst sie die Schlagfrequenz der Zilien, der Flimmerhärchen, die dafür sorgen, Fremdkörper wie z. B. zu viel Schleim, aus den Bronchien herauszubefördern. Wenn sich die Zilien intensiver bewegen, hat das Virus weniger Chance, sich anzuheften. So einfach, so gut.

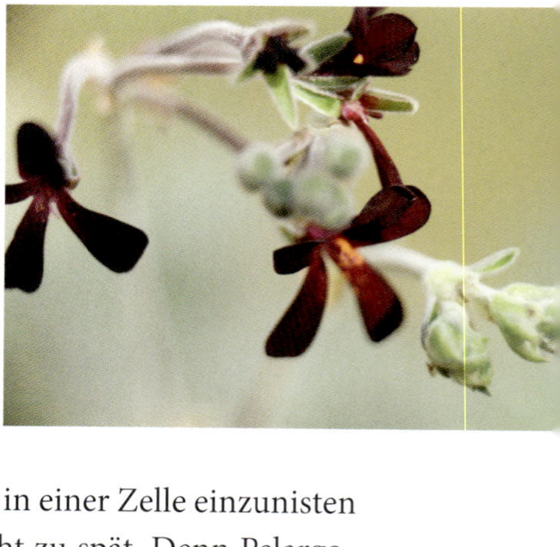

Die Pelargonie ist eher der Verhinderer, nicht der Zerstörer oder Vernichter, wie man es vom Helmkraut kennt. Vom Helmkraut nimmt man ja an, es zerstöre vom Virus befallene Zellen mitsamt den enthaltenen Viren. Pelargonium hemmt zwar die Vermehrung der Viren, die Virenlast wird geringer. hat aber keine virentötende Wirkung. Dafür stärkt die Pflanze offenbar virenbefallene Zellen. Sie beeinflusst Zellproteine, die sich mit dem Andocken auseinandersetzen. Auch wenn es Viren gelingt, sich in einer Zelle einzunisten und mit der Vermehrung zu beginnen, ist es nicht zu spät. Denn Pelargonium greift hier ein und erhöht die Wahrscheinlichkeit des Überlebens der infizierten Zelle. Das ist nicht wenig, im Gegenteil, es sind gute Aussichten. Obwohl die Pflanze bereits gut untersucht ist, ist eine Vielzahl der vorhandenen Inhaltsstoffe noch nicht entschlüsselt, man weiß auch noch nicht genau, welcher Teil der Pflanze segensreich wirkt, und setzt hier auf das Zusammenspiel aller Komponenten.

Unter „Umckaloabo“ oder „Kaloba“ gibt es Präparate verschiedenster Hersteller. Wenn man selbst keine Möglichkeit hat, sich eine Tinktur oder Pulver zu bereiten, ist man mit standardisierten Produkten gut bedient.

Pflanze im Garten

Pelargonien sind besser bekannt unter dem Namen Geranien. Geranien sind die liebsten Balkonblumen der Deutschen, Österreicher und Schweizer. Sie schmücken Alpendörfer genauso wie Häuser und Wohnungen an der Nordsee. Die sonnenhungrigen und kälteempfindlichen Pflanzen sind bei uns praktisch allgegenwärtig und es gibt keine Gärtnerei, die auf sie verzichten könnte. „Geranie“ – den Namen haben die Sommerblüher von ihrer Pflanzenfamilie *Geraniaceae*, das sind die Storchschnabelgewächse. Es gibt auch in Europa viele Mitglieder der Storchschnabelgewächse und wie die Kapland-Pelargonie sind auch sie mächtige Heilpflanzen, wenn auch mit anderen Schwerpunkten. Man denke nur an den Stinkenden Storchschnabel, der den Wunsch nach Kindern erfüllen kann, oder an das Ruprechtskraut.

Inhaltsstoffe

Polyphenlose wie Gerbstoffe – etwa 9 %; Cumarine, darunter das Umckalin, das als wichtigster Wirkstoff gilt; Gallussäuren, Flavonoide wie Querzetin, Gallocarechin; Kieselsäurederivate und weitere Mineralstoffe; Proteide (Eweißstoffe); Zucker; ätherische Öle wie Geraniol und Citronellol

Die Kapland-Pelargonie ist eine von vielen Arten, die in Südafrika beheimatet sind. Dort wächst sie, wie schon der Name sagt in Kapland, wo es nicht nur 2.000 km Küste, sondern auch Bergzüge mit etlichen 2.000ern gibt. Die trockenen Hochebenen und Berghänge sind ihr Zuhause. *Pelargonium sidoides* hat einen festen Wurzelstock, der bestens an heiße, karge, steinige und trockene Landstriche angepasst ist.

Bei uns hält man die Pflanze über den Winter im Gewächshaus und lässt sie, ebenso wie die anderen Geranienarten, nach den Eisheiligen (ab Anfang Mai) ins Freie. Volle Sonne ist verpflichtend. Trockenheit übersteht diese Geranienart besser als ihre Schwestern. Man darf den Wurzelballen aber nicht komplett ausdörren lassen. Will man einen Teil der Wurzel für sich selbst verwenden und trocknen, ist darauf zu achten, nur mit Pflanzenjauche zu düngen. Der normale Balkonblumen-Dünger regt zwar die Blüh- und Wuchsfreudigkeit an, kann aber unerfreuliche Rückstände in der Wurzel hinterlassen.

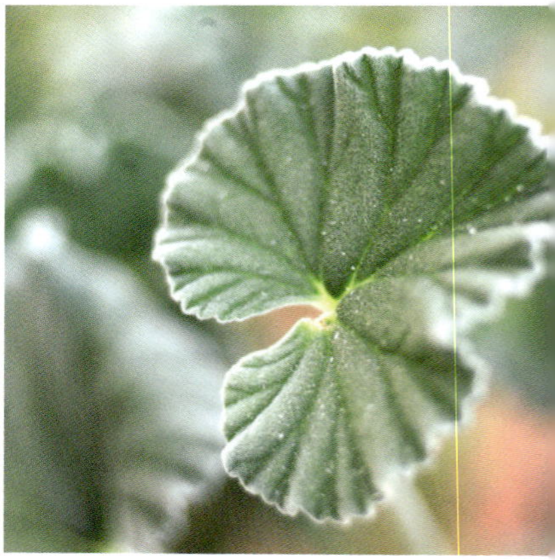

Kapstadt-Pelargonien sind in Spezialgärtnereien oder über den Kräuterversand erhältlich. Menschen mit grünem Daumen schaffen es, sie über Stecklinge oder Samen selbst zu vermehren. Stecklinge kann man immer dann schneiden, wenn man die Pflanze etwas auslichtet, also im Juli und August, aber auch, wenn man die Pflanzen für den Winter vorbereitet, also Oktober bis Anfang November. Man schneidet Seitentriebe ab, die „halbreif" sind, das heißt, sie dürfen weder verholzt (braun) noch unreif (grün) sein, sondern leicht bräunlich. Dann werden untere Blätter und Knospen entfernt und die Hölzlein kommen etwa 2 cm tief in kleine Töpfe mit Anzuchterde. Gut andrücken und ab jetzt alles feucht halten. Der günstigste Stellplatz ist eine helle Fensterbank ohne direkte Sonneneinstrahlung, auch ein Folientunnel kann gebaut werden. Nach einigen Wochen sieht man erste neue Blätter sprießen, dann hat die Vermehrung geklappt und idente Klone der Mutterpflanze entwickeln sich innerhalb der nächsten beiden Jahre zu wunderbaren Wurzelspendern.

Die Vermehrung über Samen ist ebenso möglich. Daran denken, dass Geranien Lichtkeimer sind, die Samen also kaum mit Erde bedecken. Die Keimtemperatur beträgt um die 20 Grad, viel Sonnenschein begünstigt das Wachstum, die beste Zeit, um zu säen, ist der Februar.

Sammeln und verarbeiten

Umckaloabo ist ein Wort aus der Sprache der Zulu in Südafrika und bezeichnet einerseits die Pflanze, andererseits die Medikamente, die heute aus der Kapland-Pelargonie auf dem europäischen Markt zu finden sind. Es gibt sie als Tinktur, als Saft, als Tabletten oder Wurzeldroge. Die Kapland-Pelargonie ist für Kinder, die älter als sechs Jahre sind, gut verträglich. Weniger Erkenntnisse gibt es bei Schwangeren, deshalb ist die Verwendung hier nicht empfohlen. Ebenso bei schweren Leber- und Nierenerkrankungen oder wenn man Blutverdünner einnehmen muss.

Der Wirkstoffreichtum einer Pflanze wird durch Klima und den Boden, auf dem sie wächst, beeinflusst. Inwieweit eine bei uns gezogene Pflanze eine ähnliche Dichte aufweist wie die in Südafrika gewachsenen, ist unklar. Es kommt auf den Versuch an. Die Medizinmänner der Zulus verwenden bis heute einerseits die Wurzeln, aber auch Blätter und die Rinde der verholzten Pflanzenteile. Die Wurzeln als Speicherorgan ergeben bei den in unseren Breiten gezogenen Pflanzen die größte Ausbeute.

Wenn die Geranien eingewintert sind – zwischen November und März, nimmt man Teile der Wurzel mit einem scharfen und vor allem desinfizierten Messer ab, der Rest der Wurzel kann wieder in die Winterruhe und darf im Frühjahr weiterwachsen. Die Wurzelknolle enthält die für uns wichtigen antiviralen, gesundheitsfördernden Stoffe. Sie wird schonend gereinigt, ohne Weiteres auch mit Wasser, und dann mit einem Tuch abgetupft und getrocknet.

Entweder man setzt kleine Wurzelteile sofort in Glycerin (Zuckeralkohol aus der Apotheke) oder hochprozentigem Obstbrand (mindestens 60 %) an oder man zerkleinert die Wurzel und lässt sie auf Papier im lichten Halbschatten trocknen, bis keine Feuchtigkeit mehr vorhanden ist. Das dauert etwa eine Woche.

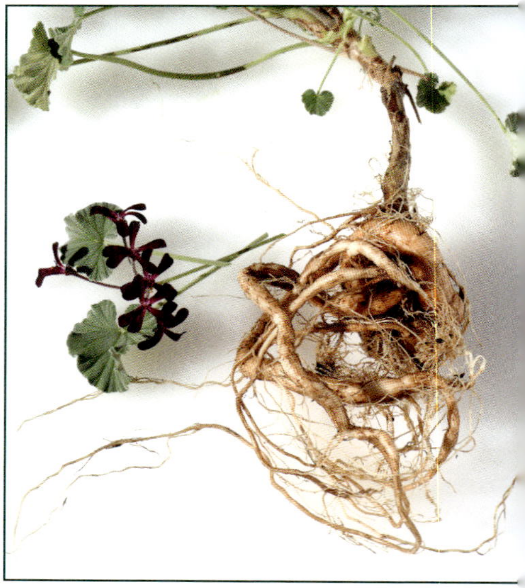

Aufbewahrt wird die getrocknete Wurzel lichtgeschützt in dunklen Glasgefäßen oder Papiersäckchen.

Junge Blätter, junge Blüten und die Rinde von abgeschnittenen Trieben haben ebenfalls hochaktive Inhaltsstoffe gegen Viren und Bakterien, vor allem aber gegen Parasiten. Eine der traditionellen Anwendungen der afrikanischen Volksheilkunde ist es, den Sud aus Blättern und Trieben in die Tränken des Viehs zu geben, wenn es von Parasiten befallen ist.

Bei uns kommen junge, klein geschnittene Blätter und Blüten als Vorbeugung in kleinen Mengen in den täglichen Salat oder werden, klein gehackt, über Gemüse und Suppe gestreut. Pelargonien bestehen zu 90 % aus Gerbstoffen, selbst die Blüten sind ziemlich bitter, deshalb reicht bereits ein Blättchen oder eine Blüte, auch im Obst- oder Gemüsesmoothie. Gerade kleine Mengen stimmen um und könnten eine aktive Parasitenabwehr sein. Parasiten, das weiß man heute, bereiten im Körper ein Milieu, in dem sich Viren und Bakterien besonders gerne ausbreiten!

Blüten und Blätter kann man trocknen und im Winter in einen Mischtee geben, zum Beispiel mit Zistrose. Alles, wo Pelargonie enthalten ist, schmeckt gewöhnungsbedürftig, ist aber auch besonders immunstimulierend.

Wie die Wurzel werden auch Blüten und Blätter lichtgeschützt und trocken aufbewahrt. Getrocknete Wurzel kann man als Teedroge in vielen Apotheken kaufen, sie kommt zum Teil aus Feldanbau, zum Teil aber immer noch aus Wildsammlungen.

Pflanzen, deren Wurzeln gesammelt werden, haben ein Alter von mindestens drei Jahren. Ältere Wurzeln sind zum Teil zu verholzt, jüngere sind noch zu klein.

Empfehlenswerte Anwendungen

Pelargonium-Urtinktur

⊙ Ein weithalsiges Glas bereitstellen. ⊙ Zu 2/3 locker mit frischer, geschnittener Pelargoniumwurzel befüllen. ⊙ Mit Alkohol übergießen. ⊙ Der Alkohol muss etwa 1 Handbreit über den Wurzeln stehen, dann verschließen, entweder mit einem Schraubdeckel oder mit einem Tuch, damit Insekten keine Chance haben, hineinzufallen. Außerdem hält das Tuch die Ansatzflasche dunkel. ⊙ Die Pflanzenteile müssen immer vom Alkohol bedeckt sein, deshalb an einen Platz stellen, den man täglich vor Augen hat und häufig schütteln. ⊙ Bei Bedarf etwas Alkohol nachgießen.

3 bis 4 Wochen ausziehen lassen, danach abfiltern und dabei die Pflanzenteile gut ausdrücken. Das (die) Fläschchen beschriften und bis zur Verwendung dunkel und kühl aufbewahren. Man nimmt von dieser Tinktur 3 Mal täglich 20 bis 30 Tropfen, in Ansteckungszeiten bis zu 5 Mal täglich. Diese Heilpflanze ebenso behandeln, wie alle wirkstoffreichen Kräuter: Nach einer Kur über 3 Wochen mit der Einnahme aufhören und eine mehrwöchige Pause einlegen.

Diese Tinktur kann auch mit getrockneter Wurzel zubereitet werden.

Pelargonium-Pulver

◉ Wurzelteile, junge Blätter und Blüten im lichten Halbschatten trocknen lassen. ◉ Trockene Wurzeln im Mixer oder in einer leistungsstarken Kaffeemühle mahlen. ◉ Getrocknete Blätter und/oder Blüten mit der Hand oder im Mörser fein zerbröseln.

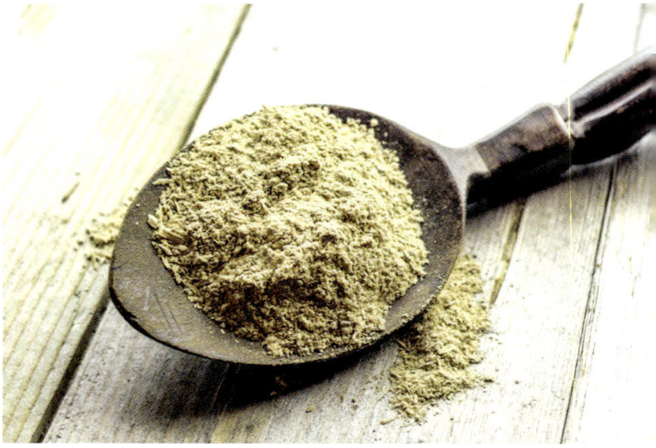

◉ Beide Pulver mischen. 3 Mal täglich 1 Messerspitze mit Wasser einnehmen oder über Getränke, Smoothies, Kartoffeln und Gemüse streuen und dem Körper auf diese Weise zuführen. Achtung, bitter.

Pelargonium-Knospenessig

Diese Zubereitung ist nur für Menschen denkbar, die eine große Anzahl Pflanzen zur Verfügung haben. Man nimmt ausschließlich die Blütenknospen der Kapland-Pelargonie, kurz vor dem Aufblühen.

◉ Etwa 60 g Knospen kommen in eine Flasche und werden mit 1 l Bio-Essig übergossen. ◉ Diesen Ansatz 4 Wochen im Küchenschrank stehen lassen, danach abseihen. Man nimmt vom Essig doppelt so viel ein wie von der Tinktur.

3 Mal täglich 60 Tropfen, das sind 2 normale Teelöffel voll, vermischt mit stillem Wasser oder pur.

Pelargonium-Salz

Kräutersalze sind keine Heilmittel, sie geben aber die richtigen Impulse zur Stärkung der Gesundheit. Man meidet alle raffinierten Salze, die mit Fluor oder Jod versetzt sind, oder solche mit Rieselhilfen. Alle Natursalze aus dem eigenen Land sind für die Herstellung eines Kräutersalzes geeignet, egal, ob sie aus dem Berg oder aus dem Meer kommen.

⊙ Frische Blütenblätter, Knospen und zarte, noch nicht ganz entfaltete Blättchen sammeln und in eine Küchenmaschine geben. ⊙ Für eine kleine Handvoll Pflanzenmaterial braucht man ¼ kg Salz.

⊙ Zuerst die frischen Pflanzenteile mit einem Zerhacker oder im Mixer zerkleinern, dann das Salz dazugeben und nochmals gründlich durcharbeiten lassen. Die Farbe wird genauso wie das Ausgangsmaterial. Sind viele Blüten dabei, wird sie rosa, bei größerem Blätteranteil eher grün.

⊙ Das Salz/Kräutergemisch ist nach dem Mixen feucht und muss getrocknet werden. Das geht entweder im Backofen bei ca. 40 Grad (innerhalb von 1 h) oder in einem dunklen Raum (etwa 1 Tag).

⊙ Anschließend kommt das Salz in die Küchenmaschine und wird erneut gemahlen. Es ist jetzt gebrauchsfertig und ersetzt andere Würzmittel. Das Salz nicht mit anderen Kräutersalzen mischen, sondern immer nur allein für sich verwenden, und zwar für das Nudel- oder Knödelwasser genauso wie für den Salat, die Suppe, Fleisch oder Gemüse. In Kombination mit dem Salz sind Pelargonien nur wenig bitter.

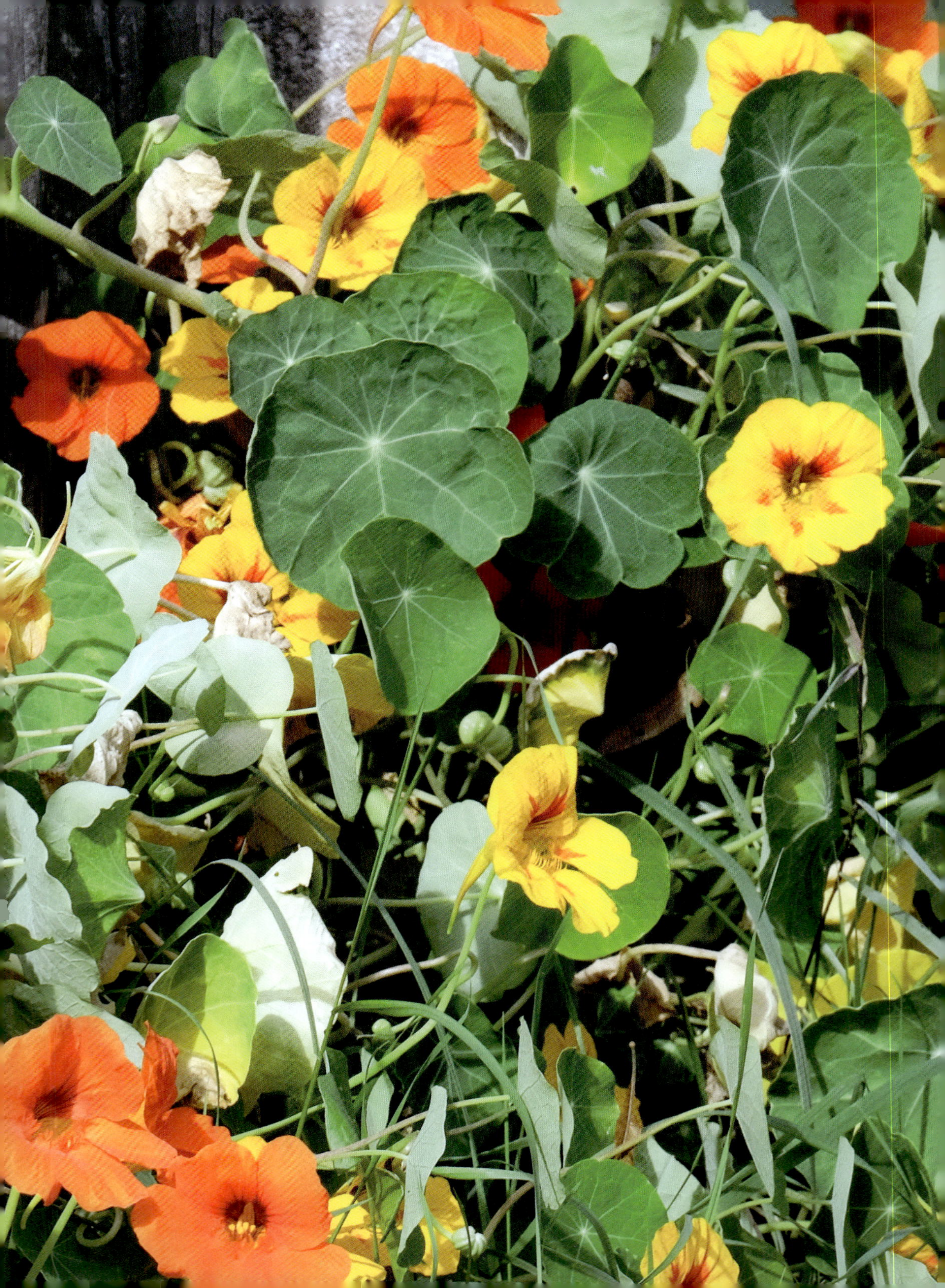

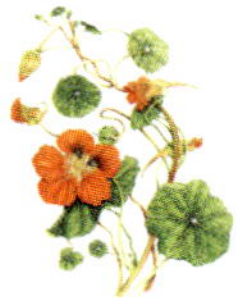

Kapuzinerkresse – *Tropaeolum majus*

Volksname:	Fensterguckerl
Drogenname:	Tropaeoli herba
Pflanzenart – Höhe:	Kapuzinerkressengewächs (Tropaeolaceae), einjährig, als Kletterpflanze bis 3 Meter hoch
Boden & Standort:	Gartenboden, Sonne bis Halbschatten
Aussaat:	April bis Mai ins Freiland
Blütezeit:	Juni bis September
Sammelzeit:	Sommer
Verwendete Teile:	Blätter und Blüten
weitere Eigenschaften:	appetitanregend, wundheilend, desinfizierend, entzündungshemmend, hautdurchblutend

Allgemeines

In allen Teilen der Pflanze, von der Wurzel über Stängeln bis zu Blatt, Blüte und Samen befinden sich Senföle, die die Vermehrung von Viren, Bakterien und Pilzen im Körper von Säugetieren (auch der Mensch ist ein Säugetier) verhindern. Das „Fensterguckerl", wie die Kapuzinerkresse im Volksmund oft genannt wird, ist das Penicillin aus dem Bauerngarten oder Balkonkisterl. Die frische Pflanze schmeckt scharf und enthält Senfölglycoside mit der Eigenschaft, Enzyme für den Stoffwechsel zu aktivieren und die Entgiftung anzukurbeln. Und wem geht es dann an den Kragen? Den Viren und krankmachenden Pilzen, die sich ein eigenes Reich im menschlichen Körper bauen.

Es wurden mehr als 80 Senfölglycoside in verschiedensten Pflanzen entdeckt, sie alle enthalten Schwefelverbindungen, das riecht man auch, wenn man eine Pflanze abschneidet oder verletzt. Heute anerkennt man nicht nur die viren- und bakterienbekämpfende Eigenschaft, sondern vor allem auch den Schutz vor Krebs. Klassisch ist aber nach wie vor die Aktivierung des Immunsystems.

Im Garten

Kapuzinerkresse ist einjährig und muss alle Jahre wieder neu ausgesät werden, bevorzugt nach den Eisheiligen im Mai, oder ab Februar auf der Fensterbank und im Gewächshaus. Sie stammt aus Südamerika und verträgt die hiesigen Winter weniger gut, deshalb wird sie nur in ausgesprochenen Sonderfällen von allein aufgehen. Ausgewildert findet man sie nicht, aber sie kann in jedem Blumentopf und jedem Garten wirkstoffreich wachsen. Besonders gut auf den Baumscheiben von Obstbäumen, wo sie dann gleichzeitig vor Pilz- und Virenbefall schützt, genauso wie uns Menschen.

Inhaltsstoffe

Senfölglycoside (Glucosinolate), Kleesäure, Vitamin C, Schwefel, Mycosin, ätherisches Öl, Favonoide, Carotinoide

Kapuzinerkresse braucht volle Sonne und einen durchlässigen Boden, im Sommer ist sie über Pflanzenjauche oder für Hornspäne dankbar, wobei darauf zu achten ist, immer nur die Erde und nicht Blätter und Blüten zu gießen (wie bei Tomaten).

Sammeln und verarbeiten

Die ersten Blätter gibt es bereits drei Wochen nach der Aussaat, ab Juni sprießen immer wieder neue Blüten, und das bis weit in den Oktober hinein. Kapuzinerkresse gehört zu den Kapuzinerkressegewächsen und punktet mit seinen Senfölen, die den scharfen Geschmack verursachen. Senföle sind gesundheitsfördernde Inhaltsstoffe, wie sie auch im Brokkoli, in Senf, Radieschen, Barbarakraut, Meerrettich und Schnittlauch vorkommen. Allerdings dort in geringeren Mengen (außer im Meerrettich, er hat viel!). Natürlich kann man Kapuzinerkresse auch trocknen und aus Blättern und Blüten ein Pulver zubereiten oder ein Kräutersalz daraus mischen. Für Pulver trocknet man Blüten und Blätter im Halbschatten und luftig. Dann im Mörser zerreiben und in Glasgefäßen aufbewahren.

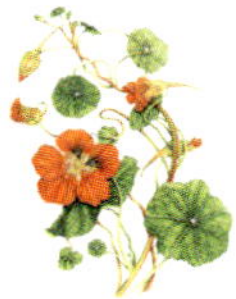

Die bessere Konservierungsmöglichkeit ist die Herstellung eines Pflanzensaftes aus frischen Pflanzen. Ansonsten verwendet man gerade diese Hänge- oder Kletterpflanze vom späten Frühjahr bis in den Spätherbst hinein in jedem Salat und als essbare Dekoration frisch.

Unbedingt darauf achten, eine Pflanze in höherer Dosis höchstens 3 bis 4 Wochen durchgehend zu konsumieren. Man gewöhnt sich sonst zu sehr daran und ein „Umstimmungseffekt“ ist nicht mehr erkennbar. Das gilt natürlich nicht für die tägliche Blüte oder das Blättchen im Salat.

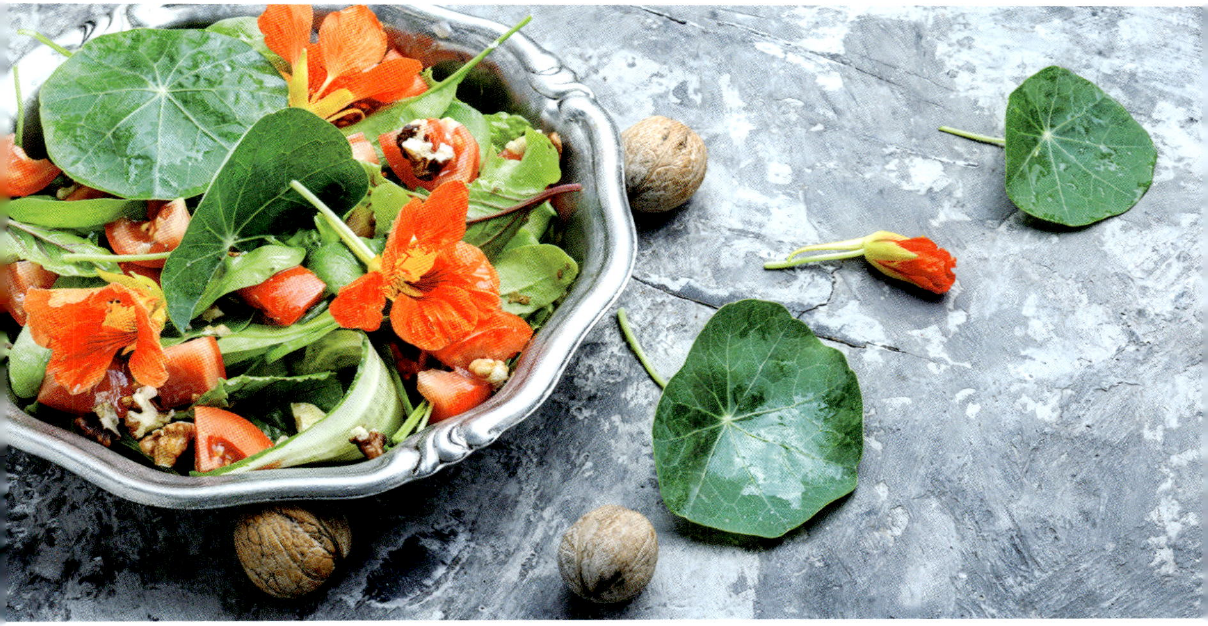

Empfehlenswerte Anwendungen

Rhinoviren (RNA-Viren), die normalerweise Schnupfen und Husten auslösen, werden durch Anwendungen von Kapuzinerkresse und Meerrettich gehemmt, fanden Ärzte in Celle heraus. Das bestätigt die alten Verwendungen.

Sich einen Tee aus der Kapuzinerkresse zu kochen ist wenig sinnvoll, auch wäre es nur in den Sommermonaten möglich, denn beim Trocknen und dem anschließenden Aufguss verflüchtigt sich ein Teil der wirksamen Stoffe und man muss viel mehr davon zu sich nehmen, um den gewünschten Effekt zu erzielen.

Ganz anders verhält es sich bei einem Pulver. Es ist praktisch fast überall verwendbar. Als Würze in Suppen und Gemüse oder, wenn man therapeutische Dosen einnehmen will, eingefüllt in Kapseln, die man mehrmals täglich einnimmt. Man kann leere Kapseln kaufen und selber befüllen. Das ist ein beruhigender Schutz in Ansteckungszeiten. Wer das nicht will, nimmt das Pulver messerspitzenweise ein.

Presssaft aus Kapuzinerkresse

⊙ Eine große Schüssel frische Blätter, Blüten und weiche Stängel sammeln, waschen und im Mixer zerkleinern. ⊙ Die Weiterverarbeitung soll sofort erfolgen, damit möglichst viele Heilstoffe erhalten bleiben. ⊙ Die Breimasse mit 5 bis 10 EL destilliertem Wasser aufgießen und durch ein feines Sieb laufen lassen.

⊙ Den Saft auffangen und in kleine dunkle Flaschen füllen. ⊙ Verschließen und sterilisieren, danach beschriften. Dunkel gelagert hält der Saft mehrere Monate. Wenn man die Flaschen öffnet, laufend verbrauchen und im Kühlschrank lagern. Man nimmt 3 Mal täglich 1 EL.

Kapuzinerkresse-Honig

⊙ ½ kg dünnflüssigen Bio-Honig mit 2 EL zu Pulver zerriebener getrockneter Kapuzinerkresse, ⊙ 1 EL gepulverte Blätter oder Früchte der schwarzen Johannisbeere und ⊙ 1 EL gepulvertem Thymian oder Isländisch Moos (aus der Apotheke) vermengen. Den Honig in Zeiten erhöhter Ansteckungsgefahr täglich teelöffelweise einnehmen oder einen Kräutertee damit süßen.

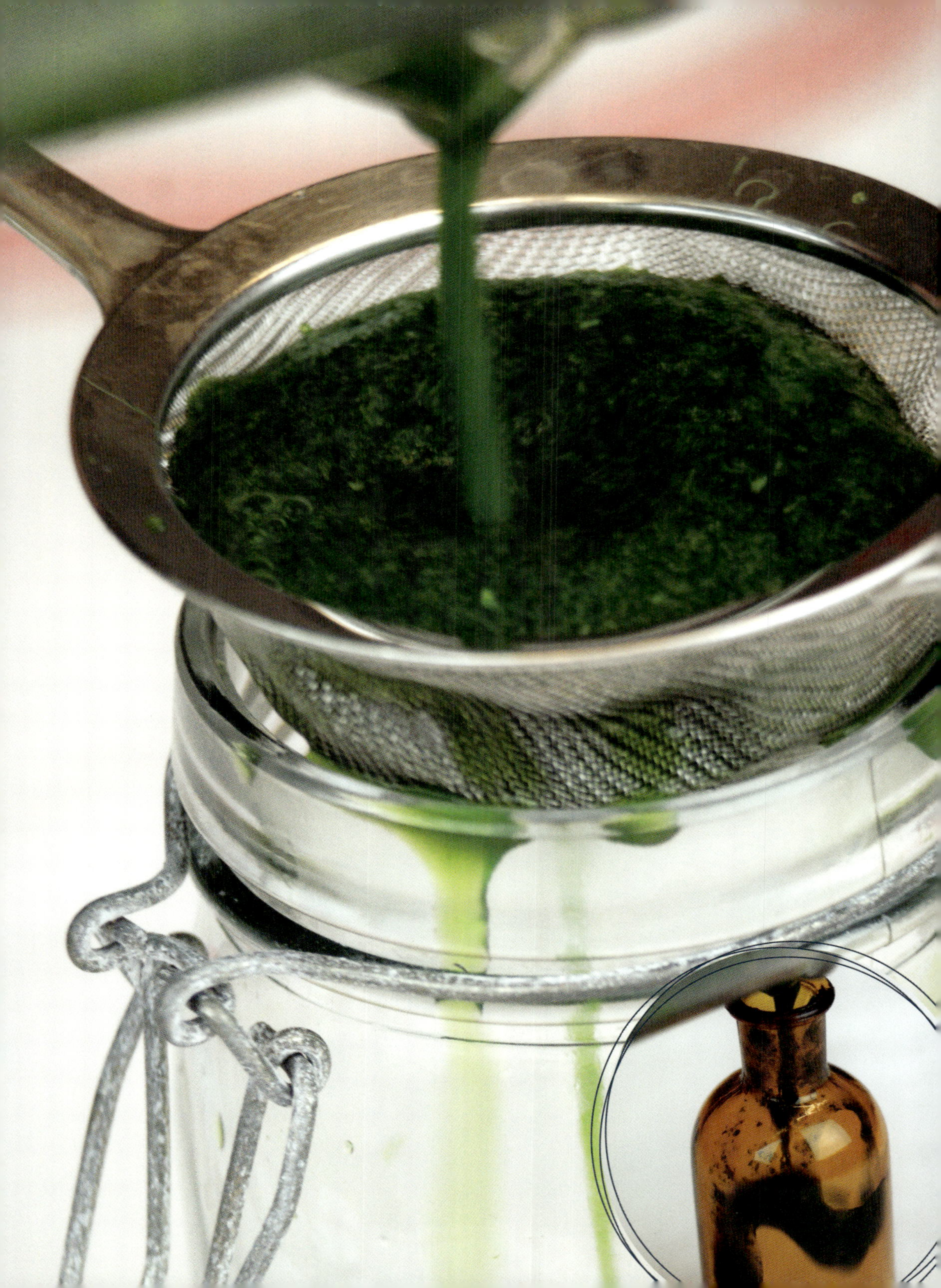

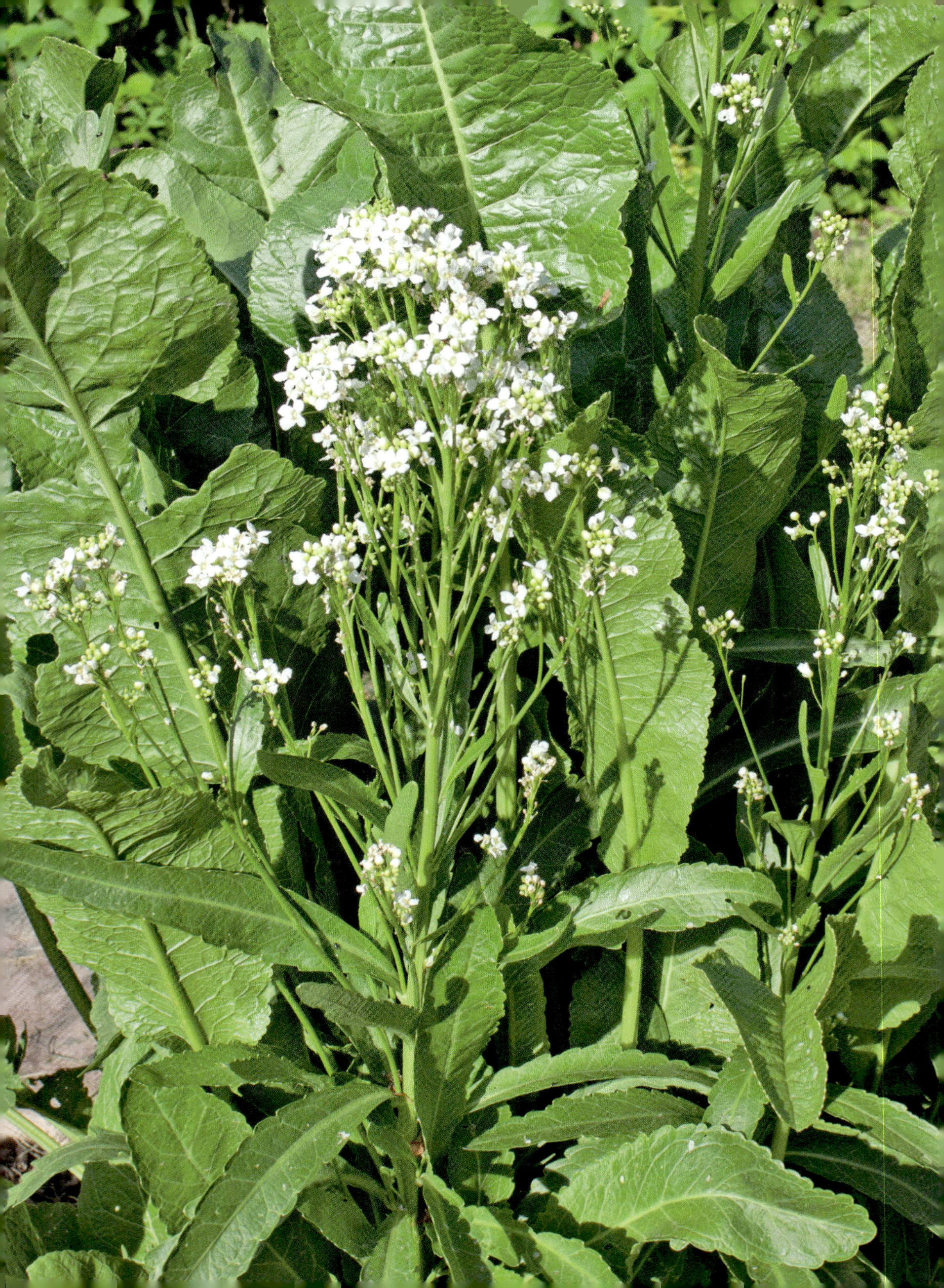

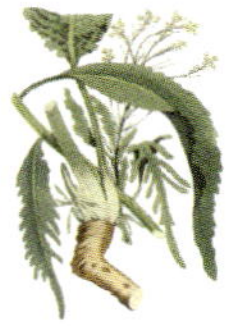

Meerrettich – *Armoracia rusticana*

Volksnamen:	Kren, Fleischwurzel, Pferderadi, Bauernsenf, Rachenputzer, Scharfwurz
Drogenname:	Armoraciae radix
Pflanzenart – Höhe:	Kreuzblütler (Brassicaceae), mehrjährig, 1 Meter
Boden & Standort:	nährstoffreicher Boden, Sonne
Aussaat:	Frühling
Vermehrung:	Seitenwurzeln im März oder April abnehmen
Blütezeit:	Juni bis August
Sammelzeit:	Spätherbst oder Vorfrühling
Verwendete Teile:	Wurzel
weitere Eigenschaften:	verdauungsfördernd, durchblutungsfördernd, hautreizend, schleimlösend, stoffwechselanregend, blähungswidrig

Allgemeines

Wie man sich vor einer Gürtelrose schützt, wussten die Bauern in ihren abgeschotteten Bergtälern schon vor vielen, vielen Jahren: Drei Stückchen Meerrettich mussten am Karfreitag nüchtern gegessen werden. Es war eine magische Anwendung, denn niemand wusste damals von Windpockenviren, die latent im Körper schlummern und in späteren Jahren eine Gürtelrose verursachen können. So hat sich der Meerrettich schon im Mittelalter seinen Platz als Virenkiller verdient. Obwohl man an das Gegenteil glauben könnte, wenn man die Wurzel zerreibt – zuerst beginnt die Nase zu laufen, dann tränen die Augen, so scharf steigen seine Dämpfe nach oben.

Für die Asiaten war der Ingwer die wichtigste Wurzel. Für den Mitteleuropäern war dies immer schon der Meerrettich oder Kren. Als Unterstützer der Bronchien und bei allen Symptomen der Grippe war er früher beliebt wie keine zweite Pflanze. Und weil Meerrettich für Kinder unter 6 Jahren viel zu stark ist, hat man ihnen vorsorglich getrocknete Wurzelstücke als Kette umgehängt (Krenketterl) oder Fußbäder mit dem Absud gemacht. Aufgrund seiner Senföle und Senfölglycoside wirkt Meerrettich hauptsächlich immunstärkend, denn diese Inhaltsstoffe regen die Produktion von Abwehrzellen an und sind keimhemmend. Natürlich nicht nur in den Atem- sondern auch in den Harnwegen. Aber es sind nicht nur die „Scharfmacher" im Meerrettich, die seinen Erfolg ausmachen, es sind auch die Polyphenole (Flavone), vor allem Quercetin, von dem die Fähigkeit bekannt ist, verbrauchte Radikalenfänger wie Vitamin C und E wieder zu reaktivieren – auch kein Fehler.

Pflanze im Garten

Das Kreuzblütengewächs mit seinen unscheinbaren weißen Blüten (4 Blütenblätter) und den kräftig grünen Blättern kam aus dem Norden Osteuropas zu uns und ist in praktisch jedem Bauerngarten zu finden. Von dort ist der Meerrettich ausgewildert und kommt manchmal auch abseits kultivierter Flächen vor. Er ist mehrjährig und braucht einen tiefgründigen Boden, denn die Pfahlwurzel wird mit den Jahren immer dicker und länger und entwickelt zahlreiche Seitenwurzeln, die man immer wieder ernten kann und die auch geeignet sind, die Pflanze zu vermehren. Kauft man sich eine frisch gestochene Krenwurzel beim Gemüsehändler und pflanzt sie ein (Frühjahr), ist die Wahrscheinlichkeit groß, schon im nächsten Jahr den eigenen Meerrettich ernten zu können. Meerrettich wuchert, er beansprucht eine größere Fläche für sich und entwickelt sich dann zu beeindruckender Größe von bis zu 1,5 Meter Höhe.

Inhaltsstoffe

Senföle, Glycosinolate (Scharfstoffe), Quercetin, Vitamin C, B-Vitamine, Mineralstoffe, Enzyme, ätherisches Öl

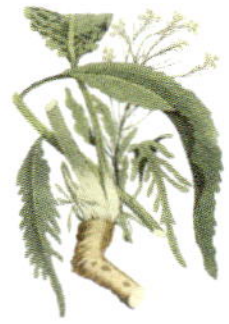

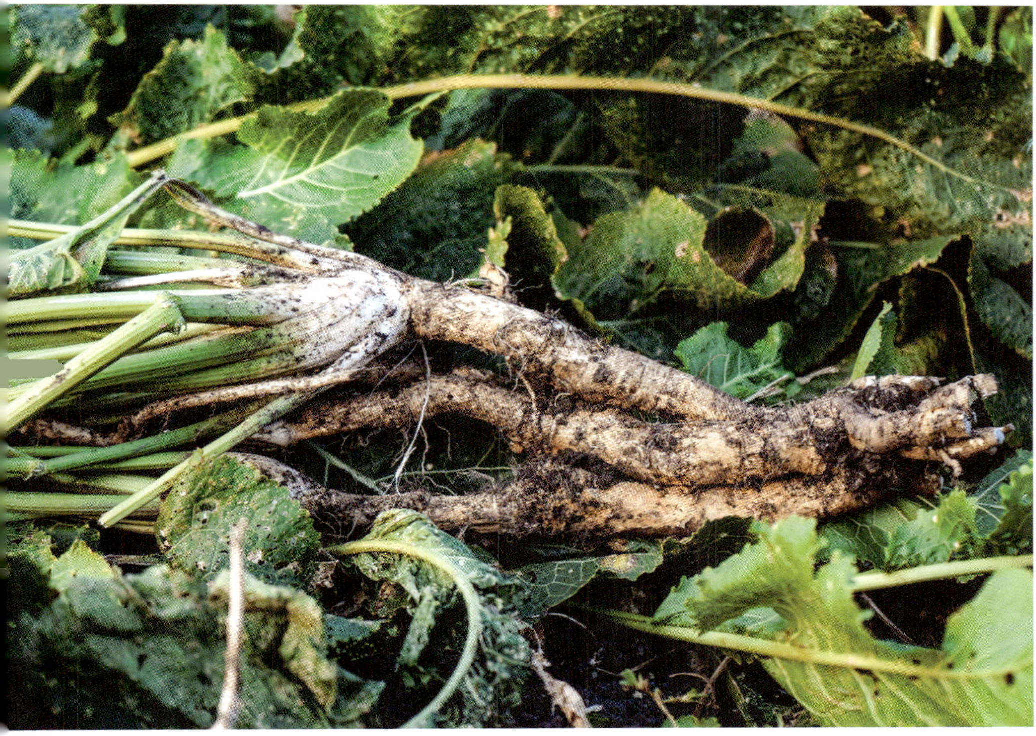

Sammeln und verarbeiten

Die grünen Blätter sind in ihrer Frühphase, also kurz nach dem Austrieb im Frühjahr, ein wohlschmeckendes, wenn auch etwas scharfes Gemüse, einzelne junge Blätter passen gut in Smoothies.

Die Erntezeit der Wurzel ist die kühle Jahreszeit, immer dann, wenn der Boden frostfrei ist, also ab Oktober, November bis in das zeitige Frühjahr. Frisch zu ernten und sofort zu verarbeiten oder in die Ernährung einzubeziehen ist die beste Methode, die Inhaltsstoffe hochdosiert zu sich zu nehmen. Wer die Wurzel trocknen will, gräbt Wurzeln von mindestens einjährigen Pflanzen aus, bürstet sie unter fließendem Wasser und schneidet sie dann in kleine Stückchen. Die gelbliche, fast weiße Wurzel mit der braunen Außenhaut trocknet man im lichten Halbschatten und bewahrt sie dann in

Glasgefäßen auf. Man kann aus den trockenen Wurzelteilen im Mixer ein Pulver machen, das bei jedem Gemüsegericht und auch über Kartoffeln, Reis und Nudeln gut schmeckt. Man kann es mit Steinsalz mischen, ebenfalls mit einem reinen Kräutersalz.

Empfehlenswerte Anwendungen

Presssaft aus Meerrettichwurzel und -kraut

◉ Wurzeln und Blätter kommen in den Mixer, der entstehende Brei wird durch ein Mulltuch abgepresst. ◉ Die Flüssigkeit läuft idealerweise in eine dunkle kleine Flasche, die sterilisiert sein soll. ◉ Man kann mit wenig abgekochtem Wasser etwas strecken. Das Fläschchen kommt in den Kühlschrank und man nimmt NACH den Mahlzeiten 2 Mal am Tag einen Teelöffel voll. Laufend verbrauchen, denn Meerrettich verliert schnell seine aktiven Stoffe, sie lassen sich nicht gut konservieren. Nach 3 bis 4 Tagen wieder frisch zubereiten.

Der Saft ist weder für Kinder geeignet, noch für Menschen mit Magen-, Darm- oder Nierenerkrankungen. Höchstens 2 Wochen verwenden.

Selbst gemachter Essigkren

◉ Einige Wurzeln schälen und sofort in der elektrischen Reibe fein reiben oder im Mixer zerkleinern.

◉ In kleine saubere Schraubgläschen verteilen, aber nicht hineinstopfen, sondern nur lose füllen. ◉ Jetzt je ¼ l Essig mit 1 TL gutem Steinsalz verrühren, bis das Salz sich aufgelöst hat. (Natürlich braucht man von der Flüssigkeit mehr, wenn man größere Mengen Meerrettich einlegen will. ◉ Apfel- oder Weinessig, womöglich Bio, sind gut geeignet. ◉ Den Meerrettich übergießen, bis das Gläschen gefüllt ist. ◉ Das gesamte Pflanzengut muss mit Essig bedeckt sein, es darf nicht herausschauen, ansonsten lieber etwas Meerrettich entfernen.

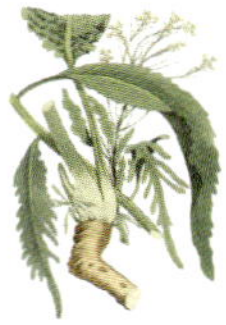

Die Gläschen verschließen und an einem dunklen Ort mindestens 4 Wochen stehen lassen, ehe man den geriebenen Kren verwendet. Geöffnete Gläser sind im Kühlschrank zu lagern und schnell zu verbrauchen. Man nimmt 1 bis 2 EL pro Tag zu Kartoffeln, für eine Salatsoße, zu gebratenem Fisch, gekochtem Rindfleisch oder Würsten.

Krenwein

⊙ 2 EL frisch geriebenen Kren sofort mit ¾ l Bio-Weißwein übergießen und 8 Tage im Dunkeln stehen lassen. ⊙ Danach abfiltern und je ½ Likörglas voll NACH dem Essen trinken.

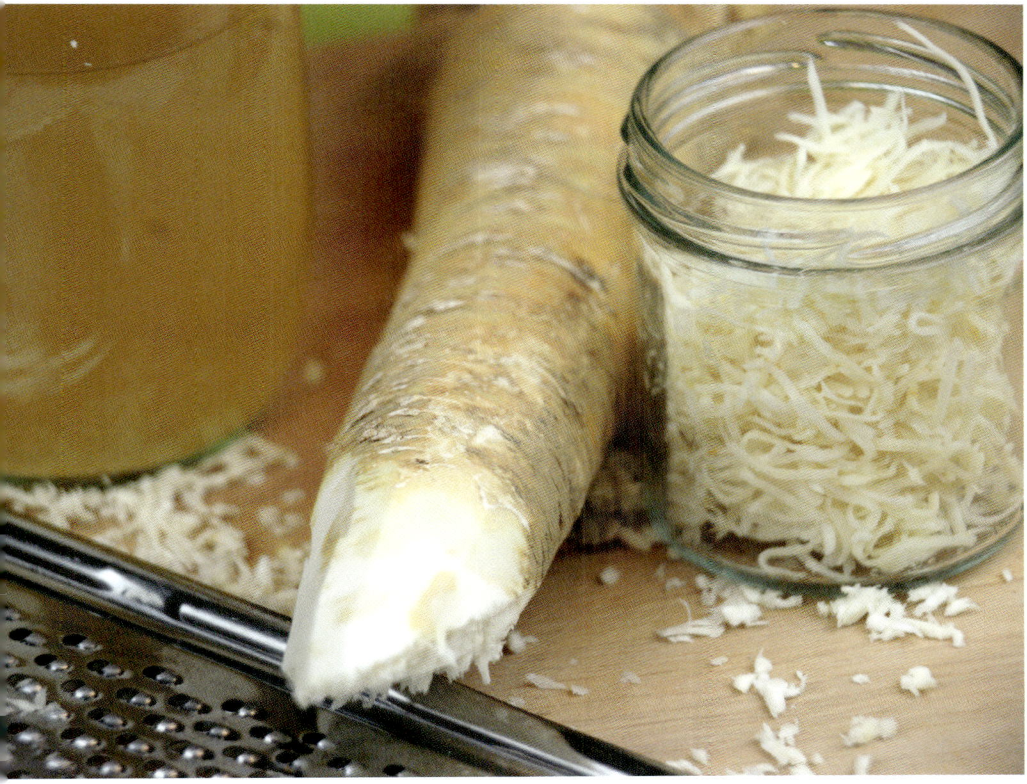

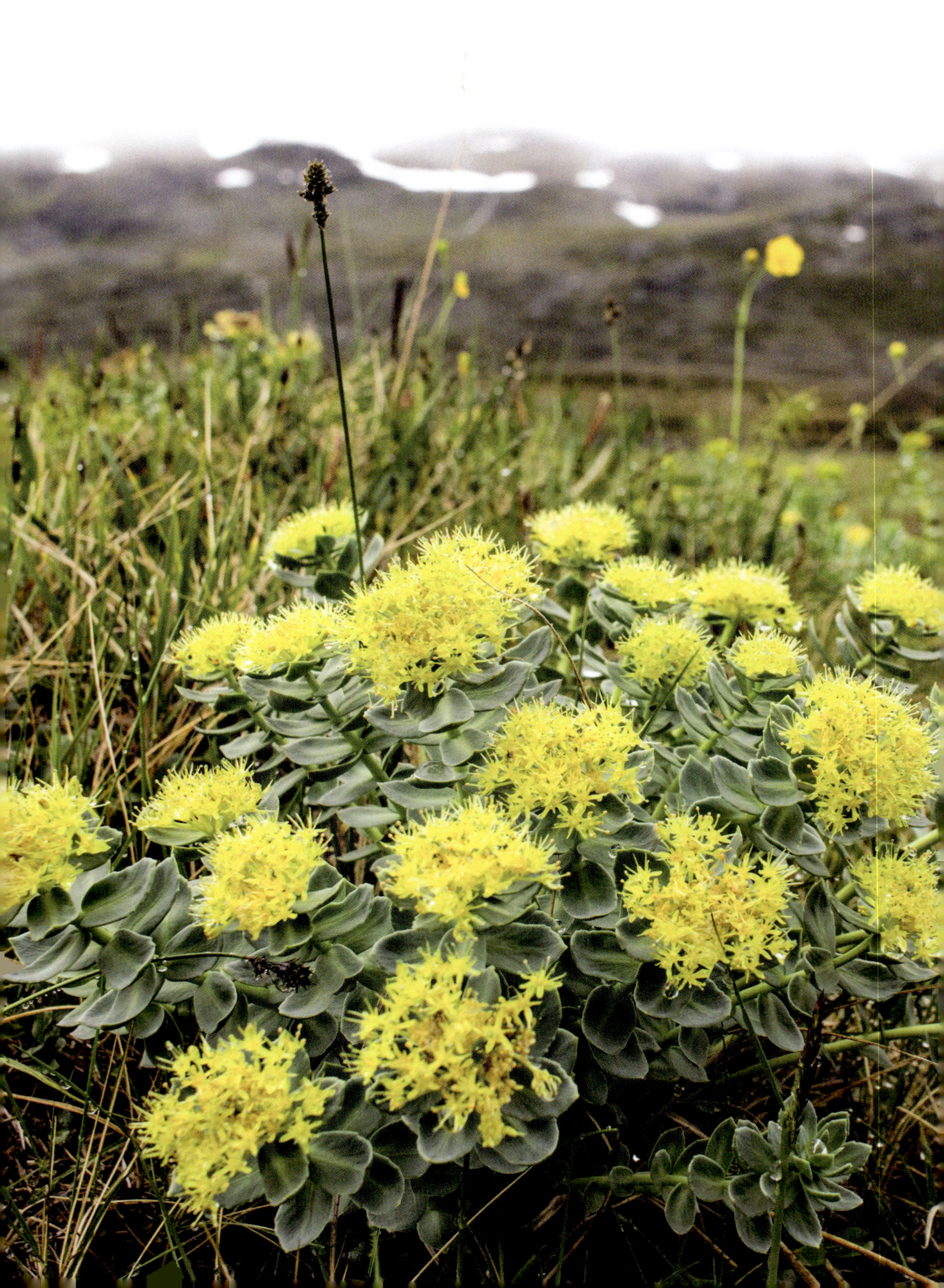

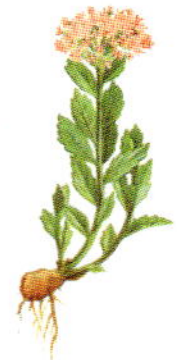

Rosenwurz – *Rhodiola rosea*

Volksnamen:	Goldene Wurzel, Rosenrot (norwegisch)
Drogenname:	Rhodiola folium
Pflanzenart – Höhe:	Dickblattgewächs (Crassulaceae), mehrjährig, 5 bis 30 cm hoch
Boden & Standort:	Feuchtwiese oder Moorboden, bevorzugt in höheren Lagen
Aussaat:	im März
Vermehrung:	Blattstecklinge, Teilung von Wurzelstöcken im frühen Herbst
Blütezeit:	Juni
Sammelzeit:	Frühjahr und Herbst
Verwendete Teile:	Wurzelstock, Blättchen
weitere Eigenschaften:	durchblutend, gehirnstärkend, wundheilend

Allgemeines

Rosenwurz ist eine der besten adaptogenen Pflanzen, die wir heute kennen. Es gibt natürlich viele sogenannte Adaptogene, alle bisher vorgestellten Kräuter gehören dazu, aber auch Ginseng, Taigawurzel, Ashwagandha, Tulsi (= heiliges Basilikum aus Indien), Schisandra und Jiaogolan oder heimische wie der Weißdorn. Adaptogen bedeutet Anpassung. Adaptogene erhöhen die eigene Toleranz gegenüber herausfordernden Situationen. Sie sind das „Cool down", ehe wir explodieren. Rhodiola ist eine Pflanze des hohen Nordens und der höheren Lagen in den Gebirgen dieser Welt. In Russland und in den skandinavischen Ländern ist die Pflanze in der Volksheilkunde hochbegehrt und lange bekannt. Russland schickte vor Jahrzehnten die ersten Kosmonauten mit Rosenwurz-Pulver ins All. Das ist nämlich typisch für alle Adaptogene: Sie machen den menschlichen Körper fit für seine Aufgaben, durch sie zeigen wir, was in uns steckt. Sie sind für den Menschen das, was Treibstoff für den Motor ist, und erhöhen unsere Fähigkeit, mit inneren und äußeren Stressfaktoren fertig zu werden und den Normalzustand im Körper aufrechtzuerhalten.

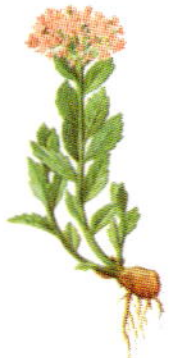

Nicht umsonst wurde der Ausdruck Adaptogen von einem russischen Wissenschaftler erstmals erwähnt – er hat diese „Erzeuger der Anpassung“ entdeckt, die die Widerstandskraft eines menschlichen Organismus erhöhen. Geheime russische Forschungen beschäftigten sich vor allem auch mit der Vermeidung von Folgen nach radioaktiver Strahlung, was den Schluss zulässt, die Resistenz gegenüber äußeren schädigenden Einflüssen würde durch die Einnahme von Rhodiola höher.

Als Antioxidans schützt Rhodiola die Zellen vor Schadstoffen, die von außen in den Körper eindringen, wie es zum Beispiel Viren tun.

Die Wurzel macht hellwach und lässt das Gehirn Wunderleistungen vollbringen. Ausdauer und Reaktionsvermögen können sich steigern. Warum gerade die Rosenwurz als eines der Mittel gegen Viren im Gespräch ist, lässt sich begründen. Schon vor vielen Jahren gab es Vergleichsstudien von Gingko, Ginseng und Rosenwurz. Dabei wurde festgestellt, dass vor allem Rosenwurz-Extrakte Genveränderungen entgegenwirken und sogar das Wachstum von Tumoren bremsen. Offenbar erhöht die Pflanze die Aktivität unserer DNA-Reparatureinheiten. Die Studien wurden dort durchgeführt, wo man die Pflanze traditionell verwendet, in Nordeuropa, denn hier hat das kälteliebende Pflänzchen die höchste Akzeptanz und ist als Medizinprodukt gut eingeführt.

Zu den Zellen unseres Immunsystems gehören die Fresszellen (Phagozyten), das sind weiße Blutkörperchen, die gesunde Zellen schützen und fremde oder bedrohliche Mikroorganismen einfach, wie schon der Name sagt, auffressen. Rosenwurz ist im Labor und auch bei Versuchen mit Menschen aufgefallen, denn die Pflanze scheint nicht nur unsere Fähigkeit zu erhöhen, auf oxidativen Stress angemessen zu reagieren. Sie scheint auch die Fresszellen so zu beeinflussen, dass sie ihrer Arbeit noch effektiver nachgehen. Sie macht somit nicht nur emotional stabil und gelassener, sie stimuliert auch das Immunsystem. Die deutsche Carstens-Stiftung beschreibt eine Doppelblindstudie chinesischer Wissenschaftler, bei der nach Verabreichung eines Rosenwurz-Extraktes ein deutlicher Anstieg der

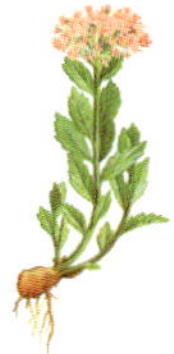

T-Helferzellen festgestellt wurde, außerdem das gesteigerte Atemvolumen der Testpersonen, die Lungenkapazität wurde messbar größer. Bei diesem Rosenwurz-Extrakt handelte es sich um eine Rosenwurzart aus Tibet, also nicht um die klassische *Rhodiola rosea*. Man kann aber davon ausgehen, dass wahrscheinlich viele der rund 60 vorkommenden Rhodiola-Arten dieses Planeten über Heileigenschaften verfügen, es wird weltweit auch über unterschiedliche Arten geforscht. In Asien, vor allem in Tibet, ist Rosenwurz ein Mittel bei Grippe, das heißt gegen Influenza-Viren, aber auch bei Consackie B3-Viren, Auslöser der Sommergrippe oder von Stomatitis. Obwohl die Virenabwehr bei Rosenwurz keineswegs im Vordergrund steht, scheint sie positive Auswirkungen zu haben. Bei Krankheit spielt die Seele eine Rolle, die man auf keinen Fall unterschätzen darf. Es gibt immer Menschen, die sich trotz hohem Ansteckungsrisiko nirgendwo eine Infektion einfangen. Der Grund liegt womöglich nicht nur am perfekt funktionierenden Immunsystem, sondern auch in der Portion Gelassenheit und Ruhe, die im Körper ein ausgeglichenes Milieu schafft und praktisch unangreifbar macht.

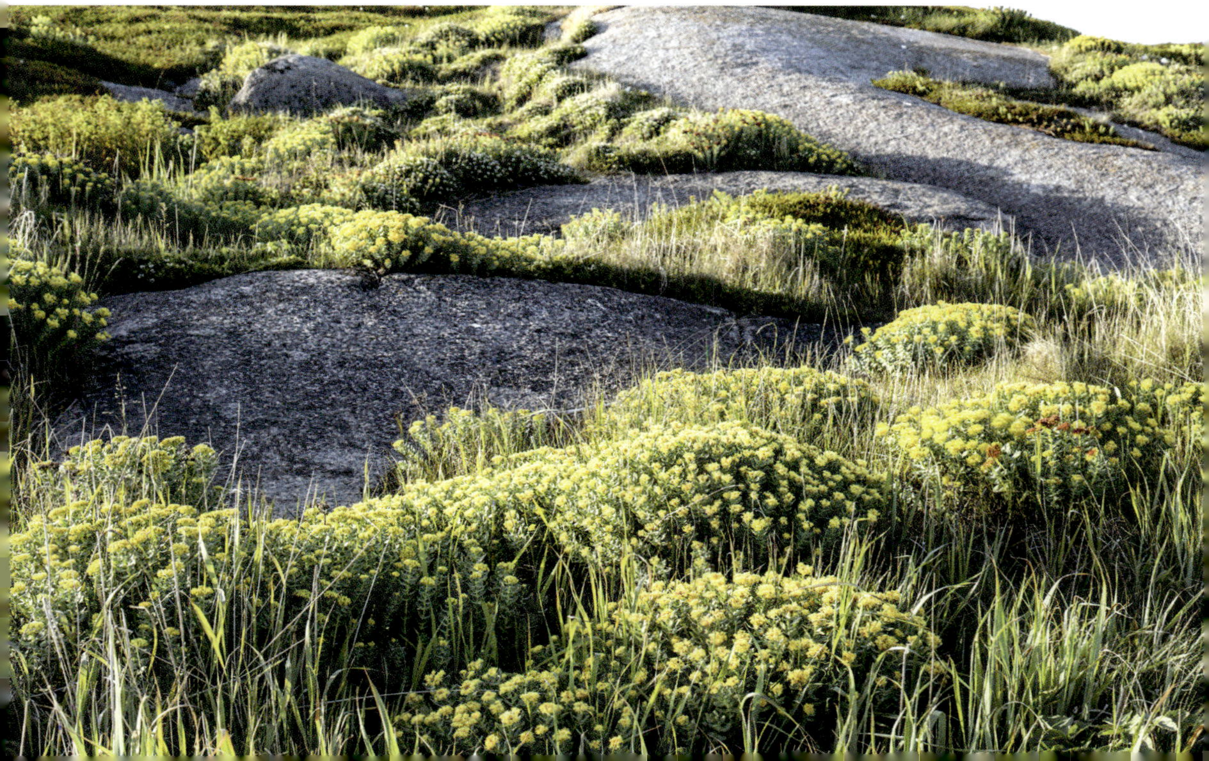

Die Wirkmechanismen sind, wie bei vielen hochpotenten Pflanzen, nicht restlos geklärt. Die Inuit in Grönland, Kanada und Amerika haben in ihrer Volksheilkunde kaum Pflanzen, die sie für die langen Winter aufbewahren. Die Rosenwurz aber gehört dazu. Blätter, Blüten und Stiele werden milchsauer vergoren. Im Winter schlägt man Teile aus dem gefrorenen Fass und wertet damit die Ernährung auf. Vielleicht ist deshalb in Dänemark (Grönland ist Teil Dänemarks) Rosenwurz als Nahrungsmittel eingestuft und nicht, wie in allen anderen Ländern, als Nahrungsergänzungsmittel. Medizinprodukt ist es in Schweden, Norwegen, Finnland, Russland, seit Kurzem in der Schweiz und in ganz China. In Kreisen der „neuen" europäischen Schamanen steht die Rosenwurz als „Heiler für eine veränderte Welt" im Fokus, in der der menschliche Organismus Schwierigkeiten hat, sich den rasant verändernden Lebensbedingungen anzupassen und dabei (auch geistig) gesund zu bleiben.

Inhaltsstoffe

Phenylalkanoide Salidrosid, Rosin, Rosarin und Rosavin; ätherisches Öl; Monoterpen-Derivate Rosiridol, Rhodioloside; Cyanglycoside; Anthocyane; Flavonoide, Vitamine

Goldene Wurzel

Eine enge Verwandtschaft mit Fetter Henne und Hauswurz ist zweifellos da. Früher einmal gab es den lateinischen Namen Rhodiola noch nicht, da nannte man die Rosenwurz *Sedum rosea*, nach all den anderen Dickblattgewächsen, die in unseren Gärten und in der freien Natur genügsam gedeihen. Genügsam, weil sie weder viel Wasser noch viel Erde brauchen. Rosenwurz stellt bestimmte Anforderungen an ihr Umfeld, sie ist eine Pflanze der höheren Lagen. Bis auf 3.000 Meter in den Alpen, bis auf 2.000 Meter im Ural, in Skandinavien oder Kanada. Nur mit Ausdauer und liebevoller Zuwendung kann man sie im eigenen Umfeld ansiedeln, beson-

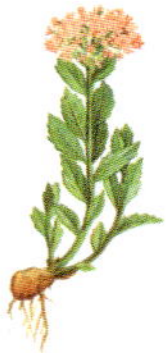

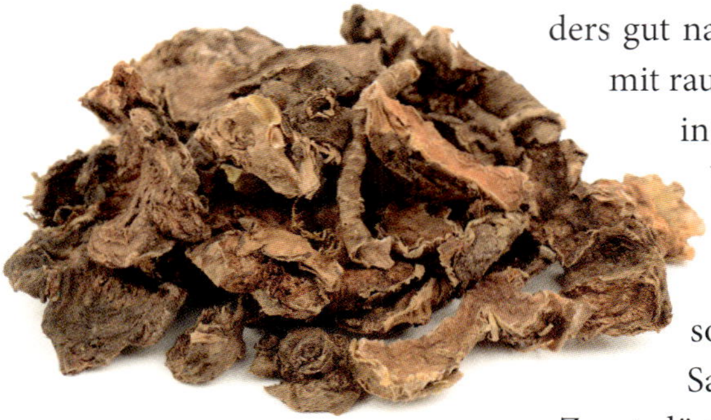

ders gut natürlich in höher liegenden Gegenden mit rauem Klima. Allerdings wächst sie nicht in einer üblichen Gartenerde, sondern braucht magere Erde aus dem Hochmoor eines Gebirges, die muss man sich (wahrscheinlich mühsam) besorgen. Steingartenerde mit Kies oder Sand, auf alle Fälle kalkfrei und ohne Zusatzdünger ist erwünscht, wenn man mit der Anzucht Erfolg haben will. Die absolut winterharte Pflanze wächst auch im Topf und braucht immer volle Sonne. Beschattung durch Bäume ist unerwünscht, denn wo sie normalerweise wächst, ist die Baumgrenze längst überschritten. Bei uns ist Rosenwurz stark gefährdet, sie steht unter strengem Naturschutz.

Die gelben, auffallenden Blüten wechseln nach einer Weile die Farbe, sie sind kurz vor dem Verblühen eher dunkelorange. Bei Rhodiola unterscheidet man weibliche und männliche Exemplare, die männlichen Blüten sind von vorneherein eher dunkelrot. Bei einer Ansiedlung ist darauf zu achten, immer mehrere Pflänzchen zu ziehen, wenn man Nachwuchs produzieren will. Rhodiola entwickelt ab Juli an ihren Stielen sogenannten Trugdolden, das sind kleine Halbkugeln voller winziger Blüten. Der Stiel ist von dicken, fleischigen, graugrünen Blättern bedeckt. Im Norden Europas isst man die Blätter, wie man es bei uns manchmal mit Tripmadam oder dem Mauerpfeffer macht, der wegen seines säuerlichen Geschmacks gut in Salate passt.

Insgesamt wird die Pflanze kaum höher als 35 cm, eher kleiner. Sie hat als Überdauerungsorgan Rhizome, aus denen sich einer oder mehrere Stängel bilden. Die Pflegemaßnahmen für Rhodiola sind, wenn erst das richtige, etwas saure Substrat gefunden ist, minimal. Hin und wieder, wenn es denn gar zu heiß wird, sollte man etwas gießen, aber nur selten. Der Winter ist kein Problem, die Pflanze ist vollkommen frosthart. Sie wird mit der Zeit immer größer und stabiler. Der Wurzelstock breitet sich unter der Oberfläche aus, er kann horizontal oder aber nach unten wachsen und verzweigt sich in alle Richtungen – langsam, aber sicher. Man sieht an den Rhizomen kleine Ausbuchtungen (Schuppen), hier bilden sich die oberirdischen Triebe. Es gibt bereits viele Gärtnereien, wo man entweder Pflanzen oder Saatgut einkaufen kann. Will man selbst Saatgut bekommen, ist auf „Männlein" und „Weiblein" zu achten, denn die Wahrscheinlichkeit, irgendwo in der Nachbarschaft einen Partner für die eigene Rosenwurz zu finden, ist gering. Die Bestäubung wird durch Fliegen oder Bienen vorgenommen. Vermehren kann man auch, indem man den Wurzelstock im Herbst teilt oder aus Blattstecklingen neue Rosenwurzen zieht, dann hat man aber immer nur das Geschlecht, das ursprünglich vorhanden war. Die ganze Pflanze, besonders aber die Wurzel, hat einen angenehmen Duft. Dem leichten Duft nach Rosen verdankt sie ihren Namen. Eine Rosenwurz kann fast ein Jahrzehnt alt werden.

Sammeln und verarbeiten

Als wirkstoffreichster Teil gelten das Rhizom und Teile davon. Bevor an eine Ernte zu denken ist, muss die Pflanze mindestens 3 Jahre alt sein. Erst dann enthält sie ausreichend Rosavin, den wichtigsten Inhalt, in höherer Dosis. Gesammelt kann ausschließlich im eigenen Garten werden oder auf Flächen, wo Rosenwurz angebaut wird, dann aber die Zustimmung des Besitzers einholen. Auf das Ausgraben wild wachsender Rosenwurzen stehen hohe Strafen, es ist kein Kavaliersdelikt mehr, wie vielleicht noch vor 30 oder 40 Jahren, die Pflanze ist bereits extrem selten. Man kann das Rhizom im Spätherbst ausgraben und einen Teil davon abnehmen, indem man einen glatten Schnitt mit einem scharfen Messer macht. Die Wurzel ist innen gelblich und saftig, die dünne Außen-

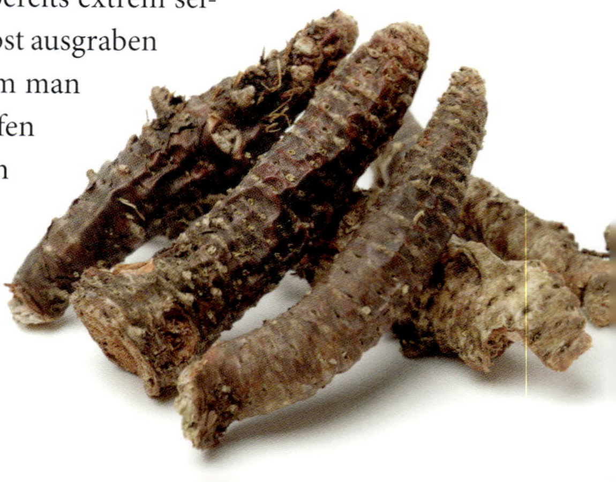

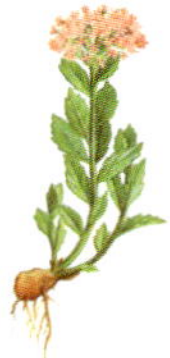

haut braun. Den Rest wiederum einsetzen, so wächst die Pflanze weiter. Man reinigt vorsichtig von Erde und teilt die Wurzel in kleine Stückchen. Auf Papier auflegen und im Halbschatten trocknen lassen. Zur späteren Verwendung staubfrei in Gläsern oder Papiersäckchen aufbewahren und beschriften.

Aus den getrockneten Wurzelteilen kann entweder Pulver hergestellt werden oder man setzt eine Tinktur damit an. Frische Wurzelteile ergeben ebenfalls Tee oder eine Urtinktur. Als Ergänzung zum Wurzeltee könnte man sich natürlich auch Blätter trocknen, die während der gesamten Vegetationsperiode anfallen. Man lässt die fleischigen Blättchen ebenfalls im Halbschatten dörren und bewahrt sie in Glas oder Papier auf.

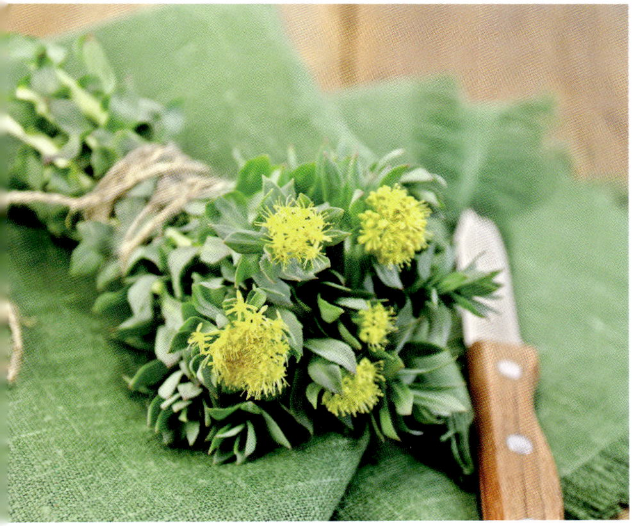

Es gibt wenige Mittel, die sich so konsequent als Altersmittel in Belastungszeiten durchgesetzt haben, besonders im Bereich des Gehirns. Der Neurotransmitter-Stoffwechsel wird verbessert, dazu gibt es viele Untersuchungen über Steigerungen der Gedächtnisleistung und der Merkfähigkeit, aber auch bei zum Beispiel Leisten- oder Schambeinbruch.

Die Pflanze regt an, deshalb nimmt man sie am Morgen ein. Pulver (Kapseln), Tee oder Tinktur sollten kurmäßig eingesetzt werden, eine Kur kann bis zu 4 Monate dauern, dann müsste man sich einer neuen Pflanze zuwenden. Überdosierung ist kaum möglich, denn wer über Tage literweise Tee trinkt oder esslöffelweise Pulver konsumiert, wird nicht mehr einschlafen können, leidet unter Unruhe und verringert dann den Konsum. In Reformhäusern und Apotheken findet man Rhodiola unter verschiedenen Namen in verschiedensten Zubereitungen, manchmal gemischt mit B-Vitaminen und dem Mineralstoff Magnesium. Hauptwirkstoff in den Fertigarzneien ist immer das Rosavin, das Mittel gegen frühes Altern und Stress.

Empfehlenswerte Anwendungen

Rosenwurzmilch

◉ 1 TL getrocknete Wurzelstücke in ¼ l kalter Milch zustellen und bis zum Siedepunkt erhitzen, aber nicht aufkochen. ◉ Beiseitestellen und mindestens 15 Minuten ziehen lassen. ◉ Die Wurzelteile abseihen, dann eventuell mit Honig süßen. Dieser Milchtee ersetzt das Frühstück. Man kann auch Mandelmilch oder Hafermilch verwenden.

Rosenwurztee

◉ 1 TL getrocknete Wurzelstücke mit ¼ l kaltem Wasser zustellen und bis zum Siedepunkt erhitzen, aber nicht kochen lassen. ◉ Von der Feuerstelle nehmen und 10 bis 15 Minuten ziehen lassen. ◉ Dann abseihen und schluckweise trinken.

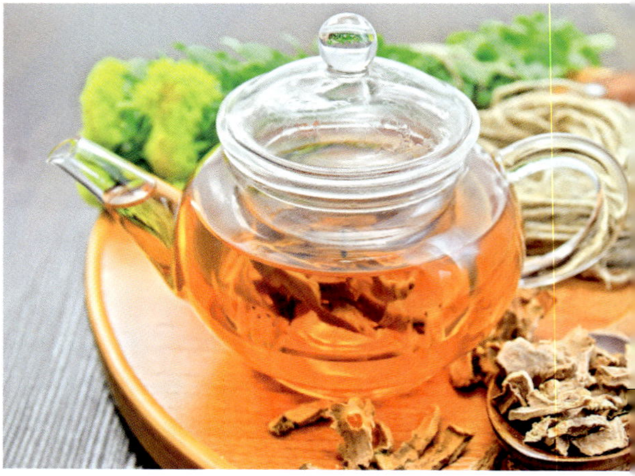

Rosenwurzauszug = Ginseng des Nordens

◉ Man braucht dazu etwa 100 g frische Rosenwurz, die man in einem Mixer oder Zerhacker zu Mus zerkleinert. ◉ In eine ausreichend große Schüssel aus Glas oder Keramik geben. ◉ 400 ml lauwarmes Wasser mit 100 ml Honig vermischen, der Honig soll sich auflösen. ◉ Das süße Wasser über die Kräutermasse gießen. ◉ Den Saft von 2 Zitronen daruntermischen.

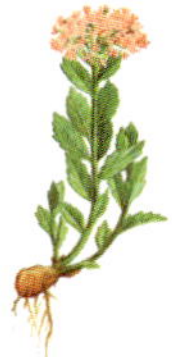

⊙ Jetzt die Schüssel mit einem Tuch abdecken und in der Küche für 2 Tage stehen lassen. ⊙ Manchmal umrühren. ⊙ Nach der Ziehzeit nochmals kräftig umrühren. ⊙ Wenn das Rosenwurz-Mus sehr fein geraten ist, braucht nicht abgeseiht zu werden. ⊙ Sind die Wurzelstückchen größer, seiht man durch ein Tuch.

⊙ Die Flüssigkeit auf ca. 70 Grad erwärmen, die Temperatur mit einem Kochthermometer überprüfen. ⊙ Dann in kleine, saubere Fläschchen füllen und beschriften. ⊙ Dunkel und kühl aufbewahren und laufend verbrauchen. Man nimmt täglich am Morgen 2 TL in ein wenig Wasser oder rührt die Menge ins Müsli oder in ein Joghurt. Täglich verwenden, bis die gesamte Menge aufgebraucht ist.

Blättertee

⊙ 1 TL getrocknete oder 2 TL frische Blätter mit ¼ l heißem, aber nicht mehr kochendem Wasser übergießen. ⊙ Etwa 15 Minuten ziehen lassen. Süßen und schluckweise trinken. ⊙ Wer hat, kann auch etwas frische Wurzel dazugeben.

Rosenwurz-Wein

⊙ 75 g zerkleinerte, getrocknete Rosenwurz oder 125 g zerkleinerte, frische Rosenwurz in eine ½-l-Flasche füllen. ⊙ Wenn man hat, dann einige frische Blätter dazugeben. ⊙ Mit einem Bio-Weißwein übergießen, bis die Flasche voll ist.

⊙ Verschließen und in einem Küchenschrank 3 Wochen stehen lassen. ⊙ Abseihen ist nicht nötig.

Nach der Ziehzeit täglich zum Mittagessen ein Schnapsgläschen voll trinken, bis der Wein verbraucht ist. Es ist ein Aufbaugetränk für geschwächte oder alte Menschen. Wer außer Rosenwurz auch noch ein paar Wurzelteilchen vom Ginseng in die Flasche füllt, hat ein Kraftelixier fürs Gehirn.

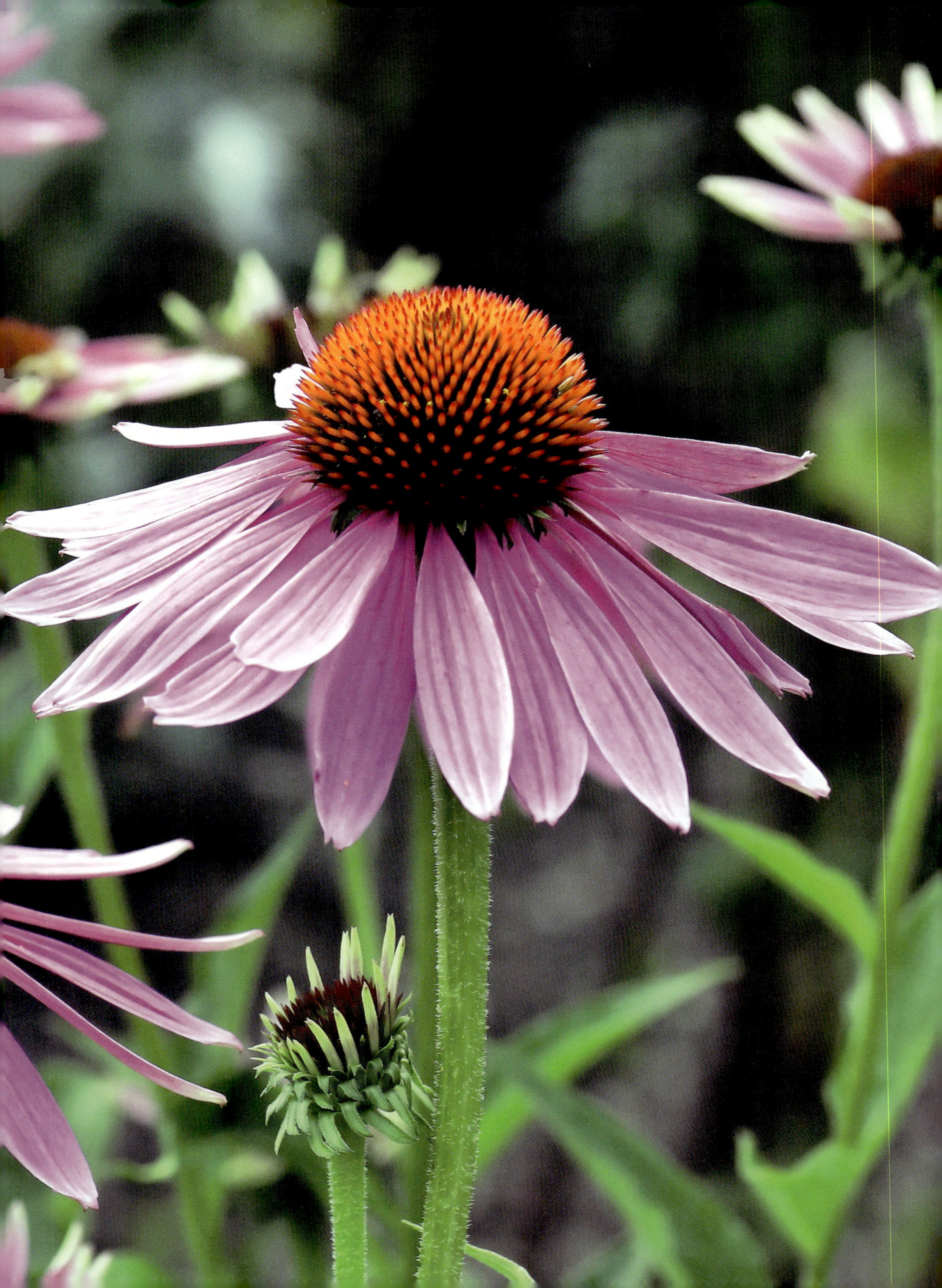

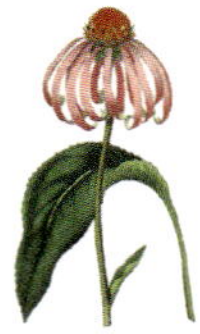

Sonnenhut – *Echinacea angustifolia*

Volksnamen:	Igelkopf, Kegelblume, Sonnenhutkraut
Drogenname:	Echinaceae herba, radix
Pflanzenart – Höhe:	Korbblütengewächs (Asteraceae), mehrjährig, 90 cm
Boden & Standort:	jeder Boden, Sonne
Aussaat:	Frühling
Vermehrung:	Teilung des Wurzelstocks Oktober bis März
Blütezeit:	Juni bis September
Sammelzeit:	Blätter vor der Blüte, Wurzeln im Herbst
Verwendete Teile:	Blütenblätter, Blätter, Wurzeln
weitere Eigenschaften:	entzündungshemmend, aktivierend, Immunsystem anregend

Allgemeines

Wenn sich im menschlichen Körper Entzündungsherde bilden, wenn Viren und Bakterien im Anmarsch sind und sich die ersten Symptome bemerkbar machen, greift heute fast jeder gesundheitsbewusste Mensch zu Echinacea in Form von Echinacea-Globuli oder zu einer Tinktur aus der Apotheke. Selbst kleinen Kindern gibt man sie, wenn die Erkältungszeit anbricht, denn fast nichts unterstützt das Immunsystem so effektiv und ist gleichzeitig so gut verträglich.

Kein Wunder, wenn Echinaceaprodukte in den Apotheken an vorderster Front stehen und bekannt sind. Vor ca. 10 Jahren wurde von der University of British Columbia nachgewiesen, wie außerordentlich stark die antiviralen Wirkungen von Echinacea sind. Viele positive Studien vorher und nachher bestätigen damit die Weisheit von Amerikas Ureinwohnern. Das ist ja auch mit unseren europäischen Heilpflanzen so. Als man vor Jahrzehnten begann, die volksheilkundlichen Anwendungen der unterschiedlichsten Heilpflanzen in Frage zu stellen und sie wissenschaftlich zu untersuchen, stellte man fest, wie stimmig die „alten“ Zuordnungen waren.

Die Leberpflanzen wirkten wirklich auf die Leber (z. B. Mariendistel), die Nierenpflanzen wurden von unseren Vorfahren genau richtig eingesetzt (z. B. Goldrute), die Pflanzen bei Erkältung waren auch bekannt (z. B. Meerrettich).

Von Viren freilich wusste man noch nichts, aber sie waren bestimmt im selben Ausmaß vorhanden wie heute.

Natürlich ist Echinacea auch antimykotisch (gegen Pilze im Körper) und antibakteriell (gegen Bakterien im Körper) unterwegs, aber die antivirale Komponente dieser Pflanze ist tatsächlich einzigartig.

Kontaktet ein Echinacea-Molekül ein noch so winziges Virus, dann wird das Virus getötet. Welcher Inhaltsstoff es ist, mit dem diese Pflanze sich den Feinden unserer Gesundheit nähert, ist weitgehend unerforscht und wird von Mensch zu Mensch und Pflanze zu Pflanze unterschiedlich sein. Gerade bei Naturheilmitteln kann man nicht alles über einen Kamm scheren und bis in die letzte Konsequenz ist es auch nicht belegbar, denn die Natur hat immer Lust am Spiel mit sich selbst und das ist im wissenschaftlichen Versuch oft nicht reproduzierbar. Hier spielt die persönliche Konstitution eine Rolle, die persönlichen Vorlieben, die Sympathie.

Echinacea unterstützt bestimmte Proteine in unserem Körper. Man nennt sie Zytokine. Zytokine werden vom Immunsystem gebildet und haben die Aufgabe, Informationen zwischen den Zellen zu ermöglichen. Wenn ein Virus oder Bakterium in den Körper eindringt, sind sie maßgeblich daran beteiligt, wie schnell unsere Leibgarde reagiert. Alles, was das Immunsystem ankurbelt, ist hoch erwünscht, Echinacea will sich daran beteiligen, wenn man die Pflanze machen lässt.

Das Coronavirus ist nur eines von vielen Grippeviren, die uns Jahr für Jahr zeigen, dass sie auf der Welt sind. Auch wenn Covid-19 die Welt in Schrecken versetzt hat, weil es besonders ansteckend ist und bei manchen Menschen schwere Verläufe nimmt, ist es doch nichts anderes als ein Virus, mit dem ein menschliches Immunsystem fertig werden kann. Wenn gesunder Lebensstil und Seelenhygiene nicht ausreichend sind, um unseren persönlichen Bodygard – das Immunsystem – auf Trab zu halten, muss man sich vorbeugend Pflanzen einfallen lassen, die eine Ansteckung in der Anfangsphase im Keim erstickt.

Wehret den Anfängen! ist ein Gebot der Stunde und wer Angst vor einer Infektion hat, holt sich potente Hilfe aus dem Pflanzenreich und ist mit Echinacea gut bedient. Als schweißtreibende Pflanze senkt Echinacea das Fieber, vor allem aber wird jene Infektion abgewehrt, die das Fieber ausgelöst hat. Man kann nicht warten, bis die Erkrankung ausgebrochen ist, sondern muss bei den allerersten Anzeichen reagieren. Hat man jemanden getroffen, von dem man sich angesteckt haben könnte, sollte man sofort Echinacea-Tinktur oder Tee zu sich nehmen. Globuli oder homöopathische Verdünnungen sind sicher ebenso angebracht, sollten aber zusätzliche Mittel sein. Für die Virenbekämpfung ist in erster Linie die stoffliche Ebene wichtig, in zweiter Linie die nichtstoffliche.

Pflanze im Garten

Nicht alle Heilpflanzen sind so potent wie gerade der Sonnenhut, der einen überwältigenden Siegeszug durch die ganze Welt angetreten hat. Kaum ein Erdteil, wo Sonnenhut sich nicht ausbreitet. Kaum ein Garten, der auf die hübschen Pflanzen verzichtet. Wie bei allen Blühgewächsen, die sich so robust zeigen und unermüdlich bis in den späten Herbst hinein leuchten, wurden in den letzten Jahrzehnten mehrere Gartenformen in unterschiedlichen Farbschlägen gezüchtet. Es sind Abarten, die nicht auf ihren Wirkstoffreichtum untersucht sind (obwohl sie ihn vielleicht haben, aber das weiß man eben nicht!). Nur drei Arten sind heilkräftig, man achte darauf, die Subspezies zu vermeiden und auf

Inhaltsstoffe

Polyacetylene, Echinacin, Polysaccharide, Echinacosid, Glykoside, Isobutylalklamine, ätherisches Öl, Harz, Betain, Sesquiterpene, Pentosin, Fermente, Inulin, Vitamin C

die Ursprungspflanzen zurückzugreifen. Die großen Drei sind: *Echinacea pupurea* = der Rote Sonnenhut, *Echinacea angustifolia* = der Schmalblättrige Sonnenhut und *Echinacea pallida* = Blassfarbener Sonnenhut. Wenn man die Wahl hat, nimmt man *Echinacea angustifolia*, er hat die meisten bioaktiven Stoffe.

Der gelbe Sonnenhut, der bis auf die Farbe ähnlich aussieht, ist nur entfernt mit der Heilpflanze verwandt und hat außer dem Namen wenig mit ihr gemeinsam. Echinacea gehört zu den Zinnien, die gelbe Schwester (Rudbeckie) zu den Sonnenblumen (Heliantheae). Aber alle entstammen sie der großen Familie der Korbblütler, ebenso wie die großen Heilkünstler Kamille oder Ringelblume, Goldrute oder Topinambur, Mutterkraut und Arnika, Löwenzahn und alle heilkräftigen Disteln, allen voran die Artischocke. Gänseblümchen, Wegwarte und Beifuß sind ebenfalls Korbblütler.

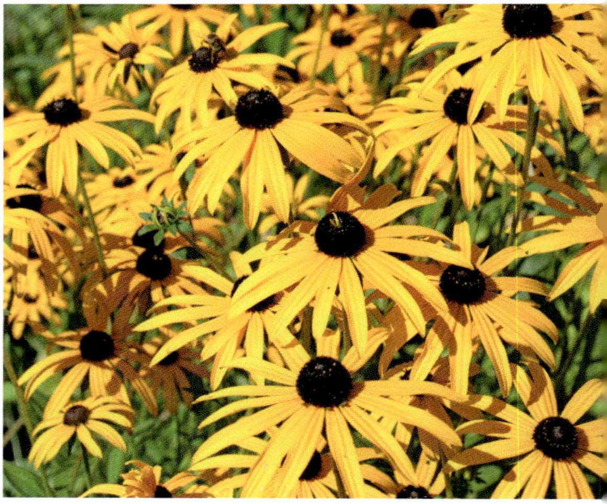

Sonnenhut ist eine mehrjährige, absolut winterharte Staude. Sie wird bis zu 10 Jahre alt und verjüngt sich durch Aussaat wie von selbst, zum Teil erobert sie neue Bereiche eines Gartens, dann soll man sie wachsen lassen! Die Samen müssen nicht mit Erde bedeckt sein, es reicht, wenn sie Erdberührung haben, Echinacea ist ein Lichtkeimer.

Andere Pflanzen, die ihr zu nahe kommen und ihre Kreise stören, kann sie nicht ausstehen, dann verabschiedet sie sich im schlechtesten Fall. Sie braucht Platz, Luft, viel Sonne und ab und zu einen kräftigen Wind. Gleich fühlt sie sich wie zu Hause, in der nordamerikanischen Prärie, aus der sie stammt. Da gibt es weder Baum noch Strauch, nur kargen (kalkreichen)

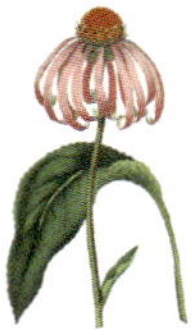

Boden, Steine und wenig Wasser. Diese Pflanze passt zu den heutigen Klimaverhältnissen mit langen Trockenperioden und sinkendem Grundwasserspiegel. Echinacea bildet einen starken Wurzelstock mit sehr vielen Seitentrieben aus und nützt so die Wasserversorgung optimal. Sie wird von vielen Insekten besucht, bei großen Beständen bieten ihre harten Blätter kleinen Tieren Unterschlupf.

Wenn sie älter als drei Jahre geworden ist, kann man die Pflanze teilen. Dazu ausgraben, den Wurzelstock in drei bis vier Teile teilen und neu einsetzen. Das muss im Herbst, nach der Blüte geschehen, dann, wenn die Blätter bereits einziehen, Anfang November. Es ist eine gute Art, Echinacea zu verjüngen und zu vermehren. Die Vermehrung funktioniert auch über Stecklinge.

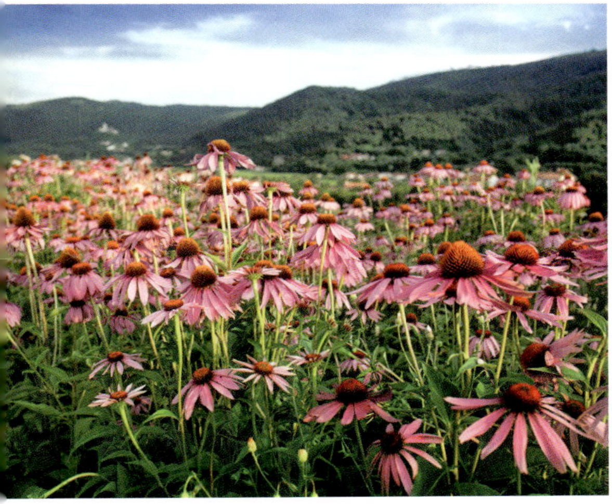

Natur ist das, was sich von ganz alleine macht, schrieb Aristoteles und meinte damit, wir könnten daran nichts verbessern. Da hat er aber die Rechnung ohne den Wirt (uns Menschen) gemacht. Wir wollen dauernd etwas verändern und meinen, damit würde es auch besser. Das gilt für manche Lebensbereiche (vielleicht?), für Heilpflanzen gilt es nicht. Sie sind perfekt, wie sie sind. Wunderbar in der Problembekämpfung.

Echinacea, die messbar die Anzahl der weißen Blutkörperchen erhöht und damit die menschliche Immunabwehr potenter macht, ist ein gutes Beispiel dafür. In vielen Studien ist ihr Einfluss beschrieben, z. B. die Erhöhung der T-Helferzellen, der Leukozytenzahl, eine Steigerung der Phagozytose (= Vernichtung von körperfremden Bestandteilen) und (schon beschrieben) der Zytokine. Wie die Pflanze das macht, welcher Mechanismus dem allen zugrunde liegt, verschließt sich dem wissenschaftlichen Verständnis. Es ist aber so überzeugend, dass die Pflanze in Europa offiziell anerkannt ist, es gibt viele Fertigprodukte daraus.

Sammeln und verarbeiten

Da man von der Pflanze alles verwenden kann, hat man das ganze Jahr über frische Pflanzenteile zur Verfügung, wenn man einen Garten hat oder jemanden kennt, bei dem Sonnenhut wächst. Im Frühling gibt es die ersten Blätter, ab Ende Juni bis September Blüten, Stängel und Blätter, im Herbst und Winter kann die Wurzel gegraben werden. Alle Pflanzenteile sind wirkstoffreich, die Wurzel etwas mehr als die grünen und bunten Pflanzenteile. Frisches Kraut und frische Wurzel sind den getrockneten Varianten vorzuziehen, aber auch das getrocknete Kraut und die getrocknete Wurzel sind für heilkundliche Anwendungen zu empfehlen.

Man trocknet diese Sonnenpflanze im Schatten auf Packpapier. Die Blütenblätter werden abgezupft – den Igelkopf, der danach übrig bleibt, zerschneidet man in feine Scheiben, auch die Blütenblätter werden klein geschnitten. Weiche Stängelteile und Blätter können ebenfalls getrocknet werden.

Alles muss auf Fraßschäden untersucht sein, man verwendet nur unbeschädigte und vor allem junge Pflanzenteile.

Die Wurzel wird schonend von Erde befreit, gewaschen und danach in kleine Teile geschnitten. Sie braucht länger, ehe sie richtig trocken geworden ist. Alles in dunklen Glasgefäßen oder in Papiersäckchen aufbewahren und beschriften. Diese Teedrogen sind mindestens bis zur nächsten Ernte wirkstoffreich, meist sogar weit darüber hinaus. Wenn die nächsten frischen Pflanzen da sind, kann man das noch Übrige in Voll- oder Teilbädern und in Kosmetik verbrauchen.

Als Verarbeitungsmöglichkeiten kommen Tinkturen und Essenzen in Frage, aber auch Tee oder Pflanzensaft und homöopathische Arzneien.

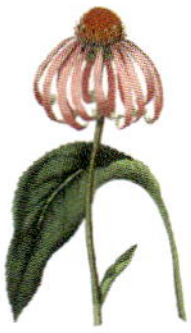

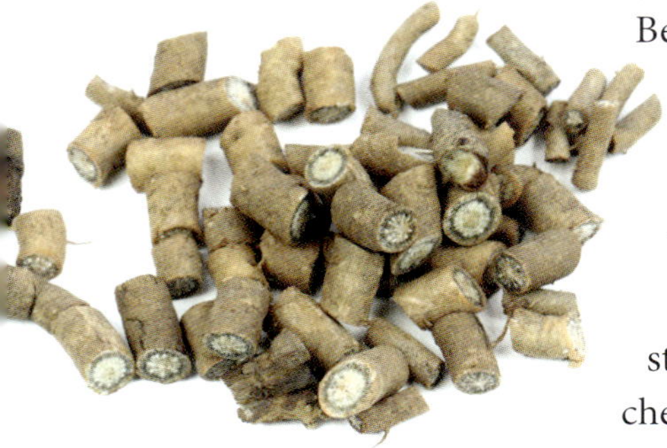

Tipp

Bei Menschenansammlungen, in öffentlichen Verkehrsmitteln, bei schlechten Umweltbedingungen wie Feinstaubbelastung etc. nimmt man einige kleine Stücke getrocknete Wurzel in den Mund und behält sie einige Zeit darin, man kann sie auch kauen. Die Wurzelstücke nicht schlucken, sondern nur den Speichel, der sich entwickelt. Das gesamte Lymphsystem des Körpers wird durch die Inhaltsstoffe stimuliert, es kommt zu einer Stärkung des Immunsystems.

Pflanzensaft aus dem Sonnenhut wird von verschiedensten Firmen angeboten. Er kann auch selbst hergestellt werden. Die antivirale Wirkung ist in den lebendigen, frischen Pflanzen in allerhöchster Konzentration enthalten.

Ein selbst gepresster Pflanzensaft hat Vorteile, aber auch einige Nachteile. Er hält im Kühlschrank höchstens 2 Tage, man muss spätestens jeden dritten Tag die Press-Prozedur wiederholen, und diese ist aufwendig. Es sind große Mengen an Pflanzenmaterial erforderlich, denn die Ausbeute ist gering.

Man benötigt dafür im besten Fall eine Kräuterpresse (es gab früher Pressen aus Holz, mit denen z. B. der Maisaft aus Wermut gepresst wurde). Heute verwendet man einen Walzenentsafter, wo sich die gepressten Pflanzen praktisch nicht erwärmen. Es entsteht einerseits Saft, andererseits eine Art Presskuchen, den man trocknen und als Gewürz oder Tee verwenden kann. Der Saft kann esslöffelweise verwendet werden. Anfangs nimmt man höchstens 1 bis 3 EL über den Tag verteilt. Dann kann man alle 2 Tage vorsichtig steigern. Alle frischen Pflanzensäfte enthalten hochkonzentrierte Wirkstoffe, wer sie nimmt, muss den eigenen Körper beobachten und auf Reaktionen Rücksicht nehmen. Es können Magenschmerzen auftreten, verändertes Stuhlverhalten oder ein Hautausschlag. Dies deutet auf eine Unverträglichkeit gegenüber Korbblütlern hin, also eine Allergie. Auf Echinacea soll bei den Krankheitsbildern Tuberkulose, Leukämie und MS, außerdem bei Autoimmunerkrankungen verzichtet werden. Kinder unter 4 Jahren und Schwangere verwenden so einen Pflanzensaft ebenfalls nicht. Hier bieten sich die homöopathische Mittel an.

Wenn es im Haushalt keine speziellen Entsafter gibt, hat man die Möglichkeit, das Pflanzenmaterial inklusive Wurzeln im Mixer unter Zugabe von wenig Wasser zu zerkleinern. Der entstehende Brei kann durch ein Mulltuch laufen. Die Ausbeute ist ebenfalls gering, aber man kann es zumindest einmal versuchen. Eine Saftkur mit Echinacea dauert 3 bis 6 Wochen, dann muss man andere Pflanzen verwenden oder legt mindestens 8 Wochen Pause ein.

Die Teezubereitung oder die Herstellung einer Tinktur, beides aus frischen oder getrockneten Pflanzenteilen, ist die einfachere Lösung, auch wenn hier nur etwa 60 bis 70 % der Wirkstoffe im Körper ankommen.

Empfehlenswerte Anwendungen

Urtinktur und Essenz in einem

Diese Sonnenhuttinktur ist zwar etwas aufwendig in der Herstellung, enthält aber die wirkrelevanten Stoffe in hoher Konzentration.

◉ Man setzt alles an, Wurzel und Blätter, Blüten, Blütenboden und Teile des Stängels.

◉ Eine frische Wurzel wird gereinigt und fein geschnitten. ◉ Sie kommt in ein weithalsiges Glasgefäß und wird mit hochprozentigem Alkohol übergossen. ◉ Der Alkohol soll mindestens eine Handbreit über den Pflanzenteilen stehen, nichts darf herausschauen. ◉ Man nimmt entweder den 96-%-Alkohol aus der Apotheke oder besorgt sich einen über 60-%-Alkohol aus einem Brennereibetrieb. ◉ Verschließen und bei normaler Tempe-

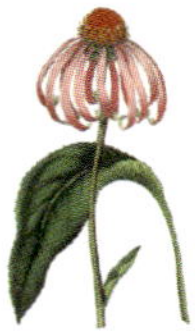

ratur in der Küche oder einem Vorratsraum stehen lassen. ◉ Der Ansatz soll mindestens 4 Wochen reifen.

◉ In ein weiteres weithalsiges Glasgefäß die klein geschnittenen Blütenblätter, Blätter, den Blütenboden und Stängel geben. ◉ Mit einem normalen Obstbrand oder Korn übergießen. ◉ Die Pflanzenteile müssen bedeckt sein, der mindestens 38- bis 40-%-Alkohol soll deutlich über den Pflanzen stehen. ◉ Das Glas verschließen und ebenfalls ruhen lassen.

◉ Beide Ansätze häufig kontrollieren und durchschütteln.

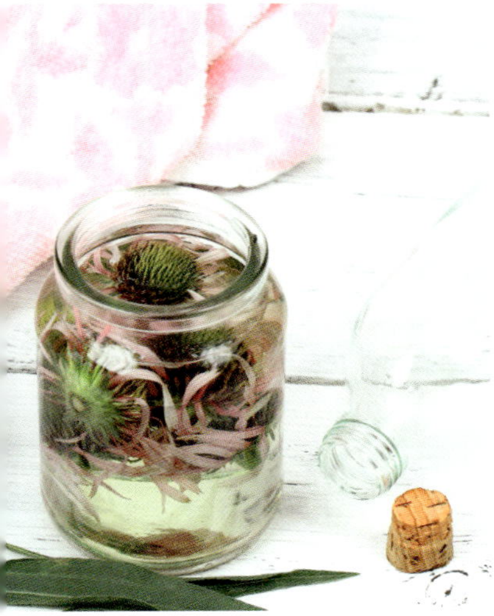

◉ Nach 4 Wochen durch ein Mulltuch abseihen und beide Flüssigkeiten vermengen.

Man nimmt von dieser Urtinktur, die gleichzeitig Essenz ist, 3 Mal täglich 20 bis 30 Tropfen (= 1 TL), verdünnt mit etwas Wasser. Die Einnahmeempfehlung lautet: 2 Stunden vor oder nach dem Essen, nicht bei gleichzeitigem Lebensmittelkonsum. Zur Vorbeugung und als Virenabwehr zur Unterstützung des Immunsystems kann die Echinaceatinktur eine ganze Woche lang eingenommen werden, dann macht man eine Pause von einer Woche und beginnt wieder von vorne.

Wurzelpulvertee

◉ Aus getrockneten Wurzeln im Mixer ein Pulver machen. ◉ Das Pulver lichtgeschützt aufbewahren. ◉ Für eine Tasse Tee 1 TL Wurzelpulver mit ¼ l kochendem Wasser übergießen. ◉ 10 Minuten ziehen lassen. ◉ Dann abseihen und schluckweise trinken. 3 Tassen pro Tag sind die richtige Dosierung, wie bei der Tinktur immer zwischen den Mahlzeiten (Zeitabstand ca. 2 h). Die Teeanwendung 2 bis 3 Wochen durchführen.

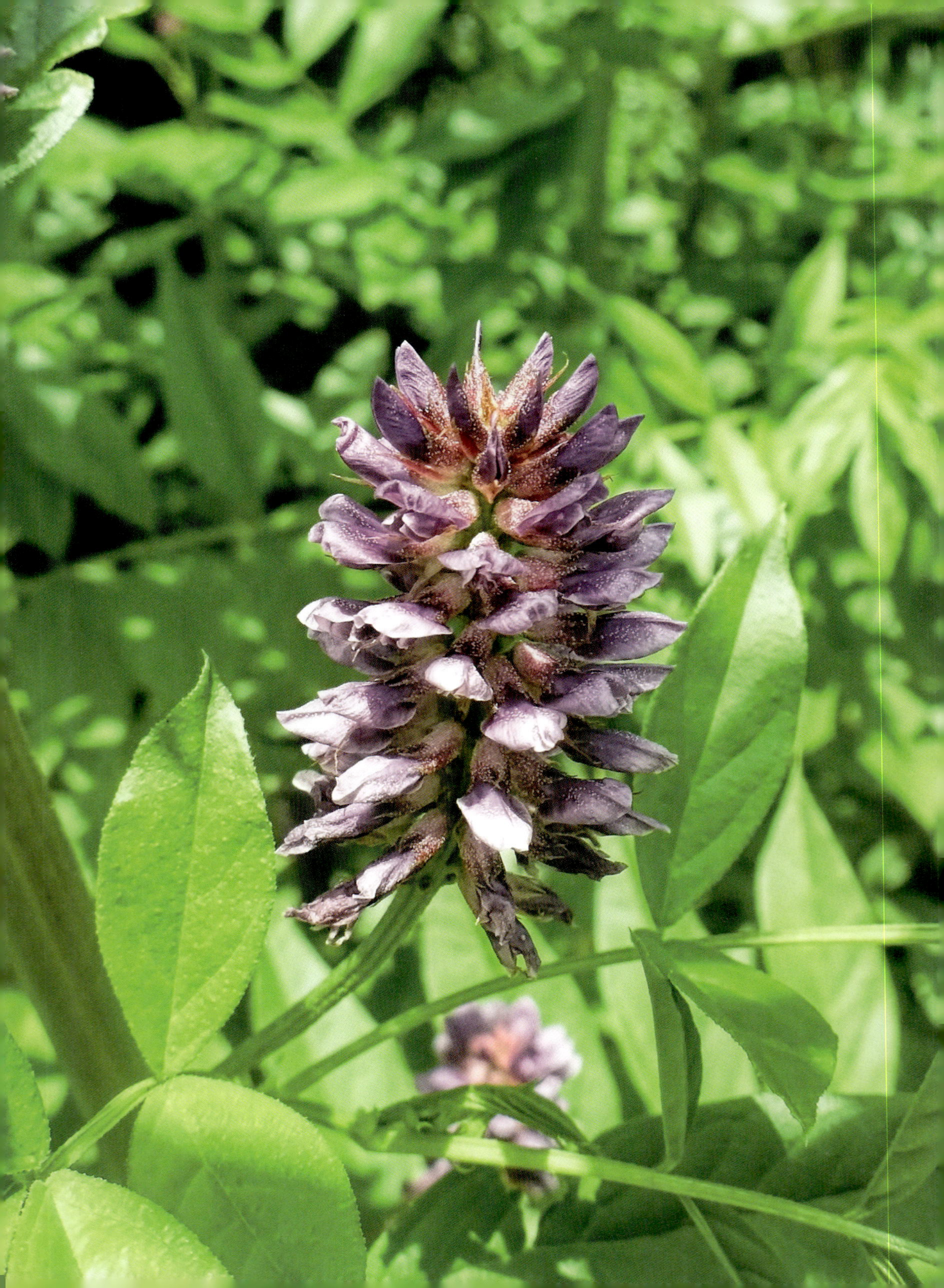

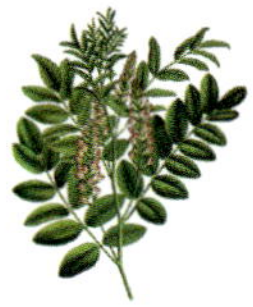

Süßholz – *Glycyrrhiza glabra*

Volksnamen:	Lakritze, Lakritzenwurzel
Drogenname:	Liquiritae radix
Pflanzenart – Höhe:	Hülsenfrüchtler (Fabaceae), Strauch mit 1,5 Meter
Boden & Standort:	durchlässiger, nährstoffreicher Boden, Sonne
Aussaat:	Frühjahr
Vermehrung:	durch Stecklinge und Wurzelausläufer
Blütezeit:	Juni, Juli
Sammelzeit:	September, Oktober
Verwendete Teile:	Hauptwurzel und das ausgedehnte Wurzelsystem
weitere Eigenschaften:	krampflösend, entzündungshemmend, schleimlösend, süßend

Allgemeines

Die klassische Anwendung von Süßholz kennt man seit vielen Jahren. Sie beinhaltet die Linderung von Entzündungen im ganzen Körper. An erster Stelle ist hier die Lunge zu nennen. Bei einem Katarrh handelt es sich um eine Entzündung der Lungenschleimhaut. Die Entzündung ist die Reaktion unseres Körpers auf Einflüsse, die von außen kommen, das kann ein Bakterium sein, ein Pilz oder, wie wir es in den letzten Monaten erleben mussten, ein Virus.

Süßholz ist aber auch bei einem Magengeschwür oder bei einem Geschwür im Darm hilfreich. Anscheinend entfaltet Süßholz seine Kräfte immer dann, wenn der Körper ein wenig geschwächt ist und den entzündlichen Prozess zu wenig steuern kann. So eine Schwächung kann viele Ursachen haben. Man befindet sich zum Beispiel in einer Lebenskrise oder Umbruchphase, und schon schaltet der Körper auf Sparflamme und fühlt sich gestresst. Oder man war gerade krank, hatte einen Unfall oder eine Verletzung und ist noch nicht ganz auf dem Damm – ein Hinweis auf Süßholz. Überhaupt sollte man sehr auf die Psyche achten. Fühlt man sich unter Druck, ist der Körper nicht so leistungsfähig, wie er es normalerweise wäre, kann Süßholz angebracht sein.

Süßholz ist in der Schwangerschaft ebenso zu meiden wie bei etwaigem Bluthochdruck. Die Wurzel legt in punkto Blutdruck ein Schauferl nach und erhöht ihn. Bei ohnehin hohem Blutdruck ist das natürlich kontraproduktiv. Wer Hormone nimmt, kann Süßholz ebenfalls auf keinen Fall verwenden, es ist dann zu viel des Guten. Gerade in den Wechseljahren kann das enthaltene Glycyrrhizin die von unseren Nebennieren erzeugten Hormonvorstufen und Botenstoffe in ihrer Wirkung unterstützen, deshalb setzt sich die Lakritzenwurzel als sanfte Therapie der Menopause zunehmend durch, allerdings nur dann, wenn keine zusätzliche Hormonzufuhr erfolgt.

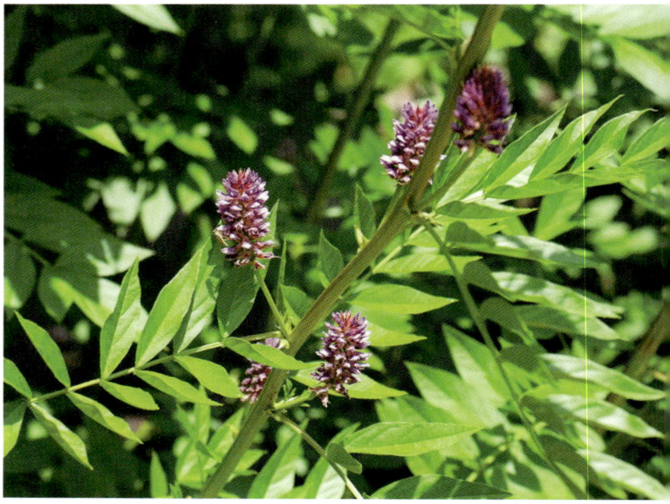

Süßholz besitzt Substanzen, die dem Cortison ähnlich sind, ohne dessen Nebenwirkungen. Die Ausnahme ist die längere Anwendung großer Mengen Süßholzwurzel, dann kann es zu ähnlichen Erscheinungen kommen wie beim Gebrauch von Cortison. Glycyrrhizin ist ähnlich aufgebaut wie unsere Blutfette und leberschützend, was zur Aufnahme in die meisten asiatischen (Japan, China, Korea) offiziellen Behandlungskataloge führte. Nicht nur bei Heuschnupfen und Allergien ist Süßholz den Versuch allemal wert. Das Gespräch mit einem Naturarzt ist bei so starken Pflanzen immer angebracht, vor allem, wenn man Medikamente nimmt, denn es gibt Wechselwirkungen und Verstärkungen.

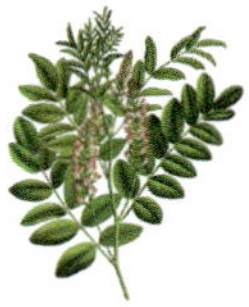

„Süßholz raspeln" ist ein gängiger Spruch. Man meint damit jemanden, der einem schmeichelt, der Komplimente macht, die übertrieben sind. Die Redewendung geht auf eine Zeit zurück, in der echter Zucker rar war. Wer etwas Süßes wollte, musste zum Honig oder eben auf „geraspeltes Süßholz" zurückgreifen, denn die süßen Späne der Süßholzwurzel waren ein begehrtes Geschenk für die Liebste. Diese Zeiten sind längst vorbei, aber nicht die Zeit der süßen Wurzel.

Es gibt wenige Heilpflanzen, die so gut untersucht sind wie gerade Süßholz, und zwar in fast allen Medizinsystemen dieser Welt. Die ältesten Aufzeichnungen findet man in China, gefolgt von Überlieferungen der alten Ägypter. In Mitteleuropa ist Süßholz seit mehr als 1.000 Jahren bekannt und in allen Aufzeichnungen enthalten. Für Hildegard von Bingen war das Heilkraut ein wichtiges Lungenheilmittel und Unterstützerin der Schleimhäute von Magen und Darm.

Der Darm ist, salopp gesagt, der Sitz der Gesundheit. Hier leben Immunzellen, die gegen Krankheitskeime vorgehen, hier sitzen Billionen Mikroorganismen, die für die Aufspaltung der Nahrung zuständig sind. Was den Darm unterstützt, unterstützt den ganzen Menschen. Die Europäische Arzneimittel-Agentur bescheinigt dem Süßholz nicht nur Wirksamkeit bei Diabetes, Krebs, Thrombosen, Allergien und Entzündungen, sondern auch bei Bakterien und vor allem Viren.

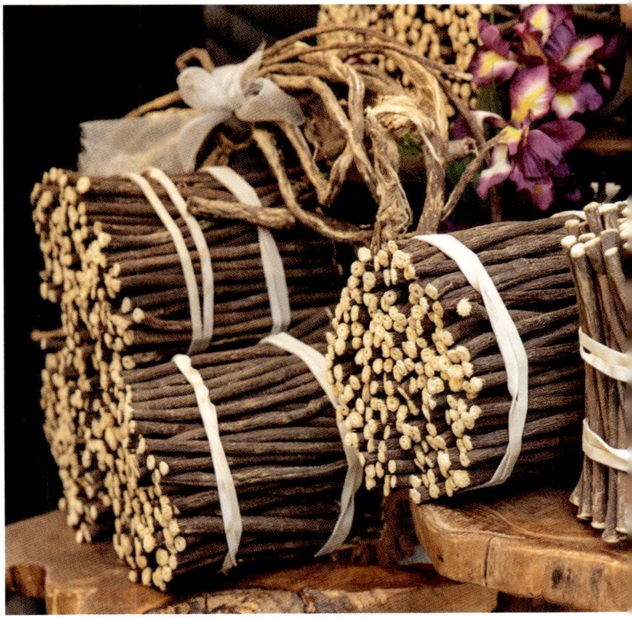

Als Hauptwirkstoff gilt das Glycyrrhizin. Es ist eines von über 20 Triterpensaponinen, die der gelben Wurzel ihre Süße verleihen, sie hat ca. 50 Mal so viel Süßkraft wie zum Beispiel Zuckerrohr. Der gelbe Farbstoff kommt von den fast 300 Flavonoiden, die ebenfalls heilende Wirkung entfalten. Forscher in mehreren Kontinenten entdeckten, wie zielstrebig diese Wurzel die Immunreaktion des Körpers auf eindringende Viren verstärkt. Das kann so weit gehen, dass Viren sogar auf „inaktiv" umschalten. Viele wirksame Grippemittel enthalten deshalb in der Zwischenzeit saponinreiches Süßholz.

Der Süßholzzucker enttarnt zum Beispiel Herpes-Viren und regt sie zur Selbstzerstörung an. Gerade Herpesviren schlummern oft jahrelang unentdeckt im Körper, um bei passender Gelegenheit, wenn das Immunsystem schwach ist, zuzuschlagen. Offenbar schafft es das Glycyrrhizin eine Reihe von Viren auf ganz unterschiedliche Art anzugreifen. Manche werden daran gehindert, in eine menschliche oder tierische Zelle einzudringen. Andere werden einfach getötet, indem die Virushülle zerstört wird, das macht der Infektion schlagartig ein Ende.

Das Hauptgewicht liegt aber bei dieser starken Pflanze auf der effektiven Unterstützung des körpereigenen Immunsystems. Und vielleicht ist Süßholz nicht nur bei Herpes-, Grippe- und Erkältungsviren erfolgreich, sondern in der Zukunft auch eine Waffe gegen Corona. Wissenschaftler der Frankfurt University Medical School haben angeregt, darüber zu forschen, denn offenbar ist die Wahrscheinlichkeit groß, dass das Glycyrrhizin aus Süßholz Corona-Viren inaktiv macht. Bei SARS-Viren gibt es bereits Erkenntnisse, die Hoffnung aufkeimen lassen, warum also nicht auch bei Infektionen mit dem SARS-Cov2-Virus. Es gibt einige Hundert wissenschaftliche Arbeiten über Süßholz, und da wurde nicht nur über Corona- und Herpesviren, sondern auch über Zeckenenzephalitis, Rotavirus, Poliovirus, Masernvirus, Epstein-Barr-Virus oder die Viren von Hepatitis A, B und C erfolgreich geforscht.

Da Süßholz andere Heilpflanzen unterstützt, ist es geeignet für Kombination mit Helmkraut, Braunelle und Lunge und Magen unterstützende Kräuter und Wurzeln.

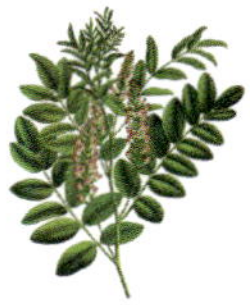

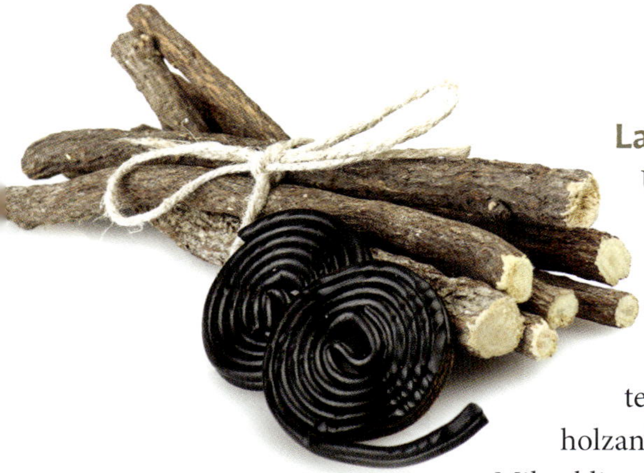

Lakritzenwurzel

Üppig wachst die Pflanze vor allem in den Mittelmeerländern, bei uns wird sie in geschützten Lagen kultiviert. Ausgewildert wird man sie kaum antreffen, wenn, dann aus Kräutergärten oder wenn ein Bauer Süßholzanbau betreibt und in der Gegend das Mikroklima passt. Im Garten braucht sie ein warmes Plätzchen und Winterschutz. Sie bildet anfangs eine dicke Pfahlwurzel aus, die dann reichlich Nebenwurzeln mit vielen langen Wurzelausläufern produziert. Süßholzanbau gab es ab dem Mittelalter bis in die Mitte des 20. Jhds. vor allem in der Gegend von Bamberg. Das Süßholz wurde in den angrenzenden Ländern verkauft, die Ernten waren gut, als aber Rübenzucker aufkam, sank die Nachfrage.

In jüngster Zeit lebt die Tradition wieder auf und man bekommt Bamberger Süßholz aus frischer Ernte nicht nur auf den Wochenmärkten in und um Bamberg, sondern auch in Geschäften in Berlin und anderen Großstädten. Es hat sich eine eigene Bamberger Süßholz-Gesellschaft etabliert, die sich des Schmetterlingsblütlers liebevoll annimmt und alles über Anbau und seinen historischen Hintergrund weiß.

Inhaltsstoffe

Triterpensaponine, vor allem Glycyrrhizin; ca. 300 Flavonoide und Isoflavonoide wie Glabridin, Liquritin, Isoliquiritigenin; Cumarine; Phytosterole; Polysaccharide; Aromastoffe

Pflanze im Garten

Will man eigenes Süßholz, gibt es nur zwei Möglichkeiten: Entweder man sät im zeitigen Frühjahr einige Samen des Hülsenfruchtgewächses in einen Topf auf dem Fensterbrett, oder man kauft sich eine Pflanze in einem Gärtnereibetrieb. Mit dem eigenen Aussäen hat man oft wenig Glück, häufig überstehen die selbst gezogenen Pflänzchen den ersten Sommer nicht. Junge Pflanzen, egal ob aus Eigenanzucht oder solche aus einer Gärtnerei, können frühestens ab Mitte Mai in den Garten. Für eine Topfkultur auf Terrasse oder Balkon ist Süßholz überhaupt nicht geeignet. Die Pfahlwurzel wird zu lang und es können viel zu wenige Seitentriebe gebildet werden. Der sonnenverwöhnte, geschützte Standort braucht einen tiefgründigen, bevorzugt lehmigen Boden. Etwas Naturdünger ist willkommen.

Süßholz wird etwa 1 bis 1 ½ Meter hoch und blüht ab Juli weißlich/blau. Hierzulande bekommt man immer die Art *Glycyrrhiza glabra*, aber es gibt auch ein chinesisches Süßholz *Glycyrrhiza uralensis*. Weltweit kennt man etwa 20 verschiedene Arten. In Asien gehört die Wurzel der Pflanze zu den 50 Standardkräutern der Traditionellen Chinesischen Medizin, häufig gebraucht, mit einem breiten Anwendungsspektrum. Bienen und Falter sind ebenso begeisterte Besucher wie Igel, die sich gerne unter der ausladenden Pflanze verbergen, die mit den Jahren immer üppiger und breiter wächst. Natürlich kann man bereits ab dem zweiten Jahr kleine Wurzelteile ernten, aber mit den Jahren werden die Wurzeln immer wirkstoffreicher. Man hat herausgefunden, dass erst in der 9-jährigen Pflanze hochdosiertes Glycyrrhizin vorkommt, vorher ist es etwas weniger, aber immer noch genug.

Die wunderbaren Eigenschaften zeigen sich nicht nur in der majestätische Schönheit der Pflanze mit den langen Stängeln, den grünen gefiederten Blättchen und dem ausufernden weitverzweigten Wurzelwerk. Es ist die beschwichtigende Ausstrahlung, die sich über 400 untersuchte Inhaltsstoffe Mensch und Tier anbietet. Vor allem die Faktoren Ruhe und Ausgeglichenheit spürt jeder sofort, der einmal 1 l Süßholztee am Tag getrunken hat.

Vielleicht ist das wichtigste Produkt aus der Süßholzwurzel, die Lakritze, deshalb umso beliebter, je mehr man in den Norden kommt. Dort, wo es oft kalt ist, wo häufig Nebel durch die Landschaft zieht und aufs Gemüt drückt, ist Lakritze viel begehrter als im Süden, wo ausreichend Sonne das Herz

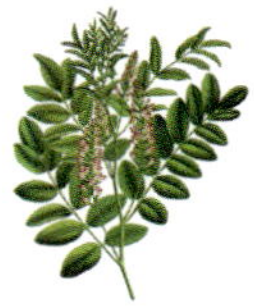

wärmt. Das wusste im Übrigen schon Hildegard von Bingen. Für sie war die Wurzel ein Labsal für die Seele, die jede Melancholie vertreibt.

Sammeln und verarbeiten

Teile des Wurzelsystem können vorsichtig ausgegraben werden. Die etwa 3-jährigen Wurzelausläufer, die bis zu 2 Meter lang sein können, sind das Sammelgut. Man schneidet sie glatt ab. Damit schadet man der Pflanze nicht, sie wird weiter gedeihen. Danach wird die Erde wieder aufgebracht.

Die Wurzelausläufer je nach Stärke entweder schälen oder ungeschält von Erde befreien, waschen, in Stücke schneiden und trocknen, gerne auch im Backofen oder einem Dörrgerät. Zu vermeiden sind pralle Sonne und zu hohe Temperaturen. Mehr als 40 Grad darf es nicht haben – aber, außer in einem elektrischen Gerät, hat man die in der Erntezeit der Süßholzwurzel ohnehin nicht.

Man gräbt sie erst dann aus, wenn es Herbst wird, ab September/Oktober und dann wieder ab März bis April. Solange der Boden frostfrei ist, kann man Wurzeln graben. Wer an den Mondkalender glaubt, dem sei der abnehmende Mond in den Zeichen Steinbock oder Jungfrau (Erdzeichen) empfohlen. Die Wirkstoffdichte ist bei Anfang September geernteten Wurzeln am höchsten, ab November am geringsten. Ist es draußen bereits kalt geworden, muss man besonders darauf achten, die in der Erde verbleibende Wurzel wieder gut zu bedecken und alles mit Winterschutz (Laub, Vlies) zu versehen. Umso üppiger wird die Pflanze im nächsten Frühjahr wieder austreiben.

Getrocknete Teile in Papiersäckchen aufbewahren, es sind natürlich auch dunkle Glasgefäße möglich. Schon eine einzige Süßholzpflanze an einem geeigneten Ort schafft es, mit ihrem sich ausdehnenden Wurzelwerk eine 4-köpfige Familie auf Dauer zu versorgen. Nicht im allerersten Jahr, aber spätestens nach 2 bis 3 Jahren und dann ein Leben lang.

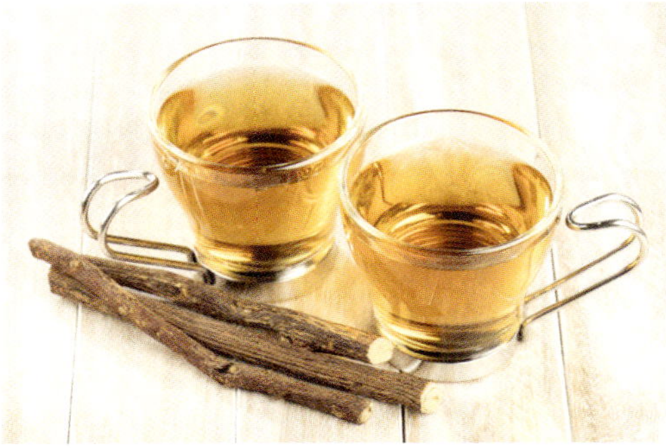

Empfehlenswerte Anwendungen

Süßholz-Tee

⊙ 1 TL getrocknete Wurzel in ¼ l siedendes Wasser streuen, einige Minuten leicht wallen lassen, nach kurzer Ziehzeit abseihen. ⊙ 3 Tassen Tee pro Tag sind ausreichend. ⊙ Aus 1 l kochendem Wasser und 1 gehäuften EL Wurzel bereitet man den Bedarf eines Tages. Den süßen Tee in eine Thermoskanne füllen und über den Tag verteilt trinken.

⊙ Die Wurzel kann in kleiner Menge jedem Wurzeltee beigefügt werden. ⊙ Die Mischung mit Ackerschachtelhalm oder Thymian wirkt sich auf Lungengewebe hilfreich aus. Süßholztee trinkt man nicht nüchtern, sondern immer zu oder nach den Mahlzeiten. Bei 3 bis 4 Tassen Tee am Tag ist die ausreichende Versorgung mit virenbekämpfenden Inhaltsstoffen wahrscheinlich. Für ewig gilt dies allerdings nicht, Süßholzanwendungen sollten für höchstens 6 Wochen erfolgen, dann aussetzen und erst nach einigen Wochen wiederum damit beginnen.

Süßholz-Saft

Aus den Wurzeln wird durch Auskochen und Eindicken ein dickflüssiger Saft gewonnen. Auch die eigene Herstellung ist möglich, in unseren Breiten bedient man sich aber eher der Apotheke, weil die Produktion im eigenen Haushalt mühsam ist.

Will man es doch selbst probieren, braucht man dazu frische Wurzeln. ⊙ Die Wurzeln klein schneiden und in einem Mixer unter Zugabe von Wasser fein pürieren. ⊙ Der Pflanzenbrei wird auf den Herd gestellt und mindestens 8 Stunden auf kleiner Flamme gekocht. ⊙ Wenn zu viel Wasser ver-

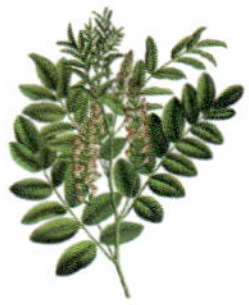

dampft, dann eine kleine Menge dazugeben. ◉ Nach dem stundenlangen Kochen durch einen Filter seihen und dabei gut ausdrücken.

◉ Der Rückstand wird getrocknet und ist ein Pulver zum Würzen von Süßspeisen. Den Saft teelöffelweise mehrmals täglich einnehmen, eventuell mit Wasser verdünnt. Die klassische Lakritze entsteht aus dem eingedickten Süsholzwurzelsaft, Zucker, Mehl und Gelatine. Die schwarze Farbe wird künstlich erzeugt.

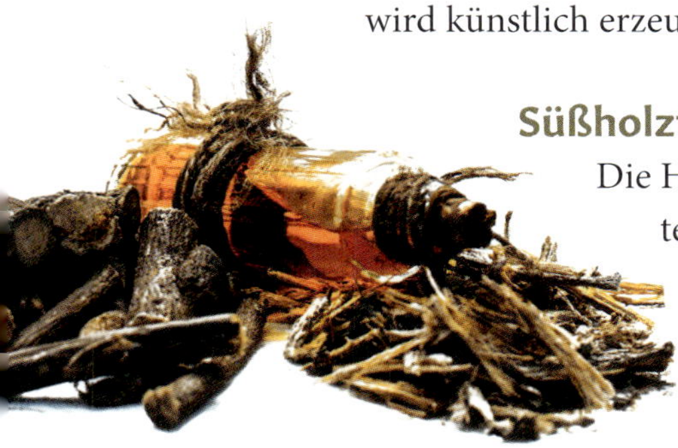

Süßholztinktur oder -essenz

Die Herstellung einer Tinktur (aus der getrockneten Wurzel) ist zielführend, noch wirksamer ist die Essenz (aus der frischen Wurzel).

◉ Dazu füllt man ein weithalsiges Glas mit fein geschnittenen Wurzelteilen und übergießt sie mit einem biologischen Korn oder Obstbrand. ◉ Alle Pflanzenteile müssen vom Alkohol bedeckt sein. ◉ Den Ansatz in der Küche abgedeckt stehen lassen und mehrmals wöchentlich schütteln. ◉ Nach einer Ziehzeit von 4 Wochen durch ein Mulltuch oder einen Kaffeefilter abseihen, dabei die Wurzelteile auspressen.

Man nimmt bis zu 3 Mal täglich bis zu 30 Tropfen, verdünnt mit Wasser, immer entweder zum Essen oder unmittelbar danach.

Süßholzpulver

◉ Den Rückstand aus einer Saft- oder Tinkturerzeugung lässt man trocknen und zerkleinert zu Pulver. ◉ Man kann es in kleine Kapseln füllen. ◉ Dieses Pulver enthält noch einiges an Wirkstoffen. ◉ Mehr davon natürlich, wenn man unverarbeitete, getrocknete Wurzel pulverisiert und direkt einnimmt. ◉ 1,5 bis 3 g zu den Mahlzeiten, gemischt mit etwas Wasser oder Tee, sind ausreichend. ◉ Pulver lässt sich auch zu Pillen pressen.

Aus 1 TL Pulver mit ¼ l kaltem Wasser wird ein süßlich schmeckendes, angenehmes Heilgetränk.

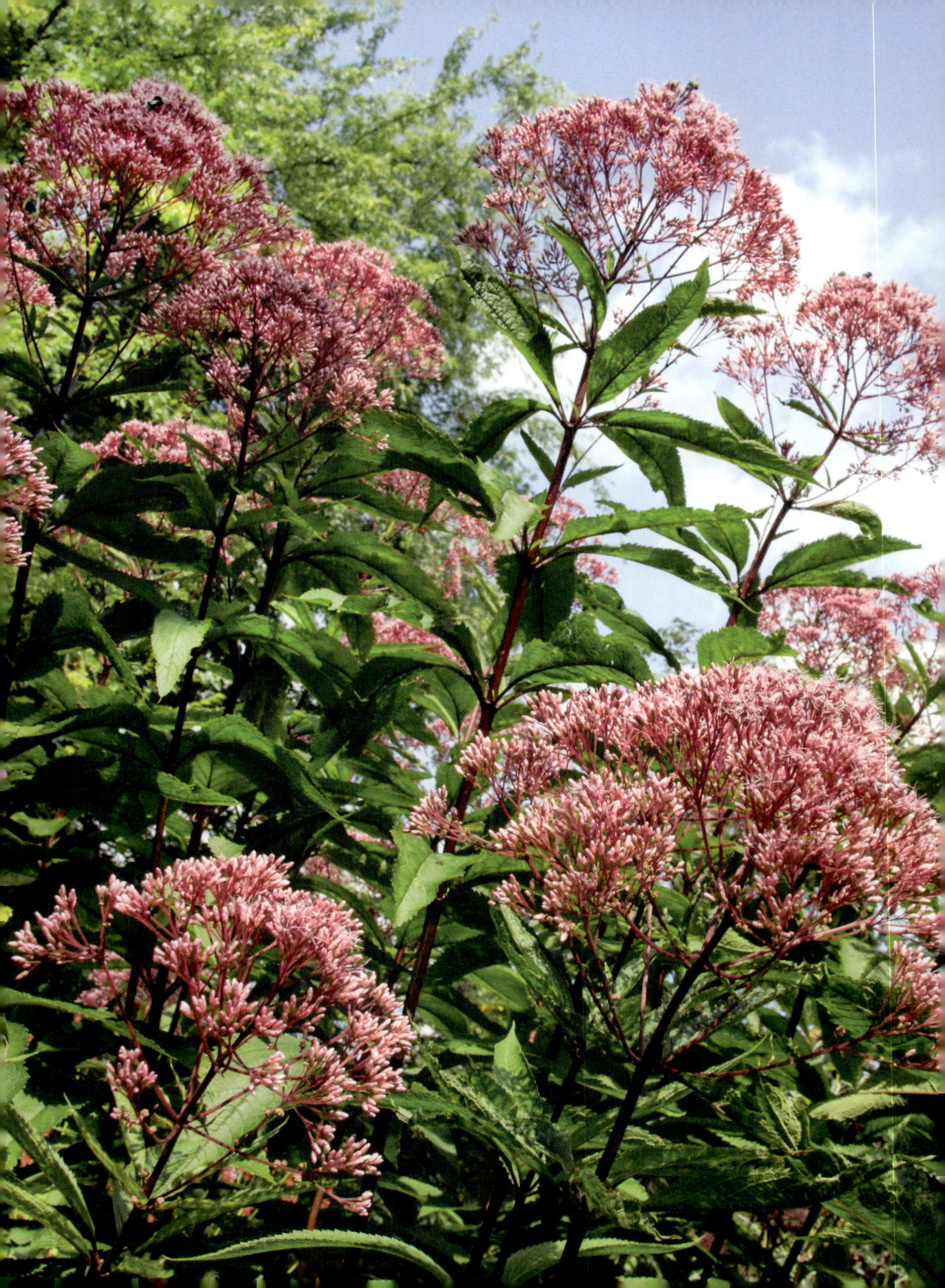

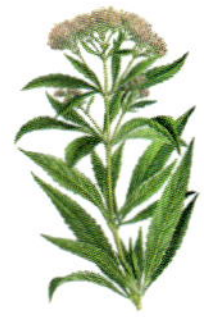

Wasserdost – *Eupatorium cannabinum*

Volksnamen:	Kunigundenkraut, Wasserhanf, Hirschklee, Hirschwundkraut, Leberkraut, Blauwetterkühl, Hirschgünsel, Wetterkraut, Donnerkraut
Drogenname:	Eupatorii cannabini herba
Pflanzenart – Höhe:	Korbblütengewächse (Asteraceae), mehrjährig, 1,50 Meter
Boden & Standort:	feuchter, nährstoffreicher Boden, Halbschatten
Aussaat:	Frühjahr
Vermehrung:	durch Samen
Blütezeit:	Juli bis September
Sammelzeit:	Sommer, Wurzel im Frühjahr oder Herbst
Verwendete Teile:	Blätter und blühende Sprossspitzen, Wurzel
Inhaltsstoffe:	Bitterstoffe, Gerbstoffe, Harz, Saponine, Sesyuiterpenlactone, Eupatorin, ätherisches Öl, Inulin, Eisen, Vitamine
Eigenschaften:	galletreibend, blutreinigend, wundheilend, leicht abführend, harntreibend, schmerzstillend

Allgemeines

Wasserdost hat mit dem Dost (Origanum) eigentlich gar nichts gemein außer der Tendenz, dichte Bestände zu bilden und ausufernd zu wachsen. Echter Dost gehört zur Familie der Lippenblütengewächse, Wasserdost ist ein Korbblütengewächs. Rutengeher und Wassersucher haben im Wasserhanf, wie die Pflanze wegen ihrer hanfartigen Blätter ebenfalls genannt wird, einen pflanzlichen Verbündeten. Wo Wasserhanf wächst, befindet sich knapp unter der Oberfläche eine Quelle.

Der Hauptinhaltsstoff, der den Wasserdost zum interessanten Kraut für Vireninfektionen macht, ist das Eupatorin. Dieser Bitterstoff, auch vorhanden im einjährigen Beifuß, in Basilikum, in der Zitronenverbene, dem Ehrenpreis oder in Katzenbart, stimuliert das Immunsystem. In Europa ist ausschließlich *Eupatorium cannabinum* heimisch, der fast nur mehr homöopathisch angewendet wird, denn er enthält Pyrrolizidinalkaloide. Wenn man ihn längere Zeit zum Beispiel als Tee konsumiert, kann die Le-

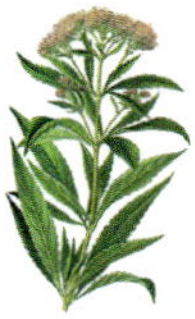

ber beeinträchtigt werden. In der Volksheilkunde wurde das nie berücksichtigt, denn die Altvorderen wussten: Starke Heilkräuter kommen nur 2 bis 3 Wochen zum Einsatz, dann hört man auf damit!

Eine Ausweichmöglichkeit hat man mit dem Indianischen Wasserhanf *Eupatorium perfoliatum*, der keine Pyrrolizidinalkaloide enthält. Er stammt aus Nordamerika, ist aber bereits seit einigen Hundert Jahren bei uns eingebürgert. Es wäre verkehrt, den beiden Wasserhanfen virentötende Kräfte nachzusagen, denn Viren sind keine Lebewesen. Aber – Wasserhanf schützt die Zellen, weil er die Struktur der Zellwände verbessert, und er stimuliert die Zellteilung. Starke Zellwände machen es Viren schwer, sich anzuheften oder einzudringen.

Unser Immunsystem braucht starken Waffen, um mit Viren fertig zu werden, und der beste Schutz ist die Produktion einer großen Zahl von Abwehrzellen.

Wissenschaftlich untersucht wurden die Auswirkungen von Wasserhanf auf eine Abart von H1N1, normalerweise als Schweinegrippe bezeichnet, die auch den Menschen befallen kann. Ein Vorgänger dieses Virus hat die Spanische Grippe verursacht, der Millionen Menschen zum Opfer fielen.

Pflanze im Garten

Ansiedeln kann man die Pflanzen nur, wenn man einen Gartenteich hat und ausreichend Sumpfzone am Rand. Lehmiger Boden, der ständig feucht sein muss, und ein Platz im Halbschatten, wäre der geeignete Ort für gutes Gedeihen. Wasserdost ist mehrjährig und absolut winterhart. Er blüht dann, wenn die Frühjahrspflanzen sich zurückziehen, ab Juli bis in den September. Junge Pflanzen holt man sich aus der freien Natur oder von einem Gärt-

Inhaltsstoffe

Flavon Eupatorin, Euparin, Saponine, Gerbstoffe, Harz, Inulin, Eisen, Vitamine, ätherisches Öl, Xylane

ner, der sich auf Heilpflanzen spezialisiert. Die Pflanze ist spektakulär mit ihren rötlichen, behaarten Stängeln, an deren Ende sich hell- bis purpurrote Blüten in dichten Scheindolden entfalten. Insekten werden davon magisch angezogen. Ältere Pflanzen sind oft 1 ½ Meter hoch.

Sammeln und verarbeiten

Auf Waldlichtungen, am Rand von Tümpeln oder kleinen Bächlein findet man Wasserdost häufig. An günstigen Standorten können die Bestände riesig sein. Trotzdem nimmt man immer nur ein wenig der Pflanze. Einige lange Stängel mitsamt den Blütenknospen abschneiden, zu einem Strauß binden und kopfüber an einem halbschattigen, staubfreien Ort aufhängen. Wenn alles trocken ist, Blätter und Blüten in ein dunkles Glasgefäß streifen.

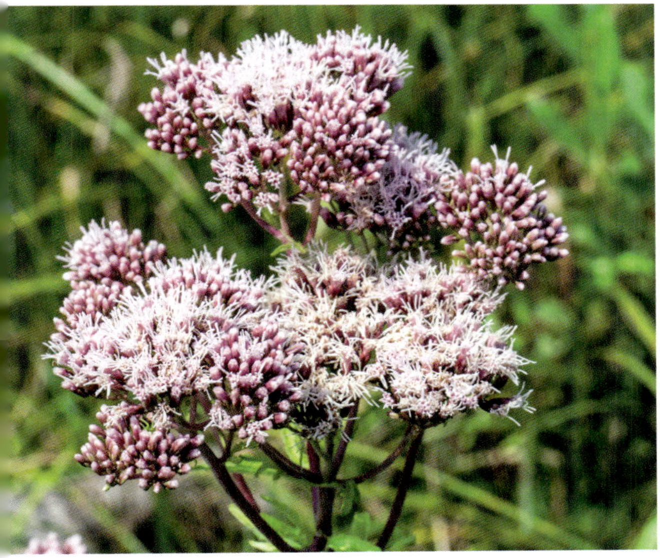

Die Stängel kann man verräuchern. Diese Räucherung hat Tradition und wurde (ausschließlich von Frauen) in Feld und Garten gemacht, wenn es lange nicht geregnet hatte – eine Art Regenzauber.

Auch die hellgraue Wurzel ist heilkräftig. Sie riecht beim Ausgraben und Verarbeiten unangenehm. Wurzeln von der Erde befreien und in kleine Stücke teilen, auf Papier ebenfalls trocknen und aufbewahren.

Aus frischer und getrockneter Wurzel kann eine Tinktur hergestellt werden. Urtinkturen für eine homöopathische Zubereitung macht man immer aus der frischen Wurzel, die noch ihren ganzen Saft besitzt. Man braucht nicht viel davon und gräbt immer entweder im Frühjahr, wenn sich wenige Blätter zeigen, oder im Herbst, wenn alles abgeblüht ist und die Kräfte der Pflanze sich in die Wurzel zurückgezogen haben.

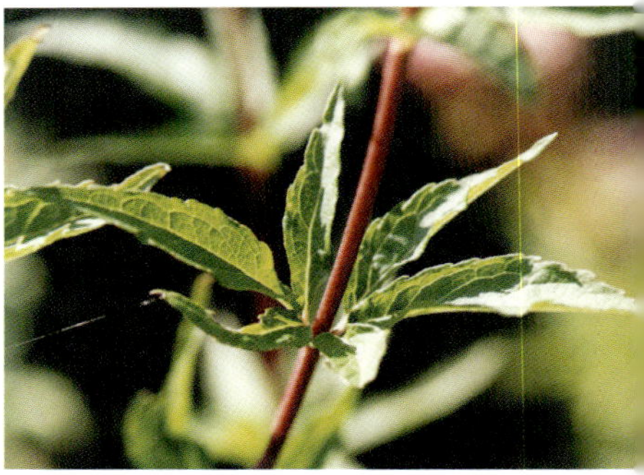

Zur Steigerung des Immunsystems nimmt man *Eupatorium cannabinum*, unseren heimischen Wasserdost. Fertigarzneien sind häufig aus anderen Wasserdost-Arten zubereitet und enthalten häufig nicht nur die Wurzeln, sondern auch Kraut und Blüten.

Empfehlenswerte Anwendungen

Wurzeltinktur

◉ Etwa 30 g fein geschnittene frische Wurzeln mit 300 ml hochprozentigem Obstbrand (ca. 60 % Alkohol, oder Alkohol aus der Apotheke = 96 %) übergießen. ◉ Die Wurzeln müssen gut bedeckt sein.

◉ Lassen Sie das Gemisch verschlossen in einem dunklen Raum stehen. ◉ Eine Ziehzeit von 3 bis 4 Wochen (ein Mondumlauf) ist angemessen, danach abfiltern und beschriften. ◉ Diese Urtinktur hält fast ein Jahrzehnt und kann für eine homöopathische Anwendung weiterverarbeitet werden.

Man nimmt 30 Tropfen, 3 Mal pro Tag in Ansteckungszeiten.

Leben ohne Stress

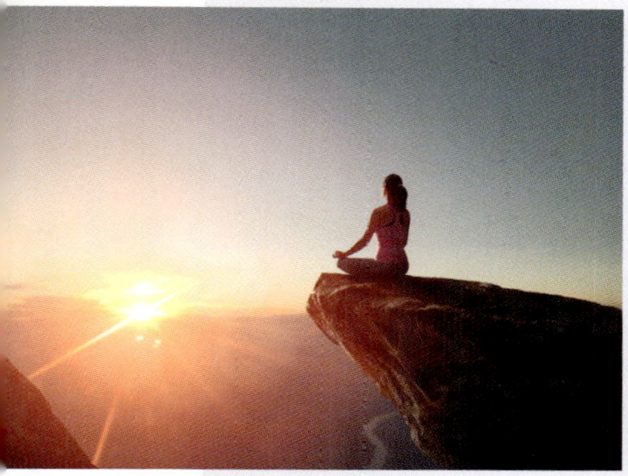

Es gibt 1.000 und eine Art, Stress zu vermeiden. Schon ein bisschen Stress pro Tag, zum Beispiel der Anruf der Ex-Frau oder des Ex-Mannes, bei dem man sich unangenehme Bemerkungen anhören muss, macht aus dem basischen Zustand des Körpers einen sauren. Da kann man sich noch so mühen mit einer ausgewogenen, gesunden Ernährung. Wenn man sich böse Dinge antun lassen muss, wird das Körpermilieu anders und es dauert eine Weile, bis es sich wiederum einpendelt.

Gerade in Coronazeiten tut man sich mit dem Kontakt mit fordernden und unangenehmen Zeitgenossen einen schlechten Dienst. Ruhe und ruhige Umgebung sind das Gebot der Stunde. Wer davon aufgeregt wird, vermeide Nachrichten und Horrorfilme. Spaziergänge im heilenden Lebensraum Wald oder an einem Bächlein, das alle Sorgen davontragen kann, sind weitaus besser.

Machen Sie Yoga oder Gymnastik. Laufen Sie in frischer Luft und für sich allein dem Glück entgegen. Wenn man „sauer" ist, macht man es den einfallenden Viren richtig gemütlich. Sie werden dann noch ein bisschen aktiver.

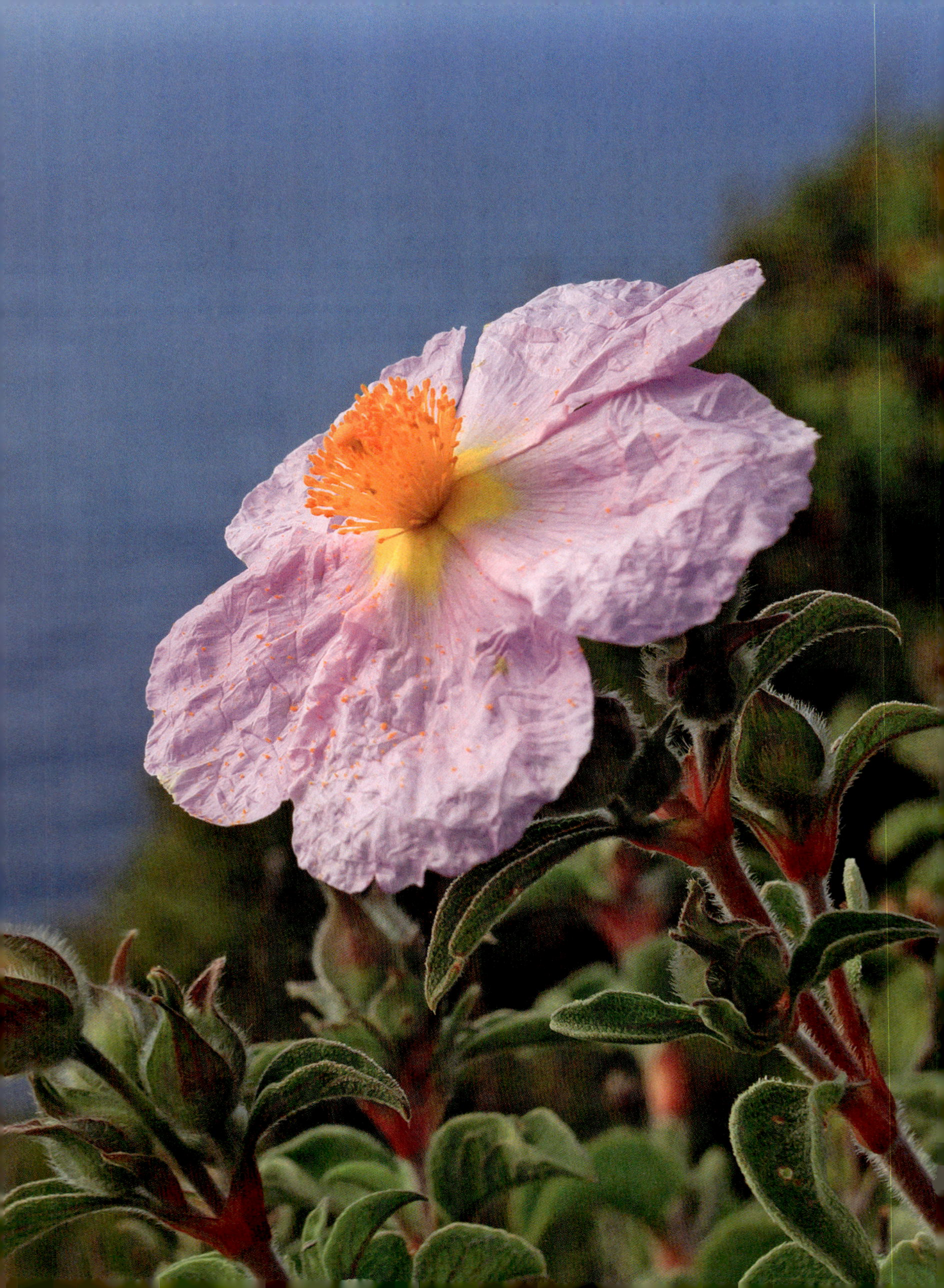

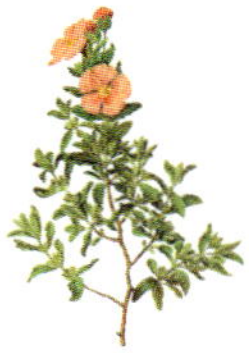

Zistrose – *Cistus incanus*

Volksname:	Ladan (Griechenland)
Drogenname:	Cistus incanus herba
Pflanzenart – Höhe:	Zistrosengewächse (Cistaceae), mehrjährig, Strauch bis 60 cm
Boden & Standort:	bei uns meist Kübelpflanze, sandige, magnesiumreiche Gartenerde, volle Sonne, im Haus überwintern oder ausreichender Winterschutz
Aussaat:	März bis Mai in Töpfen, Lichtkeimer
Blütezeit:	Mai bis Juli
Sammelzeit:	Spätfrühling bis Sommer
Verwendete Teile:	kleine Zweige, Blätter, Blüten und Harz
weitere Eigenschaften:	antiallergisch, entgiftend, pilzhemmend, antibakteriell, entzündungshemmend

Allgemeines

Die Zistrose ist in den Mittelmeerländern, besonders in Griechenland, seit Jahrtausenden eine bedeutende Heilpflanze. In übrigen Europa wurde man vor ein paar Jahren auf sie aufmerksam, weil sie starke antivirale Kräfte zu entwickeln imstande ist. Es gab einige wissenschaftliche Abhandlungen über ihre Erfolge gegen Viren der Vogelgrippe und der Schweinegrippe, später dann auch bei den normalen Grippearten von uns Menschen.

Zistrosen erzeugen offenbar Stoffe, die Viren übel mitspielen, indem sie sie einhüllen und damit unschädlich machen. Wir Menschen vergessen gerne, wie eng wir einerseits mit den Tieren, andererseits auch mit den Pflanzen verwandt sind. Wir tragen die gleichen Erbsubstanzen, deshalb wirken von Pflanzen entwickelte Ingredienzien gegen fremde Eindringlinge auch bei uns gut (und bei den Tieren). Der Körper erkennt verwandte Seelen und nimmt deren Unterstützung an. Oder – wie es in der Quantenphysik beschrieben wird – ein Molekül spricht zum anderen Molekül und wo Ähnlichkeit vorhanden ist, da wird prompt geholfen. Vielleicht ist dies eines der Geheimnisse, warum eine Pflanze dem einen Menschen Linderung bringt und dem anderen nicht. Wie bei allen Lebewesen gibt es Affinitäten, dem einen steht etwas zu Gesicht, ein anderer lehnt es ab. Es ist eines der großartigen Geheimnisse des Lebens, dass sich auf gewissen Ebenen Dinge abspielen, die man noch lange nicht erforscht hat, nicht mit den Mitteln, die uns heute zur Verfügung stehen.

Es gibt annähernd 20 Zistrosen-Arten, jene mit der größten Virenwirksamkeit ist die Graubehaarte Zistrose mit wunderschönen rosa Blüten und dem duftenden Harz auf den immergrünen Blättern. Und doch ist es gerade bei dieser Pflanze so, dass sie an unterschiedlichen Standorten ganz unterschiedliche Inhaltsstoffe haben kann. Eine Zistrose gleicht der anderen also nicht aufs Haar, sondern kann vollkommen anders sein, was ihren Effekt betrifft. Zistrosen sind Individualisten, wie auch der Mensch, jede ist einzigartig.

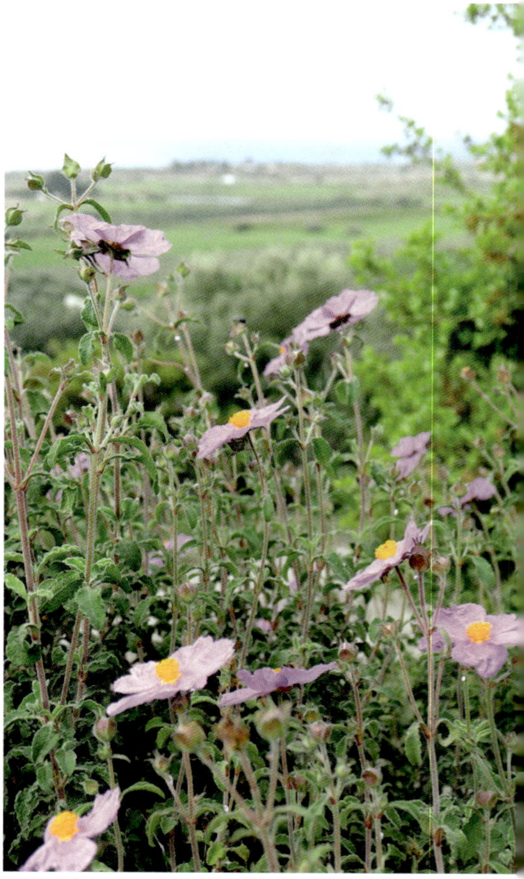

Allen gemeinsam aber ist die Fähigkeit, ein Virus mit großen Molekülen zu umschließen und damit zu verhindern, dass es sich an Zellen anheftet, eindringt und sich explosionsartig vermehrt – nach dem Motto: Wehret den Anfängen.

Während andere Pflanzen sich darauf konzentrieren, die Immunabwehr zu steigern und so den Körper fit für einen Gegenschlag zu machen, wählt die Zistrose die Strategie der Vereitelung.

Die in der Zistrose enthaltenen Polyphenole blockieren eindringende Grippeviren (so das Friedrich-Löffler-Institut in Tübingen). Sie drängen sich zwischen

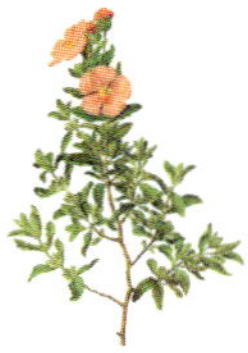

Virus und Zelle wie ein starker Wall. „Wenn die Interaktion zwischen Virus und Zelle nicht zustande kommt, kann ein Grippevirus mutieren so viel es will, der Weg in die Zelle bleibt verschlossen“, so Prof. Stephan Ludwig vom Institut für Molekulare Virologie in Münster. Man sieht deshalb in Wissenschaftskreisen in der Zistrose Potenzial gegen Influenzaviren. Ob auch Coronaviren wie Sars-Cov-2 von den erstaunlichen Kräften beeindruckt sind und sich aufhalten lassen, ist noch nicht erforscht, aber der Versuch lohnt sich.

Phenole kommen in fast allen Pflanzen vor. Es sind die Anthocyane (Farbstoffe), Aromastoffe oder Gerbstoffe, die dem Gewächs bei der Abwehr von Insekten oder Pilzen, Bakterien und Viren behilflich sind. Polyphenole sind dasselbe, bloß hängt der Zusatz „poly“ davor und poly bedeutet „viel“ Es sind viele verschiedene Mikrostoffe, die im Zusammenwirken die antivirale, antimikrobielle und antimykotische Wirkung haben. Rotes Weinlaub hat viele Phenole, die roten Weintrauben, Granatäpfel, grüner Tee, Gingkoblätter, dunkle Schokolade, Aroniabeeren, Kurkuma, Ingwer oder eben die Zistrose. Polyphenole wirken in der Regel genauso wie Antioxidantien und sind im Gespräch, wenn es um Krebsarten, Schlaganfall oder Herzerkrankungen geht.

Wenn immer wieder von antiviraler Wirkung gesprochen wird, ist das nur ein Sammelausdruck für viele Möglichkeiten, mit denen Pflanzen punkten.

Trinkt man Tee aus der Zistrose, die man in unseren Breiten meist nur aus der Apotheke bekommt, ist eine bestimmte Wirkstoffdichte garantiert. Die Wirkstoffe verhindern das Andocken des Virus an einer gesunden Zelle und könnten somit die Freisetzung weiterer Viren verhindern, wenn es die richtige Pflanze zum richtigen Zeitpunkt ist.

Es gibt bereits mehrere Arzneimittel, die auch Zistrose beinhalten und die als „Grippemittel“ gekennzeichnet sind.

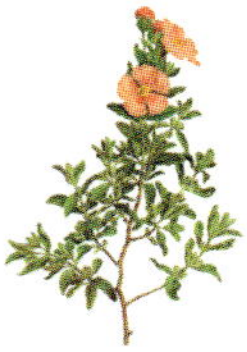

Pflanze im Garten

Ob eine Zistrose, die im heimischen Garten gewachsen ist, ähnlich intensive Inhaltsstoffe aufweist wie eine aus der sonnigen Hochebene Kretas, darf bezweifelt werden. Und selbst in den trockenen Karstgebieten Griechenlands kann die Polyphenoldichte je nach Standort ganz unterschiedlich sein. Aber sie gedeiht in mitteleuropäischen Gefilden. Die Sommer sind heiß, die Winter nicht mehr ganz so kalt wie früher. Mit Winterschutz, der aus einem wärmenden Schutzring am Boden, viel Stroh zwischen den Zweigen und zusätzlicher Schutzhülle aus Jute bestehen soll, übersteht *Cistus incarnus* selbst Mühlviertler Winter – und die sind kälter als anderswo. In Sibirien ist die Pflanze schwer vorstellbar. Wer die Möglichkeit hat, pflanzt in Tontöpfe, die man in einen Überwinterungsraum tragen kann, minus 5 Grad ist das Maximum, was die Pflanze aushält. Nach einigen Jahren ist Cistus bis zu 1 Meter hoch und hat einen großen Wurzelstock.

Die Pflanze ist immergrün und kann mit Trockenheit bestens umgehen. Auf ihren grün-silbernen Blättern bildet sich im besten Fall Harz, in unseren Breiten aber nicht so auffällig viel wie in südlichen Gebieten. Dort trieb man früher (in entlegenen Teilen Kretas noch heute) für die Gewinnung des Harzes Ziegen durch die Zistrosenheiden, scherte die Tiere dann und kochte das Harz aus der Wolle. Heute machen es die griechischen Frauen mit stoffbespannten Rechen. Damit wird in praller Mittagshitze, denn da ist die Ausbeute am höchsten, über die Pflanzen gestrichen. Das Harz bleibt hängen und wird abgesammelt. Das Harz ist wunderbar zu verräuchern und hat einen Duft, der sofort Sommergefühle entstehen lässt. Die Blüten duften gar nicht, aber die Blätter haben es in sich.

Inhaltsstoffe

Labdanum (Harz); Eugenol, Cineol, Limonen, Borneol (ätherische Öle); mehr Polyphenole als in anderen Pflanzen. Zu den Polyphenolen gehören Gerbstoffe wie Tannine, Flavonoide und Terpenoide, darunter Quercetin, Kämpferol und Myricetin; phenolische Säuren wie Rosmarinsäure, Ferulasäure und Ellagsäure; viel Vitamin C und E; Inuline

Cistus incanus und *Cistus creticus* sind eng verwandt und blühen wunderbar rosa. Die Blüten erscheinen ab Mai bis in den Juli. Sie verwelken innerhalb eines halben Tages, es bilden sich aber immer wieder neue Knospen. Die Pflanze braucht sandige, durchlässige Erde, Staunässe ist sofort tödlich. Sie benötigt auch viel Magnesium und ansonsten mageren Gartenboden und so viel Sonne wie nur möglich. Gießen ist, auch bei uns, in den seltensten Fällen nötig, eigentlich nur dann, wenn die Pflanze im Topf wächst.

Cistus ladanifer ist eine weiß blühende Zistrose, die von unseren Gärtnereien häufig angeboten wird. Sie sieht ebenso spektakulär aus und scheidet bei großer Hitze etwas weniger Harz aus, als ihre rot geschmückten Verwandten. In der Regel wird auch sie im Süden als medizinische Pflanze eingesetzt. In unseren Breiten muss die Zistrose noch einige Hürden nehmen, ehe sie als „medizinisch wirksam“ anerkannt und zugelassen ist. Es erinnert ein wenig an die langen Prozeduren, ehe Stevia in Europa Einzug halten konnte. Die Zistrose hat eine Jahrtausende alte Tradition als Heilkraut in Griechenland, Stevia hat diese Tradition in Südamerika.

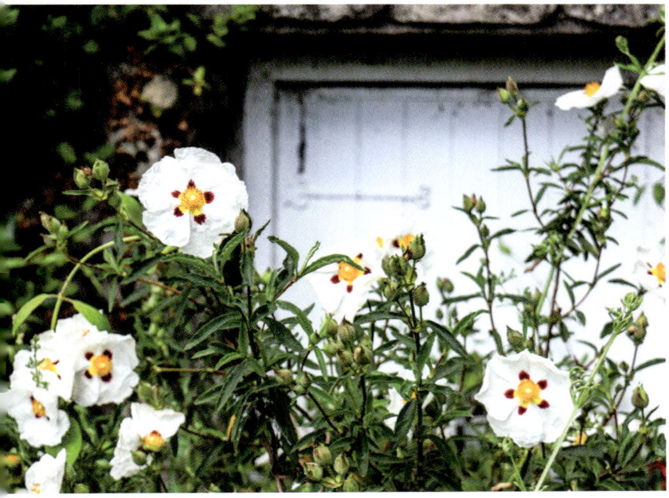

Bei einem Selbstanbau auf dem Balkon oder im Garten hat man mit der Beschaffung keinerlei Probleme. Auch in den Apotheken erhält man Zistrosenprodukte, einerseits als Kapseln, aber auch als Tee oder in Sirupform.

Wer die Zistrose als Seelenpflanze für sich entdeckt und in ihr den Helfer für die persönliche Zukunft sieht, kann sich aus einem einzigen Strauch gleich viele gleichartige Pflanzen ziehen. Es geht sehr leicht, über Stecklinge, die man im Frühjahr von den Sträuchern schneidet. Es muss sich um ein knospenloses und bereits leicht verholztes Zweiglein handeln, das in Anzuchterde gesteckt wird. Man muss die Erde leicht feucht halten und (eventuell mit einer Folie abgedeckt) pralle Sonne garantieren. Dann hat man bereits nach einigen Wochen neue Zistrosen. Die Kleinen müssen während ihrer ersten Winter noch im Gewächshaus oder an einem kühlen Platz im Haus überwintern.

Von Krankheiten bleibt die Zistrose – anders als die echte Rose – verschont. Dafür sorgen ihre schützenden Inhaltsstoffe.

Sammeln und verarbeiten

An diesem mehrjährigen Kleinstrauch kann von Frühjahr bis in den Herbst hinein eigentlich immer eine schonende Blatternte erfolgen. Blätter ernten sollte man aber erst dann, wenn die Pflanze mindestens zwei Jahre alt ist.

Während der Blühzeit nimmt man auch die Blüten, aber nur zur Verschönerung, denn weder duften die Blüten, noch sind sie stabil, sie sind so zart wie ein Hauch.

Da bei der Zistrose nicht nur im Blatt, sondern auch in den Zweigen viele Inhaltsstoffe sitzen, kann man immer auch die ein wenig verholzten Teilchen mitnehmen, bzw. vorsichtig abschneiden. Das gilt natürlich nicht nur für die Ernte im eigenen Garten. Bei einem Urlaub im Süden findet man häufig Gebiete, wo es erlaubt ist, das Kraut zu sammeln. Erkundigen Sie sich bei Ihrem Vermieter. Der wirkstoffreichste Teil sind die harzhaltigen Blätter.

Man verwendet die Droge entweder in frischem Zustand oder trocknet im Halbschatten, es muss luftig sein. Wenn beim Frühjahrsschnitt der Zistrose – er ist alljährlich durchzuführen – größere Mengen Pflanzenmaterial anfallen, kann man büscheln und kopfüber zum Trocknen aufhängen.

Wenn alles trocken ist, die Blätter abstreifen und dünne Holzteile in Stückchen schneiden. Aufbewahrt wird in Papiersäckchen oder in dunklen Glasgefäßen, gelagert trocken und dunkel, also im Küchenschrank.

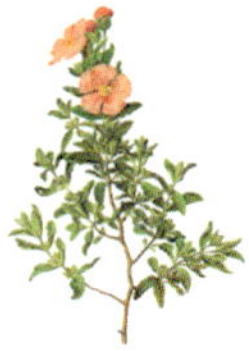

Die Teezutat ist bei guter Lagerung ein ganzes Jahr lang voll mit antioxidativem Inhalt. Was nicht konsumiert wird, kann als verschönerndes Teil- oder Vollbad Verwendung finden. Die Zistrose gilt nicht von ungefähr als Pflanze der Göttinnen, die sich damit der Sage nach Jugend und Schönheit erhielten. Tatsächlich findet man in vielen hautstraffenden Lotionen und Cremen auch Auszüge der Zistrose.

Wer eine Möglichkeit hat, Hydrolate herzustellen, kann das Pflanzenmaterial aller Cistus-Arten über Wasserdampf destillieren. Das ätherische Cistusöl, das man kaufen kann, wird ausschließlich aus *Cistus ladanifer*, der weiß blühenden Zistrose, produziert. Hydrolate nimmt man für die Herstellung von Cremen, vermischt sie mit fetten Ölen und hat ein Einreibemittel oder eine Zugabe in Pflegemitteln. Ein Cistushydrolat ist vor allem bei Schuppenflechte, Psoriasis und chronischen Ekzemen hilfreich. Auch schlecht abheilende Wunden sind dankbar über eine Versorgung mit Cistus, egal ob in Form von Hydrolat oder starkem Tee. Betupfen reicht schon.

In der Homöopathie wird Cistus Menschen verschrieben, die besonders temperaturempfindlich sind und häufig äußerlich und innerlich frösteln. Die Signatur ist bei der Zistrose ähnlich, denn auch sie hat keine dicke Haut gegen die Kälte, es ist ihr schnell zu eisig. Wer selbst einer der bei Kälte bibbernden Menschen ist, hat einen Pflanzengefährten gefunden, der zu ihm passt.

Empfehlenswerte Anwendungen

Zistustee

⊙ 1 TL getrocknete Blätter/Blüten mit ¼ l kochendem Wasser übergießen und 5 Min. ziehen lassen, dann abseihen. ⊙ Hat man frische Blätter, dann 2 TL davon mit ¼ l siedendem Wasser übergießen, 5 Min. ziehen lassen und abseihen. ⊙ Die Auszugszeit sollte so kurz sein, weil der Tee ansonsten zu bitter wird.

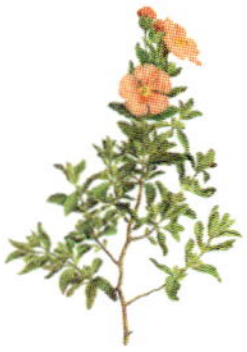

2 Tassen am Tag sind ausreichend, wenn man eine Erkältung hat. Eine Tasse kann man am Morgen trinken, wenn man Angst hat, sich während des Tages anzustecken, z. B. beim Aufenthalt zwischen vielen Menschen oder einer Fahrt in überfüllten Zügen oder Bussen.

Zistus-Essigtinktur ohne Alkohol

⊙ 1-l-Glas, gereinigt, bereitstellen. ⊙ 1/3 des Glases mit frischen Blättern füllen, die vorher mit einem Keramikmesser zerkleinert wurden. ⊙ Nicht hineinstopfen, sondern locker auffüllen.

⊙ ½ l Bio-Essig etwas anwärmen, bis er lauwarm ist, NICHT aufkochen. ⊙ Einige (ca. 10) Wacholderbeeren in den Sud geben. ⊙ 3 EL Honig im Essig auflösen.

⊙ Die warme Flüssigkeit über die Zistrosen-Blätter gießen. ⊙ Alle Blätter müssen bedeckt sein, die Flüssigkeit soll eine Handbreit über den Pflanzen stehen. ⊙ Wenn Essig fehlt, dann nachgießen. ⊙ Mit dem Glasdeckel verschließen.

In einem Küchenschrank etwa 4 Wochen stehen lassen. Täglich kontrollieren und schütteln, es darf kein Blatt herausschauen.

Danach durch ein Sieb abgießen und esslöffelweise einnehmen. 3 EL am Tag sind ausreichend, man nimmt diese Essigtinktur in Ansteckungszeiten als Unterstützung des Immunsystems am besten mit einem Glas Wasser.

Zistus-Urtinktur

Die Essenz hat sich, ebenso wie die Karde (Dipsacus), als Borrelienbekämpfer einen Namen gemacht. Sie ist aber auch als immunstärkender Unterstützer geeignet und das Akutmittel, wenn man sich bereits angesteckt haben könnte. Man sollte also immer einen kleinen Vorrat daheim haben.

⊙ Man gibt in einen Glasbehälter zerkleinerte Blätter und übergießt mit ca. 40 %igem Alkohol, jeder gute Obstbrand, Wodka oder Gin ist geeignet. ⊙ Am allerbesten wäre der sündteure Vogelbeerschnaps, denn er hat zusätzlich immunstärkende Wirkung. ◉ Der Alkohol soll deutlich über den Blättern stehen. ◉ Jetzt wird das Glas verschlossen und in der Küche für 3 bis 4 Wochen stehen gelassen. ◉ Täglich anschauen, schütteln und darauf achten, dass keine Pflanzenteile tagelang aus dem Alkohol ragen.

◉ Durch ein Tuch filtern und in dunkle Fläschchen abfüllen, mit Inhalt und Datum beschriften.

Diese Tinktur kann über 10 Jahre verwendet werden, man sagt allerdings, dass die Wirkstoffdichte nach etwa 3 Jahren etwas weniger wird. ◉ Es muss auch nicht unbedingt abgefiltert werden, die Pflanzen können in der Tinktur belassen werden und man siebt immer nur das ab, was man gerade braucht.

◉ Eine Tinktur kann natürlich auch mit den getrockneten Teilen gemacht werden. ◉ Alles, was an wasserlöslichen Inhaltsstoffen in der Pflanze vorhanden ist, wird durch Extraktion mittels Alkohol herausgeholt.

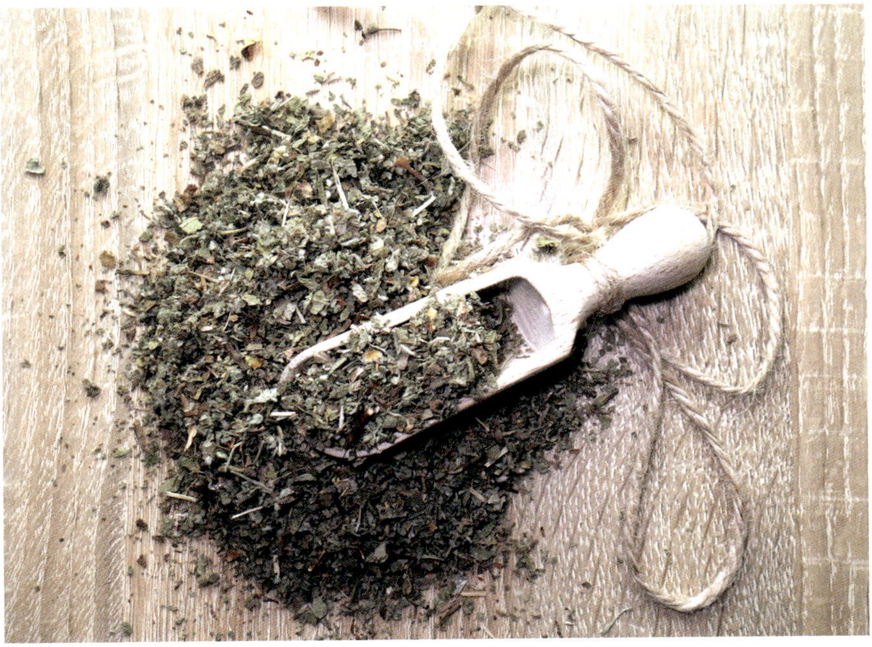

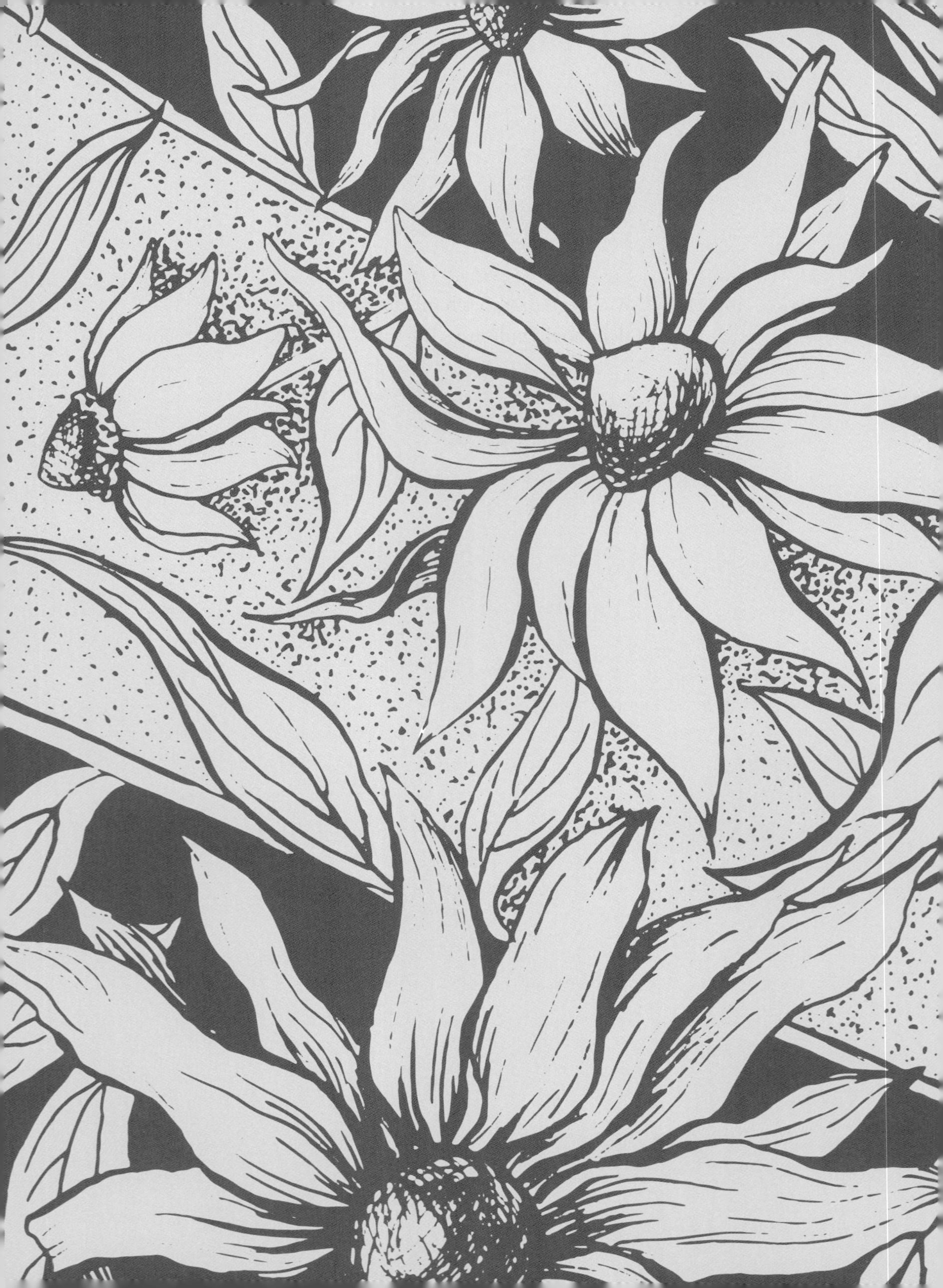

Immunaktivitäten unterstützen

Es gibt viele Möglichkeiten, das Immunsystem zu kräftigen. Eine davon ist, sich mit der sympathischen Pflanzenwelt auseinanderzusetzen und immer wieder auszuprobieren, wie es sich besser lebt mit Kräutern & Co. Beim Virus SARS-Cov-2 liegt vieles noch im Dunkeln und doch ist es bloß ein Coronavirus, zu dem auch andere SARS-Viren gehören. Da es etliche Pflanzen gibt, die bei SARS-Viren bereits hilfreich waren, hat es von Seiten der chinesischen Regierung bei der Corona-Epidemie Empfehlungen gegeben, diese mit Kräutern der TCM zu behandeln –zusätzlich zur schulmedizinischen Betreuung.

Es gibt auch hierzulande viele Heilpraktiker und Naturärzte, die – zusätzlich zu Behandlungen durch die Schulmedizin im Fall einer ernsthaften Erkrankung – auf Kräuter und aufbauende Lebensweise setzen.

Die Einhaltung der Hygienemaßnahmen, wie sie durch die Regierungen festgesetzt werden, ist selbstverständlich. Sich mehrmals täglich die Hände zu waschen war schon vor der Epidemie eine empfehlenswerte Sache und ist jetzt umso mehr gefragt. Die Desinfektion ist besonders nach dem Kontakt mit anderen Personen unumgänglich.

Sich mit einem Mundschutz auszustatten ist für viele Menschen ungewöhnlich und womöglich lästig. Man muss den Mundschutz positiv sehen, er kann andere Personen davon abhalten, einem zu nahe zu kommen. Überhaupt spielt „Nähe“ eine nicht zu vernachlässigende Rolle im Corona-Geschehen. Kontaktverbote und ähnliche Vorsichtsmaßnahmen sind jedenfalls geeignet, unsere Welt vor der vollständigen Vereinzelung zu bewahren.

Menschen mit Symptomen gehören zum Arzt. Er wird abklären, ob es sich beim Fieber und/oder Husten um Corona oder eine harmlose Erkältung handelt.

Ein guter Schutz und eine wunderbare Vorbeugung ist die Feuchthaltung der Schleimhäute. Man kann zu diesem Zweck inhalieren, wie man es auch beim Schnupfen oder Husten macht. Geeignete Pflanzen sind Thymian- oder Salbeiauszüge, auch Harz vom Weihrachbaum oder unseren heimischen Nadelgehölzen.

Feuchte Schleimhäute bekommt man auch über Kräuterzubereitungen aus den beschriebenen Pflanzen, besonders über einen Tee.

Hilfreich sind weiters Kräuterzuckerl. Man kann sie zwischendurch lutschen, sie bestehen aus Zistrose, Sonnenhut oder Ingwer, aber auch aus Rosmarin, Thymian, Oregano, Minze oder Salbei. Man bekommt sie in Apotheken.

- täglich gesund essen
- täglich eine immunstärkende Pflanze zu sich nehmen.
- täglich die Vitaminversorgung beobachten und ev. erhöhen.
- täglich die Versorgung mit Zink und anderen Mineralstoffen im Auge behalten.

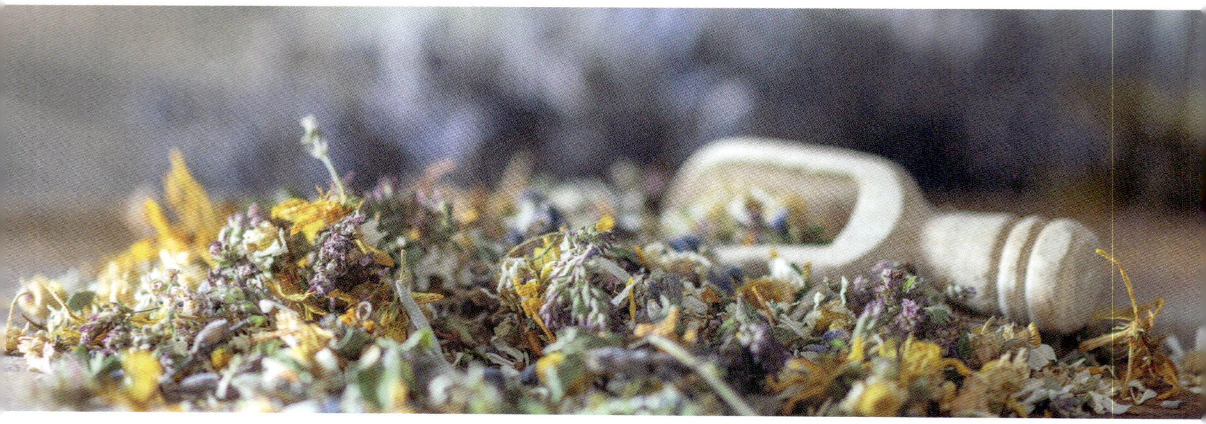

Die Rotalge

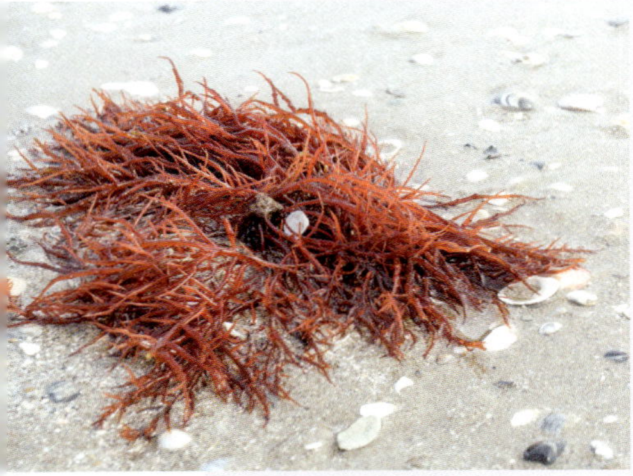

In den letzten Monaten hat ein Nasenspray mit den Inhaltsstoffen der Rotalge von sich Reden gemacht. Das österreichische Produkt gibt es rezeptfrei in vielen Ländern dieser Erde und es haben sich in den Medien Ärzte zu Wort gemeldet, die das Nasenspray für sich selbst verwenden. Angeblich sind die Schleimstoffe der Rotalgen wirksame Virus-Blocker. Erwiesen ist dies bislang offenbar nicht bis in die letzte Konsequenz, aber – es wird am Nachweis gearbeitet und die Arzneimittelzulassung ist beantragt. Der Schleimstoff aus der Alge heißt Carrageen und wird in Lebensmitteln häufig eingesetzt – als E 407, das ist ein Geliermittel. Über die Nase kommen in Ansteckungszeiten eine Menge Viren in den Körper. Je trockener die Schleimhäute sind, zum Beispiel weil die Luft in geheizten Räumen für unsere Atemwege nicht gerade optimal ist, desto leichter haben es Keime, sich festzusetzen. Früher war es üblich, bei einer drohenden Erkältung zu inhalieren und damit nicht nur Kräuterduft einzuatmen, sondern auch alle Schleimhäute zu befeuchten. Nichts anderes bewirkt auch ein Nasenspray. Und wenn noch dazu Viren in ihrer Vermehrung gebremst werden – umso besser.

„Wir konnten mit ersten Tests zeigen, dass Carragelose® auch gegen SARS-CoV-2 ein wirksamer Virus-Blocker ist. Diese Ergebnisse werden inzwischen von unabhängigen Studien in den USA und Argentinien bestätigt“, sagt CEO Andreas Grassauer der Wiener Biotechfirma in einer Pressemitteilung.

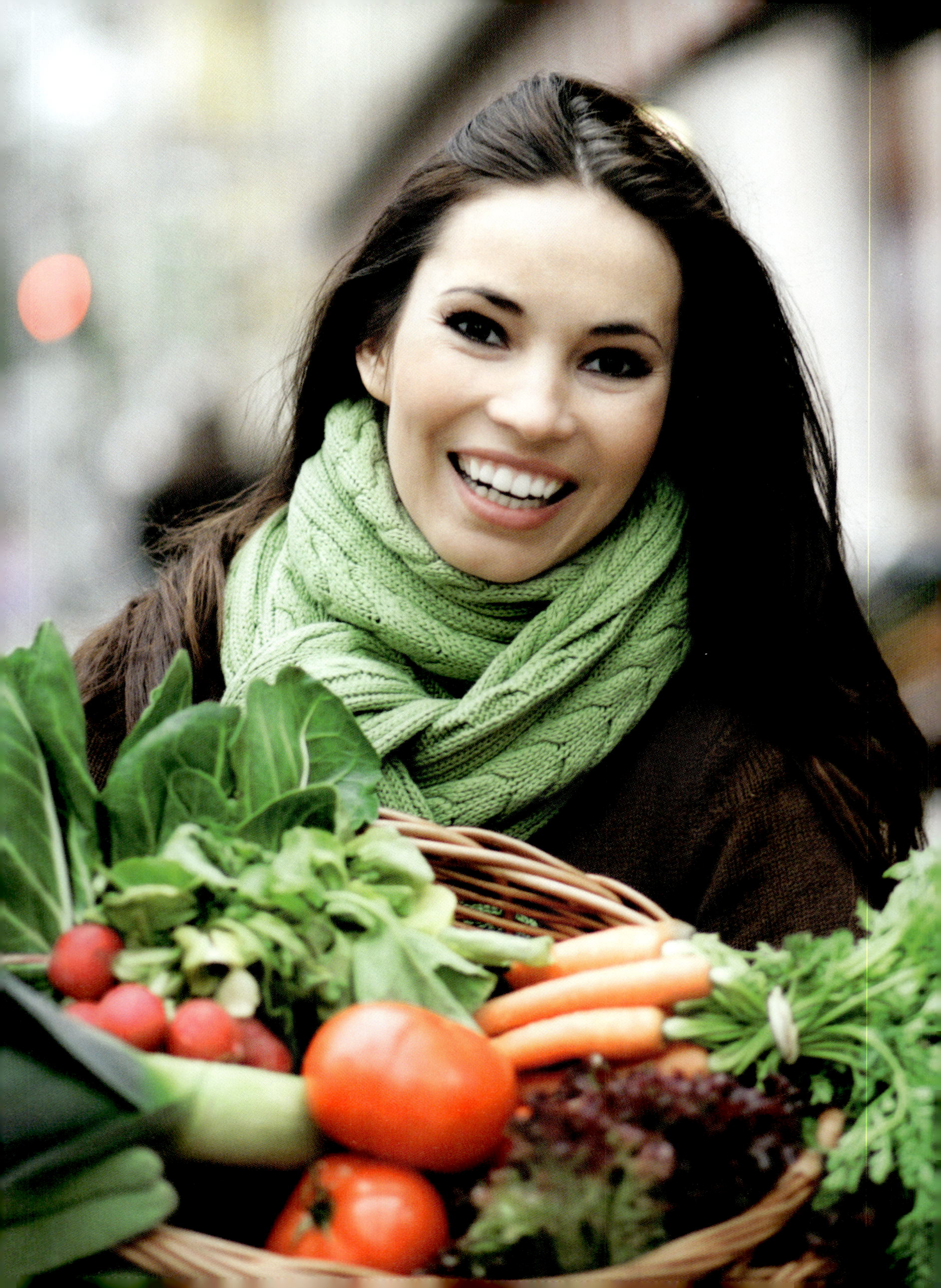

Vitamin C

Hohe Vitamin-C-Dosen, die bis zu 500 oder 1.000 mg täglich betragen dürfen, sind in Zeiten erhöhter Ansteckungsgefahr manchmal erforderlich. Das Vitamin C (Ascorbinsäure) sollte nicht in einer Einzeldosis eingenommen werden. Wenn man mehr als 200 bis 300 mg auf einmal zu sich nimmt, wird nur mehr ca. die Hälfte des Vitamin C vom Körper verarbeitet. Bei weniger mg sind es 90 %. Es ist also gut, die hohen Dosen auf den Tag verteilt zu konsumieren.

Vitamin C regt Produktion und Arbeit der weißen Blutkörperchen (Leukozyten) an und ist gerade bei Allergikern wichtig. Vitamin C wirkt auf den zu hohen Histaminspiegel ein, der einen negativen Einfluss auf das Immunsystem haben soll. Weiße Blutkörperchen sind gemeinsam mit den Fresszellen (Makrophagen) unsere wichtigsten Helfer beim Eindringen von Erregern. Sie brauchen (und enthalten) viel Vitamin C. Da wir Menschen (im Gegensatz zu Hühnern) das Vitamin C nicht selbst synthetisieren können, müssen wir es täglich zuführen.

Wer einen Garten hat, dem stehen frisch geerntetes Gemüse und Obst zur Verfügung, er hat es gut, denn die Wahrscheinlichkeit, genügend Vitamin C zu bekommen, ist dann groß. Wer alles im Supermarkt einkaufen muss, ist schlechter bedient. Selbst bei Biogemüse und -obst sind häufig die Lieferwege lang, zu lang, um alle Vitamine zu erhalten. Beim Kochvorgang geht das meiste Vitamin C verloren. So hat zum Beispiel eine kleine Kartoffel immerhin 28 mg Vitamin C. Wenn man sie schält und kocht, ist mehr als die Hälfte verloren. Wenn man sie aber frittiert oder im Backofen in der Schale bäckt, bleiben die Vitamine weitgehend vorhanden. Vitamin C ist zwar hitzeempfindlich, aber zerstört ist es erst ab 190 Grad Celsius. Es ist wasserlöslich und oxidiert an der Luft, deshalb Transportwege kurz halten und alle Lebensmittel mit Vitamin C möglichst frisch und wenig erhitzt essen und trinken!

Schwer betroffene Covid-19-Erkrankte wurden per Infusion mit hoch dosiertem Vitamin C behandelt, war in den Zeitungen zu lesen.

Bei guter Ernährung steht dem Körper normalerweise auch genügend Vitamin C zur Verfügung. Alles, was er nicht braucht, wird ausgeschieden. Hohe Dosen können eine Ansteckung nicht verhindern, sie stellen aber eine angemessene Reaktion des Immunsystems sicher, der Körper kann sich zur Wehr setzen. Auch hohe Dosen Vitamin C über einen längeren Zeitraum sind unschädlich, meint die Europäische Sicherheitsbehörde EFSA und legt die Grenze von 1 g/Tag fest, zusätzlich zum Vitamin C in der Nahrung. 1 g = 1.000 mg. Der Nobelpreisträger Linus Pauling hat bis zu seinem Tod (er wurde 93), täglich bis zu 10 g eingenommen und war überzeugt, seine Gesundheit nur den Vitaminen in höchsten Dosen zu verdanken.

Vitamin D

Die Dunkelziffer liegt bei ca. 80 %. 80 % der mittel- und nordeuropäischen Menschen leiden fallweise an Vitamin-D-Mangel. Ältere Menschen häufiger als junge und im Herbst und Winter mehr als im Frühjahr und Sommer. Vitamin D kennen wir als das Knochenvitamin, das unser Skelett, unsere Zähne, unsere Gelenke und Bänder aufbaut und gesund erhält. Aber das Vitamin kann noch viel mehr. Es wirkt wie ein Schutzschild gegen Infektionen. Es ist für ein intaktes und starkes Immunsystem unverzichtbar.

Dabei, meint man, wäre es so einfach, einen ausreichenden Vitamin-D-Spiegel zu haben. Ein paar Sonnenbäder in der Woche, und schon hat der Körper das Vitamin aufgebaut. Vitamin D kann unser Körper aus Sonnenlicht selbst herstellen und speichern – für lichtärmere Zeiten. In Island und Skandinavien, auch in England, war es üblich, viel fetten Fisch zu essen. Walfleisch, Aal und Hering wurden in Mengen verspeist. Aus gutem Grund, denn diese Fische lieferten das meiste Vitamin D und hielten die vom Sonnenlicht nicht gerade verwöhnten Nordeuropäer gesund.

Heute essen wir keine Wale mehr, auch keinen anderen fetten Fisch in

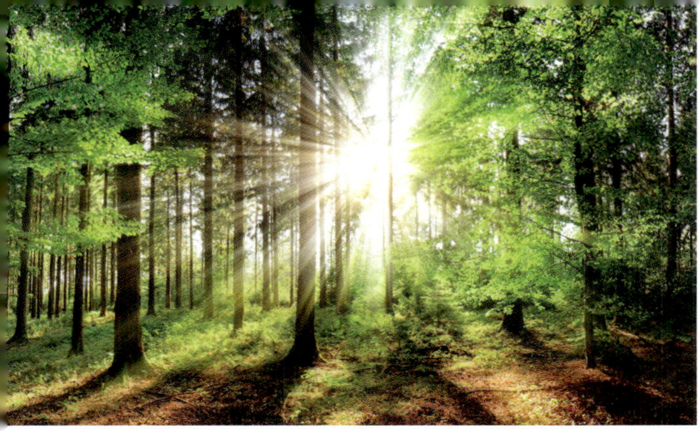

solchen Mengen, die notwendig sind, um eine ausreichende Zufuhr von Vitamin D zu erreichen. Ganz zu schweigen von den Vegetariern und Veganern, die ohnehin auf den Verzehr von Tieren verzichten. Ein wenig Vitamin D ist in Eiern, in Butter, in Kalbfleisch und in Pilzen enthalten.

Nach der Synthese in der Haut oder der Aufnahme aus Lebensmitteln wird Vitamin D in der Leber gespeichert. Wenn der Körper es benötigt, verwandeln es die Nieren in seine wirksame Form.

Kommt es also zu einer Infektion durch beispielsweise Grippe- oder Coronaviren, unterstützt das Vitamin D die schnelle Reaktion der weißen Blutkörperchen.

In Ansteckungszeiten und nach Begutachtung der Blutwerte (die bei vielen einen viel zu niedrigen Vitamin-D-Spiegel anzeigen) kann man mit hohen Dosen Vitamin D3 aus der Apotheke nachhelfen. 5.000 bis 10.000 Einheiten können vorübergehend eingenommen werden, bis sich der Wert normalisiert hat. Dann behält man ihn im Auge, damit Mangelzustände gar nicht erst vorkommen und dosiert auch nicht über, denn das kann toxisch wirken. Wichtig ist die Einnahme von D3. Den Vitaminspiegel kann man durch eine Blutuntersuchung feststellen lassen, der Arzt stellt dann das Rezept für Vitamin D aus und erklärt die richtige Einnahme.

Mineralstoffe

Nicht nur Dr. Wolfgang Feil, einer der führenden Ernährungsexperten Deutschlands, plädiert dafür, sich mit Mikronährstoffen wie Zink, Selen und Mangan einzudecken. Unsere Nahrungsmittel enthalten die Spurenelemente nicht mehr in ausreichender Form und deshalb fehlen sie auch in der Ernährung. Bei hoher Virenbelastung werden die Killerzellen des Immunsystems gerade durch diese Mikronährstoffe besonders angeregt.

Die ausreichende Zinkversorgung ist über eine ausgewogene Ernährung zu erreichen. Gute Quellen sind dunkles Bio-Fleisch, vor allem Leber, Bio-Eier aus Freilandhaltung, möglichst naturbelassene Bio-Milch, Linsen, Erbsen, Nüsse und Vollkornprodukte. Die Verfügbarkeit für uns ist mit 20 bis 40 % aus tierischen Lebensmitteln besser als aus den pflanzlichen, denn tierisches Eiweiß fördert die Aufnahme von Zink.

Nimmt man zu wenig Selen zu sich, ist das Immunsystem ebenfalls beeinträchtigt. Lebensmittel mit besonders viel Selen sind z. B. Kokosnüsse (25 g Kokosflocken decken den Tagesbedarf), Paranüsse, alle Kohlsorten, Zwiebeln und Knoblauch, Linsen und Erbsen oder Pilze. Der Selengehalt ist allerdings nur so hoch, wie es die Böden zulassen, und die sind in Europa bereits ziemlich selenarm. Tierfutter darf in der EU mit Selen angereichert werden, deshalb sind tierische Produkte bessere Quellen für Selen.

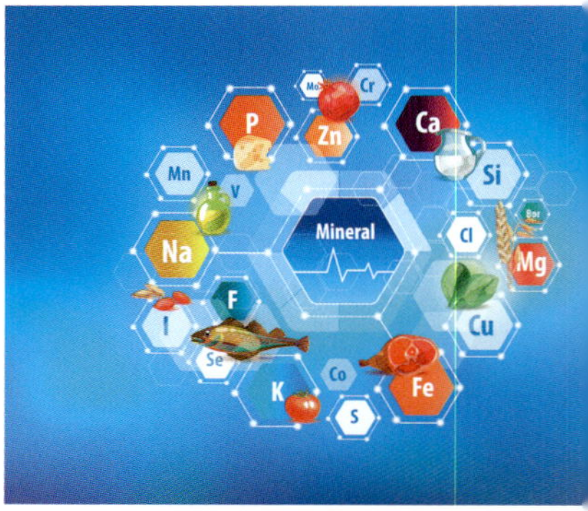

Manganmangel ist für uns schlecht, denn ausreichend Mangan schützt die Mitochondrien. Mitochondrien sind in fast jeder Körperzelle zu finden. Sie werden als „Kraftwerke der Zellen“ bezeichnet, denn sie produzieren Energie. Diese Energie gewinnen sie aus der Nahrung, die über das Blut in die Zellen gelangt. Sind die kleinen Kraftwerke vital, sind es auch die Immunzellen. Manganmangel heißt also immer auch weniger Antikörper und damit mehr Anfälligkeit bei einer Belastung durch Viren. Mangan für einen ganzen Tag bekommt man, wenn man zum Beispiel 50 g Haselnüsse isst. Viel Mangan haben Trockenfrüchte, Aroniabeeren, Heidelbeeren oder Haferflocken.

Blutgruppen und Corona

Sowohl auf eine Erkrankung an Covid-19 als auch auf die spätere Heilung könnte die Blutgruppe eines Menschen Einfluss haben, fanden Forscher in mehreren Erdteilen heraus. Es gibt die Blutgruppen A, AB, B und 0, jeweils verbunden mit dem Rhesusfaktor, der negativ oder positiv sein kann. Somit gibt es acht mögliche Varianten.

Die häufigste Variante ist A positiv, die seltenste AB negativ. Relativ selten ist Blutgruppe 0 negativ, dies wäre das Universal-Spenderblut, es ist besonders begehrt, denn es wird von jeder anderen Blutgruppe vertragen.

Menschen mit der Blutgruppe 0 haben im Vergleich mit den anderen Blutgruppen das geringste Risiko zu erkranken. Auch der Verlauf einer etwaigen Erkrankung ist eher leichter. Blutgruppe 0 hat übrigens auch bessere Karten bei einer Malariaerkrankung oder in punkto Herzinfarkt.

Ganz entschlüsselt ist der Zusammenhang zwischen Blutgruppe und Infektion und Schwere der Covid-19-Erkrankung noch nicht, aber Menschen mit Blutgruppe A sind wesentlich häufiger betroffen wie jene mit anderen Blutgruppen. Es gibt eine 50 %ige Erhöhung des Risikos für Ansteckung und schwere Atemwegsprobleme. Dies dürfte an den Genvarianten liegen, durch die sich die Menschen mit verschiedenen Blutgruppen unterscheiden. Die Studien über Blutgruppen und Corona stammen aus Kiel (D) und Oslo (N) und untermauern Erkenntnisse von Labors aus USA und China. Übrigens ist Blutgruppe 0 die älteste der Welt. Der Neandertaler hatte Blutgruppe 0. Er war ständig in Bewegung, jagte und führte Krieg, litt selten an einer Krankheit, denn Blutgruppe 0 hat mehr Abwehrstoffe gegen Krankheitserreger – das könnte heute zu Problemen führen. Später, als die Menschen Getreide anbauten, entstanden mit den veränderten Lebensbedingungen die Blutgruppen A, dann B und AB. In Europa haben nur mehr die Basken im Norden Spaniens zu 75 % Blutgruppe 0. Allerdings – auch das eine Erkenntnis der letzten Monate – bringt gerade das Neandertaler-Gen trotz Blutgruppe 0 schwerere Verläufe von Covid-19. Es liegt an einem Erbgutabschnitt, den rund 8 % der Europäer in sich tragen.

Wichtig

Ich berichte von Pflanzen, die man heute naturheilkundlich in Medizinsystemen Asiens oder Afrikas und zum Teil auch in Europa in größerem Umfang anwendet. Alle können im eigenen Garten, zum Teil auch auf einem Balkon oder auf einer Terrasse kultiviert, gepflegt und dann geerntet werden. Wenn man die Pflanzen im eigenen Garten/Haus zieht und Zubereitungen daraus macht, hat man vielleicht eine andere Wirkstoffdichte, als sie die Apotheken garantieren.

Auf alle Fälle aber beinhalten sie all die Liebe und Aufmerksamkeit, die in dieser „besten" aller Zeiten bereits an allen Ecken und Enden fehlt. Wir leben in einer Welt, die trotz aller Bequemlichkeit und Beweglichkeit, trotz aller Versorgung und trotz des großen Wissens ziemlich unbarmherzig geworden ist. Drei Generationen haben es geschafft, die Insektenwelt weitgehend auszurotten, gleich auf den Fuß folgen die Vögel. Ganz zu schweigen von den weiten Industrieland(wirt)schaften. Die Böden leben nicht mehr. Alles ist tot und keiner merkt etwas, weil er zu beschäftigt ist, auch dem letzten Insekt die letzte Zufluchtsstätte zu rauben, wenn er jedes Blättchen vom grünen (Plastik)Rasen kehrt. Wir haben in punkto Natur ziemlich alles falsch gemacht. Ob es zu ändern ist, weiß heute noch niemand, aber ich hoffe es manchmal, wenn ich eine der beschriebenen Pflanzen mit Freude betrachte und ihr danke, wenn sie mir hilft.

Die meisten Menschen betrachten Pflanzen nicht als Lebewesen. Aber sie leben. Genauso wie wir. Sie geben uns alles – wenn wir es annehmen.

Die Informationen in diesem Buch können eine Beratung oder Behandlung durch Arzt, Apotheker oder Heilpraktiker natürlich nicht ersetzen. In der alten Tradition der europäischen Medizin (TEM) braucht man immer den Therapeuten. Er ist das Spiegelbild, das einem anzeigt, woran es fehlt. Suchen Sie deshalb bei Beschwerden den Heiler Ihrer Wahl auf. Sagen Sie ihm, wohin Ihr Herz Sie zieht und welche Pflanze ihnen besonders sympathisch ist. Es ist ein Hinweis auf das, was Ihnen hilft. Ein guter Therapeut versteht das.

Zu Anfangs des Buches fanden Sie ein Gedicht von Hilde Philippi, einer Dichterin aus Klosterneuburg in Österreich. Sie schrieb im Jahr 2010 Zeilen, deren Brisanz heute höher ist als je zuvor. Lassen Sie sich davon inspirieren und bewegen …

Ich kann von dieser Erde nicht immer nur nehmen. Ich muss auch geben. Mein Geschenk muss die Achtsamkeit sein, mit der ich meine Mitgeschöpfe, egal ob Pflanze oder Tier behandle. Mein Geschenk muss der Respekt sein, mit dem ich die Gaben der Natur entgegennehme.

Weniger ist mehr. Nicht nur ich, der Mensch, habe ein Recht auf Leben. Auch der Boden mit seinen Mikroorganismen, auch die Pflanzen und ihre Insekten haben dieses Recht. Genauso wie ich, kleiner Mensch, dem in Zeiten wie diesen gezeigt wird, wie schnell die Natur sich wehren kann und wie endgültig die Zerstörung der Zivilisation sein könnte, wenn ich nicht endlich aufwache und mich besinne.

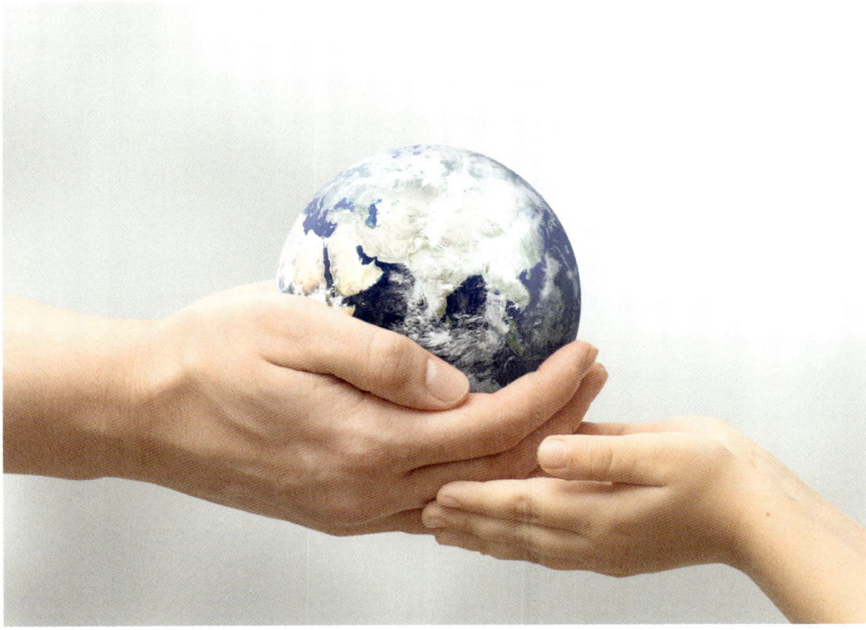

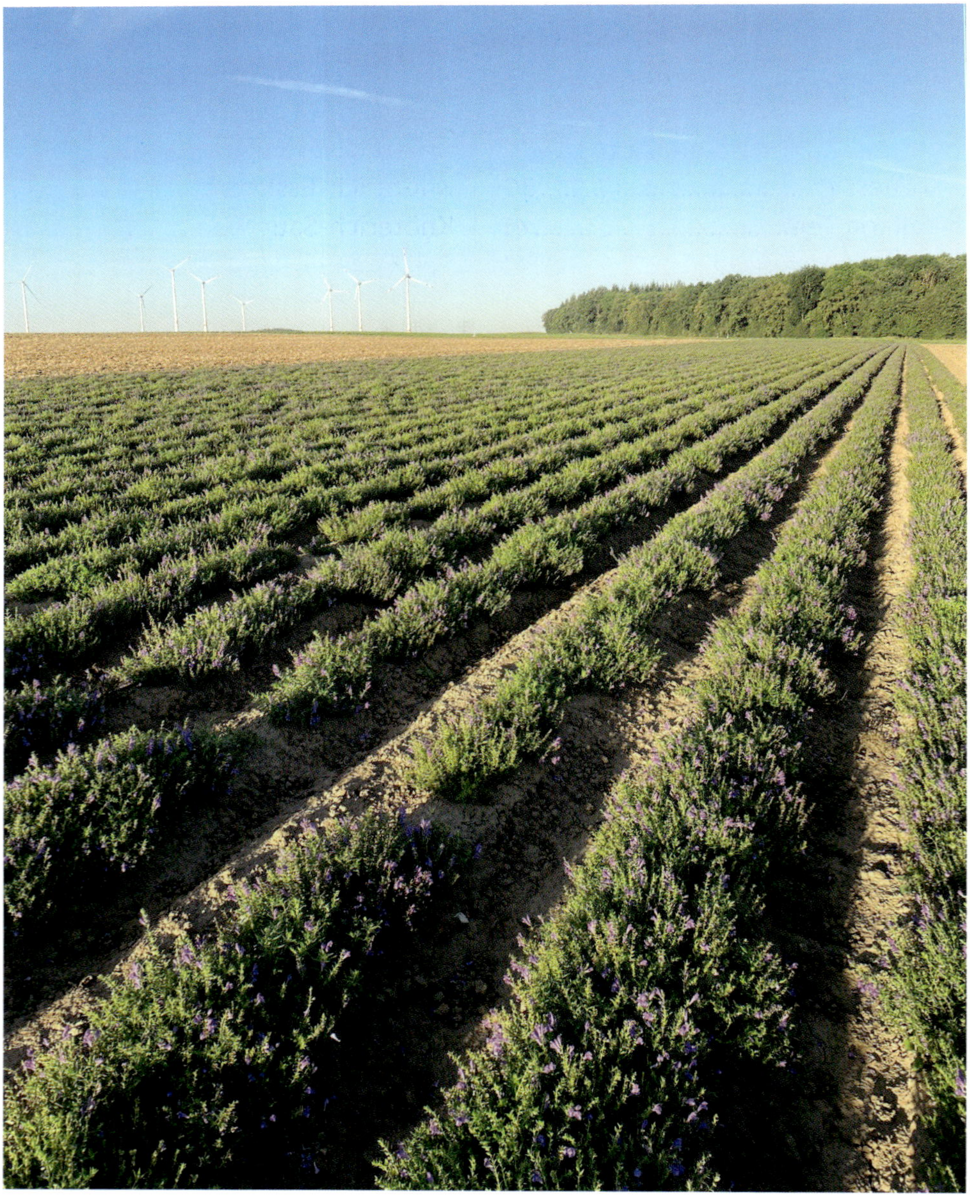

In 97534 Waigolshausen wachsen Valentin Weißenbergers Helmkraut-Pflanzen in Reih und Glied. Ein prachtvoller Anblick und Freude für Insekten & Co – eine Heilpflanze aus Russlands Norden, aber sie fühlt sich bei uns wie zuhause. E-Mail: valentin.weissenberger@gmx.de

Berg, Beate & Lelley, Jan; Apotheke der Heilpilze; naturaviva; 2015

Buhner, Stephen Harrod; Pflanzliche Virenkiller; Herba press; 2019

Bundesamt für Verbraucherschutz und Lebensmittelsicherheit; BVL-Report 8.4, Stoffliste des Bundes und der Bundesländer Kategorie „Pflanzen und Pflanzenteile"; www.bvl.bund.de

Department of Agriculture; USDA Database fort he Oxygen Radical Absorbance Capacity (ORAC) of selected foods, Release 2; 2010

Dinkelborg, Petra; Ingwer und Kurkuma; Amazon distribution; 2019

Eschbach, Constanze; Rhodiola rosea; Kopp Verlag; 2019

Fintelmann, V. & Weiss, R.F; Lehrbuch Phytotherapie; Hippokrates Verlag; 2009

Flemmer, Andrea; Viruserkrankungen natürlich behandeln; VAK Verlag; 2017

Gey-Kemper, Birgit; Wunderbare Wurzelkraft Ingwer; sanoform; 2014

Heepen, Günther; Natürliche Virenkiller; GU Verlag; 2020

Heidböhmer, Ellen; Gesund mit Holunder; Herbig Verlag; 2019

Heidböhmer, Ellen; Gesund mit Ingwer; Herbig Verlag; 2020

Heuberger, H, Bomme U; Inhaltsstoffgehalte ausgewählter Heilpflanzen für die traditionelle chinesische Medizin aus deutschem Versuchsanbau. Arznei, Gewürzpflanzen; 2008

Hirsch, Siegrid; Die Kräuter in meinem Garten; Freya Verlag; 2019

Hochgruber, Gottfried; Heilkräuter, die Apotheke der Natur; Edition Longo; 2018

Huber, Ellen; Pflanzenschätze der Ahnen; Freya Verlag; 2018

Institut für Pflanzenbau und Pflanzenzüchtung, Prof. Dr. Ulrich Bomme; Kulturanleitung für Scutellaria baicalensis, Freising-Weihenstephan; 2009

Iranschähr; Umwandlung der Lebenssubstanz im Körper; Amadeo Verlag Olten; 1960

Johann, Kevin; Artemisia; Freya Verlag; 2019

Lexikon der Biologie; Spektrum; Akademischer Verlag Heidelberg; 1999

Lindner, Bettina Nicola; Rhodiola rosea; VAK Verlag; 2018

Malm, Liesel & Möbus, Margret; Antibiotische Heilpflanzen; Bassermann Verlag; 2018

Mayer, Gottfried; Handbuch der Klosterheilkunde; Verlag Zabert Sandmann; 2003

Pschyrembel; Wörterbuch der Naturheilkunde; de Gruyter; 2006

Roossinck, Marilyn; Viren!; Springer Verlag; 2018

Schilcher, H.; Leitfaden Phytotherapie; Elsevier Verlag GmbH, Urban & Fischer Verlag; 2010

Simonsohn, Barbara; Artemisia annua; Mankau; 2020

Simonsohn, Barbara; Artemisia, Königin der Heilpflanzen; Jim Humble Verlag; 2019

Strunz, Ulrich; Die 15 besten Tipps für ein starkes Immunsystem; Heyne; 2020

Wanitschek, Anne; Pflanzliche Antibiotika; Humboldt Verlag; 2019

Weidinger, Hermann-Josef; Kräuter für die Seele; NÖ Pressehaus; 1993

Wyk, Ben-Erik van; Handbuch der Nahrungspflanzen; Wissenschaftliche Verlagsgesellschaft Stuttgart; 2005

Wyk, van, B.-E.; Handbuch der Arzneipflanzen; Wissenschaftliche Verlagsgesellschaft Stuttgart; 2004

Aboubakr, H. A., Nauertz, A., Luong, N. T., Agrawal, S., El-Sohaimy, S. A. A., Youssef, M. M., & Goyal, S. M. (2016). In Vitro Antiviral Activity of Clove and Ginger Aqueous Extracts against Feline Calicivirus, a Surrogate for Human Norovirus. Journal of Food Protection, 79(6), 1001–1012. doi: 10.4315/0362-028x.jfp-15-593

Agbabiaka TB, Guo R, Ernst E. Pelargonium sidoides for acute bronchitis: a systematic review and meta-analysis. Phytomedicine. 2008 May;15(5):378-85. doi: 10.1016/j.phymed.2007.11.023. Epub 2008 Jan 28

Ali Akbar Hajiaghamohammadi et al, To evaluate of the effect of adding licorice to the standard treatment regimen of Helicobacter pylori, The Brazilian Journal of Infectious Diseases, NovemberDecember 2016

Antonelli M, Donelli D, Maggini V, Firenzuoli F. Phytotherapic compounds against coronaviruses: possible streams for future research [published online ahead of print, 2020 Apr 30]. Phytother Res. 2020;10.1002/ptr.6712. doi:10.1002/ptr.6712

Arora, R., Chawla, R., Marwah, R., Arora, P., Sharma, R. K., Kaushik, V., … Bhardwaj, J . R. (2011). Potential of Complementary and Alternative Medicine in Preventive Management of Novel H1N1 Flu (Swine Flu) Pandemic: Thwarting Potential Disasters in the Bud. Evidence-Based Complementary and Alternative Medicine, 2011, 1–16. doi: 10.1155/2011/586506

Atieh Hajirahimkhan et al, Evaluation of Estrogenic Activity of Licorice Species in Comparison with Hops Used in Botanicals for Menopausal Symptoms, PLoS One, Juli 2013

Benatouil CP, Reanimator A. Wirkung von Artemisia annua auf die adaptive Immunität bei COVID-19-Infektionen. Verfügbar unter: https://lavierebelle.org/action-de-l-artemisia-annua-sur-l?lang=de . Zugriff am 22. Juni 2020

Bereznoy VV, Riley DS, Wassmer G, Heger M. Efficacy of extract of Pelargonium sidoides in children with acute non-group A beta-hemolytic streptococcus tonsillopharyngitis. A randomized, double-blind, placebo-controlled trial. Altern Ther Health Med. 2003 Sep-Oct;9(5):68-79

Chang, J. S., Wang, K. C., Yeh, C. F., Shieh, D. E., & Chiang, L. C. (2013). Fresh ginger (Zingiber officinale) has anti-viral activity against human respiratory syncytial virus in human respiratory tract cell lines. Journal of Ethnopharmacology, 145(1), 146–151. doi: 10.1016/j.jep.2012.10.043

Chen J et al, Efficacy and safety of Stronger Neo-Minophagen C for treatment of chronic hepatitis B: a meta-analysis of randomized controlled trials, Nan Fang Yi Ke Da Xue Xue Bao, Juli 2014

Chen S-P, Liu RH, Lu T-M, Wei JC-C, Wu T-C, Tsai W-Y, Tsai C-H, Yang C-C. Complementary usage of Rhodiola crenulata (L.) in chronic obstructive pulmonary disease patients. The Effects on cytokines and T cells. Phytother Res 2014; epub ahead of print

Chuchalin AG, Berman B, Lehmacher W. Treatment of acute bronchitis in adults with a pelargonium sidoides preparation (EPs 7630). A randomized, double-blind, placebo-controlled trial. Explore (NY). 2005 Nov;1(6):437-45

Cinatl J et al, Glycyrrhizin, an active component of liquorice roots, and replication of SARS-associated coronavirus, Lancet, Juni 2003

Cinatl J., B Morgenstern, G Bauer, P Chandra, H Rabenau, H W DoerrGlycyrrhizin, an active component of liquorice roots, and replication of SARS-associated coronavirus;, pubmed.ncbi.nlm.nih.gov/12814717/

Dao TT et al, Chalcones as novel influenza A (H1N1) neuraminidase inhibitors from Glycyrrhiza inflate, Bioorg Med Chem Lett, Januar 2011

Denyer, C. V., Jackson, P., Loakes, D. M., Ellis, M. R., & Young, D. A. B. (1994). Isolation of Antirhinoviral Sesquiterpenes from Ginger (Zingiber officinale). Journal of Natural Products, 57(5), 658–662. doi: 10.1021/np50107a017

Ehrhardt C., ER. Hrincius, V. Korte, I. Mazur, K. Droebner, A. Poetter, S. Dreschers, M. Schmolke, O. Planz, S. Ludwig, Antiviral Res, 2007, 76 (1), 38-47. [4] S. Rebensburg, M. Helfer, M. Schneider, H. Koppensteiner, J. Eberle, M. Schindler, L. Gürtler, R. Brack-Werner, Scientific Reports 6, 2016, doi 10.1038/srep20394

European Medicines Agency, Assessment report on Glycyrrhiza glabra L. and/or Glycyrrhiza inflata Bat. and/or Glycyrrhiza uralensis Fisch., radix, Mrz 2013

European Medicines Agency, Community herbal monograph on Glycyrrhiza glabra L. and/or Glycyrrhiza inflata Bat. and/or Glycyrrhiza uralensis Fisch., radix, Mai 2012

Francis Megraud, Helicobacter pylori and antibiotic resistance, Gut, November 2007

Fukai T et al, Anti-Helicobacter pylori flavonoids from licorice extract, Life Sci, August 2002

Gan L, Therapeutic potential of sirtuin-activating compounds in Alzheimer's disease, Drug News Perspect, Mai 2007

Han S et al, Anti-allergic activity of glycyrrhizic acid on IgE-mediated allergic reaction by regulation of allergy-related immune cells, Sci Rep, August 2017

Hoever G et al, Antiviral activity of glycyrrhizic acid derivatives against SARS-coronavirus, J Med Chem, Februar 2005

Katri Rikknen et al, Maternal Licorice Consumption During Pregnancy and Pubertal, Cognitive, and Psychiatric Outcomes in Children, American Journal of Epidemiology, Mrz 2017

Kim YW et al, Liquiritigenin, a flavonoid aglycone from licorice, has a choleretic effect and the ability to induce hepatic transporters and phase-II enzymes, Am J Physiol Gastrointest Liver Physiol, Februar 2009

Krebs Su X et al, Glycyrrhizic acid: A promising carrier material for anticancer therapy, Biomed Pharmacother, November 2017

Kumada H, Long-term treatment of chronic hepatitis C with glycyrrhizin [stronger neo-minophagen C (SNMC)] for preventing liver cirrhosis and hepatocellular carcinoma, Oncology, 2002

Li S., Chen C., Zhang H., Guo H., Wang H., Wang L. Identifizierung von Naturstoffen mit antiviralen Aktivitäten gegen SARS-assoziiertes Coronavirus. Antivir Res. 2005; 67 : 18–23. PMC-freier Artikel PubMed

Li Z et al, Rapid screening and identification of active ingredients in licorice extract interacting with V3 loop region of HIV-1 gp120 using ACE and CE-MS, J Pharm Biomed Anal, Mrz 2015

Liqiang Wang et al, The antiviral and antimicrobial activities of licorice, a widely-used Chinese herb, Acta Pharmaceutica Sinica B, July 2015

Lizogub VG, Riley DS, Heger M. Efficacy of a pelargonium sidoides preparation in patients with the common cold. A randomized, double blind, placebo-controlled clinical trial. Explore (NY). 2007 Nov-Dec;3(6):573-84

Mahmoud Bahmani et al, A review of the health effects and uses of drugs of plant licorice (Glycyrrhiza glabra L.) in Iran, Asian Pacific Journal of Tropical Disease, September 2014

Matthys H, Eisebitt R, Seith B, Heger M. Efficacy and safety of an extract of Pelargonium sidoides (EPs 7630) in adults with acute bronchitis. A randomised, double-blind, placebo-controlled trial. Phytomedicine. 2003;10 Suppl 4:7-17

Matthys, H. et al: Safety and Tolerability of EPs 7630 in Clinical Trials. Adv Pharmacoepidemiol Drug Saf 2013;2:142

Mersereau JE et al, Liquiritigenin is a plant-derived highly selective estrogen receptor beta agonist. Mol Cell Endocrinol, Februar 2008

Messier C et al, Licorice and its potential beneficial effects in common oro-dental diseases, Oral Dis, Januar 2012

Nourazarian SM et al, Effect of Root Extracts of Medicinal Herb Glycyrrhiza glabra on HSP90 Gene Expression and Apoptosis in the HT-29 Colon Cancer Cell Line, Asian Pac J Cancer Prev, 2015

Orlent H et al, Biochemical and histological effects of 26 weeks of glycyrrhizin treatment in chronic hepatitis C: a randomized phase II trial, J Hepatol, Oktober 2006

Oyagbemi, A. A., Saba, A. B., & Azeez, O. I. (2010). Molecular targets of [6]-gingerol: Its potential roles in cancer chemoprevention. BioFactors (Oxford, England), 36(3), 169–178. https://doi.org/10.1002/biof.78

Panossian, A., & Wikman, G. (2010). Effects of Adaptogens on the Central Nervous System and the Molecular Mechanisms Associated with Their

Stress—Protective Activity. Pharmaceuticals 2010, 3: 188-224. doi: 10.3390/ph3010188

Peng F et al, A Review: The Pharmacology of Isoliquiritigenin, Phytother Res, Juli 2015

Rasool, A., Khan, MU., Ali, MA., Anjum, A., Ahmed, I., Aslam, A., Rafique, G., Masood, S., Nawaz, M. (2017). Anti-Avian influenza virus H9N2 activity of aqueous extracts of Zingiber officinalis (Ginger) & Allium sativum (Garlic) in chick embryos. Pakistan Journal of Pharmaceutical Sciences. 30. 1341-1344.

Rohr U, Die Bedeutung des Estrogen-Rezeptors beta, DAZ, November 2006

Rossum van, TG et al, Glycyrrhizin-induced reduction of ALT in European patients with chronic hepatitis C, Am J Gastroenterol, August 2001

Rossum van, TG et al, Review article: glycyrrhizin as a potential treatment for chronic hepatitis C, Aliment Pharmacol Ther, Mrz 1998

Roth M; Pelargonium sidoides Radix Extrakt EPs 7630 reduziert die Rhinosviren-Infektion; Nationales Wissenschaftszentrum Frankreich; 2019

Schubert K, Karousis ED, Jomaa A, Scaiola A, Echeverria B, Guurzeler LA, Mühlemann O, Ban N: SARS-CoV-2 Nsp1 binds the ribosomal MRNA channel to inhibit translation. Nature Structural & Molecular Biology, 09 2020

Tanaka Y et al, Antibacterial compounds of licorice against upper airway respiratory tract pathogens, J Nutr Sci Vitaminol (Tokyo), Juni 2001

U.S. Food and Drug Administration, Black Licorice: Trick or Treat?, Updated: Oktober 2017

Wang X et al, Liquorice, a unique "guide drug" of traditional Chinese medicine: a review of its role in drug interactions, J Ethnopharmacol, Dezember 2013

Wang Xiaoying et al, Glycyrrhiza glabra (Licorice): Ethnobotany and Health Benefits, Sustained Energy for Enhanced Human Functions and Activity, 2017

Wang, H., The in vito and in vivo antiviral effects of salidroside from Rhodiola rosea L against Cocksackie Virus B3. Phytomedicin 16, Nr. 2-3, 2009

Wayne C. Liao et al, Identification of two licorice species, Glycyrrhiza uralensis and Glycyrrhiza glabra, based on separation and identification of their bioactive components, Food Chemistry, Juni 2012

Yao WH et al, Effect of compound glycyrrhizin on peripheral T-lymphocyte subset in AIDS patients, Zhonghua Nan Ke Xue, Juli 2006

Yi Kuang et al, Screening of hepatoprotective compounds from licorice against carbon tetrachloride and acetaminophen induced HepG2 cells injury, Phytomedicine, Oktober 2017

Zhang, L., & Liu, Y. (2020). Potential interventions for novel coronavirus in China: A systematic review. Journal of Medical Virology, 92(5), 479–490. doi: 10.1002/jmv.25707

Antonelli M, Donelli D, Maggini V, Firenzuoli F. Phytotherapic compounds against coronaviruses: Possible streams for future research. Phytother Res. 2020;34(7):1469-1470. doi:10.1002/ptr.6712

Bachmann Dr. Christoph; Pharmakologische Studien mit EPs 7630; Ars Medici Thema Phytothearpie; Oktober 2012; www.rosenfluh.ch

Bachmann, Christoph, Ars medici Thema Phytotherapie 06/2012

Bellotto, Susanne; Immunabwehr; ZeitenSchrift Nr. 102

Bielenberg J.; Glycyrrhiza gabra L.- Eine faszinierende Heilpflanze mit großer Tradition; Zeitschrift für Phytotherapie 30:259-66; 2009

Buttinger, Klaus; Covid-19 und der Neandertaler in uns; 11 07 2020; Oberösterreichische Nachrichten

Dobberstein, Dr. Bernhard; Postverkehr in der Zelle; Unispiegel Heidelberg, Ausgabe 2/1994; Zentrum für Molekulare Biologie Heidelberg

Ehrhardt, C., A polyphenol rich plant extract, Cystus052, 2007, Bd. 76, 1, S 38-47,

Feil, Dr. Wolfgang Ergänzung von Vitamin A, B, C, D, Omega-3-Fettsäuren, Selen und Zink; www.drfeil.com

Fromme, S.: UGB-Forum 6/00, S. 318-320

Gensthaler, G.: Kapland-Pelargonie – Südafrikanische Volksmedizin, in: PTA-Forum, Ausgabe 19/2016

Goerg, Katharina A; Ingwer; Ernährungs Umschau; 10/2017

Hiller, K., & Melzig, M. F. Lexikon der Arzneipflanzen und Drogen. Heidelberg: Spektrum Akademischer Verlag, 2010

Hoever G et al, Antiviral activity of glycyrrhizin acid derivates against SARS-coronavirus, J Med Chem, Feb. 2005

Ikegami Nobuko et al, Clinical evaluation of glycyrrhizin on HIV-infectes in Japan, CDC AUSD Weekly, Juni 1989

Jessie Hawkins, Colby Baker, Lindsey Cherry, Elizabeth Dunne. Black elderberry (Sambucus nigra) supplementation effectively treats upper respiratory symptoms. A meta-analysis of randomized, controlled clinical trials. Complementary Therapies in Medicine, Volume 42, February 2019, Pages 361-365

Leitner, Ilona; Pflanzliche Waffen; Phytotherapie 3; 2020

Lena Abersberg, Antivirale und antioxidative Wirkungen; MedMix 2.09.2020

Löbel, Elke; Japanischer Staudenknöterich; MedLexi.de; 2019 www.nedlexi.de/Japanischer_Staudenknöterich

Ludwig, Stephan, Der Pflanzenextrakt Cystus052 blockiert Grippeviren. Phytotherapie 2012, Bd. 33, S 14-16

Lungenärzte im Netz; Bestimmt die Blutgruppe das Risiko für einen schweren Verlauf von Covid-19?, medRxiv (2020), DOI:
10.1101/2020.10.25.20219063

Moser, Dr. Maximilian; Gesundheit bilden oder nur Krankheit verhindern?; Brennstoff Nr. 58; 2020

New England Journal of Medicine, preprint-Veröffentlichung am 2.6.2020
pubmed.ncbi.nlm.nih.gov/16902856/

Roth M., Fang L., Stolz D., Tamm M., Pelargonium sidoides Radix-Extrakt EPs 7630 reduziert Rhonvirus- Infektion; PLoS IONE 14 /2(: e0210702, 2019
Rümmele, Martin; Virenkiller in Heipflanzen; Phytotherapie 3; 2020

Ruoff Dr, Marianne; Kräutermedizin, Akupunktur & TCM, Wirksame Pflanzen bei Corona; www.naturalmedizin.ch/corona-antivirale-kraeuter

Scheider, Dr. Ernst, DAZ 2006, Nr. 13, S63

Schneider, E; Rhodolia rosea, die Rosenwurz; Deutsche Apotheker Zeitung, Nr. 13; 2006

Seeberger Prof. Dr., Peter; Artemisia annua in Labortests, Max-Planck-Institut Potsdam-Golm; 2020

Seiler, Benjamin; Trank des Lebens; ZeitenSchrift Nr. 74

Seiler, Ursula; Corona: Seelen in Seenot; ZeitenSchrift Nr. 102

Stratmann, Ursula; Japanischer Staudenknöterich – ein Segen für Kinder; www.kraeutertour-de-ruhr.de

Strecker, L. Glycyrrhiza glabra L., Das grüne Erbe der Bamberger Gärtner: Eine Nutzpflanzenstudie über Bamberger lokale Gemüsesorten, Universität Bamberg, 2011

Universitätsklinikum Schleswig-Holstein, Neandertaler Gene, Medizin und & Biotech, Apa Leipzig, 08.07.2020

Voit, Peter; Evidenzbasierte Phytotherapie: Arzneipflanzen als Virenkiller, HMPPA, A2016

Waldmann, Lukas; Immunsystem; ZeitenSchrift Nr. 102

Wyss, Sandra; Adaptogene; ZeitenSchrift Nr. 99

Zylka-Menhorn, Dr., Vera; Zytokinforschung; Deutsches Ärzteblatt; 2013

⊙

www.apotheke-adhoc.de/nachrichten/detail/coronavirus/beifuss-gegen-covid-19
www.apotheken-umschau.de/heilpflanzen/suessholz#

www.apotheke-regenwald.at
www.arzneipflanzenlexikon.info
www.astaxanthin-ratgeber.com
www.atm.de
www.bauernladen.at/artikel/produkte/scharfmacher-aus-österreich
www.derkleinegarten.de
www.deutsche-apotheker-zeitung.de
www.deutschesgesundheitsportal.de
www.deutschesgesundheitsportal.de/2020/09/14/covid-19-grippe
www.dw.com/de/artemisia
www.flexikon.doccheck.com
www.forum-crs.net
www.fr.de/wissen/entzuendungshemmer-senken-das-infektionsrisiko-90029362.html
www.gesund.co.at/suessholzwurzel-wirkung-geschmack-25637/
www.gesundheitsinformation.de
www.heilkraeuter.de
www.heilpflanzen-welt.de
www.heilpflanzenwissen.at
www.heilpraxisnet.de
www.heilungsberichte.de
www.infoflora.ch
www.lwg.bayern.de/presse/pms/2018/192219/index.php
www.medien-doktor.de/gesundheit/2020/07/das-afrikanische-wundermittel-gegen-covid-19
www.meine-gesundheit.de/medizin/heilpflanzen/suessholzwurzel
www.mein-schoener-garten.de/pflanzen/ingwer/ingwer
www.ndr.de/ratgeber/garten/nutzpflanzen/Ingwer-selbst-ziehen-Eine-Anleitung,ingwer111.html
www.obstland.at
www.pharmacon.net
www.pharmazeutische-zeitung.de
www.plantura.garden
www.plantura.garden
www.rheuma-online.at
www.schnupfen.net
www.schweizer-illustrierte.ch/specials/gruen-42019/ingwer
www.seven-ayurveda.ch/sevenayurvedablog/suessholz-ayurveda
www.smarticular.net/superknolle-ingwer
www.spiegel.de/wissenschaft/medizin/corona-angebliches-wundermittel-artemisia-mit-Kraeutertee-gegen -covid-19-a-2317e482-5e7a-4
www.superfoodwissen.org
www.tagesspiegel.de/Berlin/klinische-studie-zu-beifuss-gegen-covid-19
www.umweltberatung.at
www.uni-heildeberg.de/uni/presse/rc6/4.4.html
www.wildkraeuterleben.at
www.zengamed.de/wer-heilt-hat-recht-hippokrates-kongressbericht/#:~:text=Hippokrates%3A%20%E2%80%9EWer%20heilt%20hat%20Recht,Chr.)
www.zentrum-der-gesundheit.de
www.zentrum-der-gesundheit.de/artikel/heilkraeuter-heilpflanzen/suessholz-als-natuerliches-heilmittel

Cover: Bilder – adobe stock Elenathewise / kazakovmaksim / LianeM / Greg Mailaender / robert6666 / Richard Griffin / Ruckszio / fantasy / flycatdesign / nikolaydonetsk / AlexanderZam / unpict / Vilor / Illu. innen: ilonitta /
Kern: Bilder – adobe stock S. 3: Elenathewise / 6: lassedesignen / 8, 10, 12: Павел Феоктистов / 11: nobeastsofierce /12: Photoboyko / 13: Zffoto / 14: donfiore / 14: dariaustiugova / 16: Christos Georghiou / 16: donfiore / 17: quickshooting / 18: Павел Феоктистов / 20: Павел Феоктистов / 20: Maridav / 22: lovelyday12 / 24: avoferten / 27: zaurrahimov / 28: pongsuwan / 29: ilonitta / 31: steinerpicture / 53: behewa / 54: Beata / 56: behewa / 57: apisit / 58: flycatdesign / 62: FotoHelin / 64: Ruckszio / 66: pixelunikat / 69: JRG / 72: behewa / 73: Pawel Sidlo / 74: Maren Winter / 75: Madeleine Steinbach / 77: Natalia Lisovskaya / 78: kazoka303030 / 80: Екатерина Хныкина / 84: Swapan / 86: Ines Porada / 88: Ildi / 89: anaumenko / 90: HandmadePictures / 93: Andrey Popov / 94: bennytrapp / 99: carex100 / 110: Ruckszio / 112: MysteryShot / 114: Otto Durst / 117: nikolaydonetsk / 120: M. Schuppich / 123: Людмила Ко / 126: Lukas / 129: vesta48 / 131: natali1991 / 132: zcy / 133: kostrez / 134: kostrez / 136: Greg Mailaender / 140: M. Schuppich / 141: JRP Studio / 143: svehlik / 145: svehlik / 146: LianeM / 148: LianeM / 149: Scisetti Alfio / 151: Orlando Bellini / 154: Luis Echeverri Urrea / 155: mirzamlk / 156: PhotoSG / 159: AlexanderZam / 161: Konstantin Yuganov / 162: windofsardinia / 164: Janjana / 167: Starsphinx / 171: piter2121 / 172: ilonitta / 174: Sonja Birkelbach / 175: pit24 / 176: Peter Atkins / 179: Smileus / 180: alfaolga / 183: Proxima Studio / 184: Valentin Weissenberger
weitere Bilder: S. 32, 35: Norbert Griebl / 44, 46, 49, 50: Kevin Johann / Wolf Ruzicka – freya_art